中医经典名著临证精解丛书（疫病篇）

总主编　杨　进　魏凯峰

"随息居重订霍乱论"临证精解

临证精解

朱平　李民　主编

中国健康传媒集团

中国医药科技出版社

内 容 提 要

《随息居重订霍乱论》为王孟英所撰霍乱专著，分两卷，析为四篇。首为病情篇；论述霍乱的病因病机、证候及治疗大法。次为治法篇，陈述了 8 种治法。第三篇为医案篇，载有前人及王氏本人治疗的验案，加以评述，阐发心得。第四篇为药方篇，对治疗霍乱的常用药物和方剂进行分类和总结。王氏治法以清热化湿为主，用药轻灵，又广采诸家之长，应对危急重症，有法有度。本次整理选取底本版本精良，对书中条文进行注释、提要和精解，并加入重点方剂的临床运用医案，附有按语解读。本书有助于临床医生更好地学习中医温病理论，对指导临床治疗温病、提高临床疗效具有重要意义。

图书在版编目（CIP）数据

《随息居重订霍乱论》临证精解 / 朱平，李民主编. —北京：中国医药科技出版社，2024.11

（中医经典名著临证精解丛书）

ISBN 978-7-5214-4720-0

Ⅰ. R254.7

中国国家版本馆 CIP 数据核字第 2024D0Z491 号

美术编辑　陈君杞
版式设计　也　在

出版　**中国健康传媒集团** | 中国医药科技出版社

地址　北京市海淀区文慧园北路甲 22 号

邮编　100082

电话　发行：010-62227427　邮购：010-62236938

网址　www.cmstp.com

规格　710 × 1000mm $^{1}/_{16}$

印张　12 $^{1}/_{4}$

字数　254 千字

版次　2024 年 11 月第 1 版

印次　2024 年 11 月第 1 次印刷

印刷　河北环京美印刷有限公司

经销　全国各地新华书店

书号　ISBN 978-7-5214-4720-0

定价　45.00 元

获取新书信息、投稿、为图书纠错，请扫码联系我们。

丛书编委会

总主编 杨　进　魏凯峰

编　者（按姓氏笔画排序）

马晓北（中国中医科学院）

付丽媛（南京中医药大学）

朱　平（南京中医药大学）

朱　虹（扬州大学医学院）

刘　涛（南京中医药大学）

刘兰林（安徽中医药大学）

杨　进（南京中医药大学）

赵岩松（北京中医药大学）

龚婕宁（南京中医药大学）

魏凯峰（南京中医药大学）

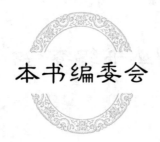

本书编委会

主　编　朱平　李民

编　委　（按姓氏笔画排序）

冯佰山　佘宛玥　曹雨诺

序

中医学是伟大宝库，是中华民族优秀文化代表之一，历经 2000 余年的发展，经久不衰。在其发展过程中，经历了数百次的瘟疫病的流行，在与这些疾病作斗争的过程中，积累了丰富的临床经验，形成了独特的理论体系，编写了大量专著，能有效指导临床防治疫病，为中华民族的繁衍生息做出了卓越贡献。特别是在近十几年来传染性非典型肺炎（SARS）、甲型流感病毒感染、新冠病毒感染等疫病肆虐时，中医药在防治方面发挥了重要作用。

为了更好地传承中医药，防治疫病，我们组织编写了《中医经典名著临证精解丛书》（疫病篇），选取中医疫病经典名著，加以注释、精解。同时选取古今临床医案，结合按语评注，示人以法，使读者在学习理论的同时，掌握常用方剂的辨证运用方法，学会理论的临床运用方法，提升读者临床辨治思维。本套丛书的出版有助于系统整理中医学辨治疫病的理论与治法方药，对于中医疫病学辨治理论体系的完善、提高临床防治疫病的水平具有重要指导作用。

丛书编写组成员来自南京中医药大学、中国

中医科学院、北京中医药大学、安徽中医药大学、扬州大学医学院等单位。江苏省苏南地区为中医温病、疫病理论发源地，南京中医药大学温病学教研室已故温病学名家孟澍江教授为现代温病学奠基人，编写了高等中医药教育最早的一批温病学教材，长期以来编写出版了大量的温病、疫病专著，具有深厚的学术积淀及丰富的编写经验。中国中医科学院、北京中医药大学温病学名家辈出，如赵绍琴教授、方药中教授、孔光一教授等，都在我国温病学理论形成、教学及人才培养中做出了巨大贡献。安徽中医药大学、扬州大学医学院受新安医派、孟河医派、山阳医派等中医学术流派的影响，形成了独到的中医温病、疫病理论，积累了丰富的临床经验。本丛书编写人员为各单位学科带头人及专业负责人，具有较高的学术水平及深厚的临床功底，确保了丛书的编写质量及学术水平。

本套丛书选取明清时期部分经典中医疫病名著及专著，结合临床实践进行校勘、分析、点评，具有版本精良、校勘细致、内容实用、点评精深的特点。多年来编写组成员已经点校出版了一批中医药古籍，积累了一定的编写经验，在本套丛书的编写过程中亦反复斟酌，但难免有不足之处，亟盼中医同行专家及广大读者给予批评指正。

首批国家级教学名师

全国名老中医药专家传承工作室指导老师　杨　进

全国名老中医药专家学术经验继承工作指导老师

2024 年 2 月

前　言

　　王士雄（1808—1868？），清代著名医家。字孟英，号梦隐，又号潜斋，自号半痴山人、随息子等，浙江海宁盐官，曾迁居杭州，为我国近代较有影响的温病学家之一。王士雄一生勤于著述，给后人留下了大量富有学术价值的医学文献，包括《温热经纬》《随息居重订霍乱论》《随息居饮食谱》《归砚录》《潜斋医话》和《王氏医案》等著作。

　　王士雄对霍乱的辨治积累了丰富的经验。清道光年间，江浙一带霍乱流行，王士雄不避秽恶，尽力救治，并于1838年写就《霍乱论》书稿。1862年，他旅居沪地，正值霍乱猖獗，而"司命者罔知所措，死者实多"，于是将原书重订，更名为《随息居重订霍乱论》，议病情，论治法，附医案，创新方，对霍乱的病因、病机、辨证、防治做出了系统论述。曹炳章评价其书"实为治霍乱最完备之书"。

　　《随息居重订霍乱论》分为二卷，析为四篇。首为病情篇，论述霍乱的病因病机、证候及治疗大法，引用前代医家论述较多。王氏所述霍乱，已经不是中医传统意义上的霍乱，还包括当时由

1

境外传入的西医学意义上的霍乱，即"真霍乱"，王氏加以论述，为当时治疗霍乱起到指导性作用。次为治法篇，陈述了 8 种治法，并有侦探（试探法）、侧应（辅助疗法）、纪律（治疗禁忌）、守险（预防）等方法，从治疗和预防的角度将霍乱的治疗进一步完备，丰富了中医治疗霍乱的手段和方法。第三篇为医案篇，一方面记载了前人治疗霍乱的医案，另一方面收录了王氏本人治疗的验案，加以评述，阐发心得。最后一篇为药方篇，将治疗霍乱的常用药物和方剂进行分类和总结。王氏治法以清热化湿为主，用药轻灵，又广采诸家之长，应对危急重症，有法有度。凡方药中涉及现代禁用药物（如犀角等）之处，为保持内容原貌，未予改动，但在临床应用时，应使用相关代用品。

本次整理参考 1958 年上海科技卫生出版社印本，对文中比较生僻的字词加以注释，从提要、精解对原文进行解释。在方药部分，由于部分方药后世已经鲜用，并且病案难以搜集，故只加以阐释而不附医案。

由于时间仓促，书中难免会有疏漏和不当之处，希望读者加以批评指正。

编者
2024 年 5 月

目 录

汪序 ·· 1

翻刻《重订霍乱论》缘起 ···························· 2

自序 ·· 4

卷上 ··· 6

第一　病情篇 ··············· 6

　　总义 ·················· 6

　　热证 ················· 11

　　寒证 ················· 31

第二　治法篇 ············· 43

　　伐毛 ················· 43

　　取嚏 ················· 43

　　刮法 ················· 44

　　焠法 ················· 44

　　刺法 ················· 45

　　揩洗 ················· 47

　　熨灸 ················· 48

　　侦探 ················· 49

　　策应 ················· 50

　　纪律 ················· 56

　　守险 ················· 68

第三　医案篇 ············· 76

　　南针 ················· 76

　　梦影 ················· 92

卷下 ··· 131

第四　药方篇 ············· 131

　　药性 ················· 131

　　方剂 ················· 133

陈跋 ··· 183

汪 序

【原文】经云：人之伤于寒也，则为病热。盖六气之行，都从火化。外感之病，虽有因寒因热之分，而热者较多。霍乱不过外感之一证，其中亦有寒、有热，初非专属于寒也。特以其太骤，拟议不及，辨证稍疏，生死立判。视伤寒温暑，尤难措手。昧者乃专执桂附一方，统治一切霍乱，不亦慎[1]乎！梦隐向有《霍乱论》之刻，久已风行，近又重加编订，益为详备。盖深疾偏执一方以治百病之弊，故不辞痛切，言之如此。读者顾疑其偏用寒凉，未免以词害意矣。昔洄溪作《慎疾刍言》，而自论之曰：有疑我为专用寒凉攻伐者，不知此乃为误用温补者戒，非谓温补概不可用也！谅哉斯言！请以移赠梦隐此书，可乎？

同治癸亥正月乌程[2]汪曰桢

【注释】

[1] 慎（diān 颠）：颠倒错乱。

[2] 乌程：今浙江省湖州市。

【提要】本序主要阐述《随息居重订霍乱论》重订的原因。

【精解】清代末年，由于人口流动、商埠开放、战争等众多原因，导致霍乱流行，死伤甚众。但当时的医家对霍乱的病因、证候和治疗缺乏正确的认识，或以寒凉之品治寒霍乱，或以温热之剂治热霍乱。因此，王氏重订本书，以纠偏救弊。

翻刻《重订霍乱论》缘起

【原文】王士雄，字孟英，后改字梦隐。其《霍乱论》之意，自记已明，不必复赘。周光远称为今日医家首要之书，不可不熟读。汪谢城为之括其大意，制序弁首，今按汪序所谓专执附桂一方，统治一切霍乱者，其弊遍地皆然，不知起自何时？细思其故，虽由用方者之不明，抑亦刻书者之不慎。曩见友人印送《霍乱吐泻方论》一书，即理中、五苓及附子理中三方，又附以观音救苦甘露饮，药味杂拉，香燥居多。其说云：总以理中为主方。不知理中、五苓，乃仲景治伤寒霍乱之方，与暑热等霍乱，则不相宜，一或误用，其祸立见。夏秋间亦有寒湿霍乱，宜用理中等方者，非谓概不可用也，总以辨证为要。爰取其书，逐条批驳，且促将板销毁。近日江右书局又镌其书，若惟恐传之不广且远者。嗟乎！为人子者不可以不知医，涉猎方书，兼怀利济，亦士夫所应尔。但恐好仁不好学，漫无别白，轻行刊送，宜乎流毒无穷，每适疫疠之年，死之接踵也。如此书所载，上海霍乱流行，医者茫然，竟有令人先服姜汁一盏者，有以大剂温补主治者，皆刊印遍贴通衢，病家信之，死者日以千计。今岁气颇乖沴，炎夏霍乱流行，武汉尤甚，医者不得其法，告毙者多。遍搜坊间，霍乱书苦无善本，惟王梦隐此书，分别寒热，审因用法，相证处方，绝不偏执，尚为可法。因请徐稚荪观察发官书局重刊，果人置一编，细心读之，化其专执附桂之见，活泼泼地，不拘一方，总以审因相证为本，庶生灵鲜有夭札，共返太和之天。医虽小道，倘亦讲求民瘼者所不鄙乎？

光绪壬寅孟秋月古艾卫生子书于鄂垣寄庐

【提要】本序阐明本书重订的原因。

【精解】在王氏所处的时代，由于缺乏对霍乱的正确认识，或是墨守成规，沿袭《伤寒论》中治疗霍乱的方法，多用理中类进行治疗而疏于辨证。霍乱之性质有寒热之分，若拘泥于理中汤等温补之方，无疑火上浇油，故"一或误用，其祸立见"。在这种情况下，亟待治疗霍乱的新理论、新治法、新方药的出现，《随息居重订霍乱论》因此得以出版。

【原文】刊方施药，切宜慎择。如圣散子方，药皆温燥，当东坡谪居黄州时，其地卑湿，或兼感寒邪，故服之多效。自坡翁为之作序，世遂奉为神方。宋末辛未年，永嘉瘟疫，服此方被害者，不可胜纪。宣和间，此药盛行京师，大学生信之尤笃，杀人无算，医顿废之。弘治癸丑，吴中疫疠大作，吴邑令孙磬令医人修合圣散子，遍施街衢，并以其方刊行，病者服之，十无一生，率皆狂躁昏瞀而死。又圣散子以外，为热疫所忌者，如老君神明散、务成萤火丸、仓公辟瘟丹、子建杀鬼丸，皆为禁例，不可轻传以祸人，说详《温热经纬》卷四。由是思之，梦隐此书卷二，特立慎痧丸一条，谓择方须良，择药须精，刊列证治，须分寒热，实心实力行之，斯有功而无弊者，真仁人君子之言也。

卫生子又识

【提要】本序指出《随息居重订霍乱论》刊行的重要性。

【精解】在王氏所处的时代，治疗霍乱，有用圣散子方者。圣散子方组成为高良姜、猪苓、独活、附子、麻黄、厚朴、藁本、芍药、柴胡、枳壳、泽泻、白术、细辛、防风、藿香、茯苓、石菖蒲、半夏、草豆蔻、炙甘草等，性偏温燥，若用来治疗寒湿霍乱，自然可以，但用来治疗热霍乱却是抱薪救火。本书得以刊行，对当时霍乱的治疗起到一定的指导作用。

自 序

【原文】随息居士，当升平盛世，生长杭垣，不幸幼失怙[1]。自知无应世才，而以潜名其斋。或谓自甘废弃，而以痴目之，因自号半痴山人，尝刊《潜斋医学丛书十种》问世。年未五十，忽挈[2]两弟，携一砚以归籍，然贫无锥地，赁屋而居。或问故，曰：余继先人志耳！乃颜其草堂曰"归砚"，辑《归砚录》以见志，藉砚游吴越间，哺其家口。洎庚申[3]之变，或招游甬越，辞不住。辛酉[4]秋，势日蹙[5]，不克守先人邱垄[6]，始别其两弟，携妻孥栖于濮院。人视之如野鹤闲云，而自伤孤露四十年。值此乱离靡定[7]，题居所曰"随息"，且更字梦隐，草《随息居饮食谱》，以寓感慨。迨[8]季冬杭垣再陷，悠悠长夜，益觉难堪。今春，急将三四两女草草遣嫁。夏间避地申江[9]，妻孥踵至，僦屋黄歇浦[10]西，仍曰"随息居"。略识颠末，俾展卷而知随处以息者，即半痴山人，身不能潜，砚无所归之华胥小隐也。

《重订霍乱论》者，以道光间，尝草《霍乱论》于天台道上，为海丰张柳吟先生阅定，同郡王君仲安梓以行世，盖二十余年矣，板存杭会，谅化劫灰。咸丰初元，定州杨素园先生，又与《王氏医案》十卷，合刻于江西，不知其板尚存否？今避乱来上海，适霍乱大行，司命者罔知所措，死者实多。元和金君簠斋，仁心为质，恻然伤之，遍搜坊间《霍乱论》，欲以弭乱，而不能多得。闻余足迹，即来订交，始知其读余书有年，神交已久，属[11]余重订，以为登高之呼。余自揣无拨乱才，方悔少年妄作之非，愧无以应也。逾两月，簠斋亦以此证遽逝，尤怆余怀。哲嗣念慈，检得《转筋证治》遗书一册示余曰：此先人丁巳年刊于姑苏者，今板已毁，书亦无余。余读之，简明切当，多采刍荛[12]，洵可传之作。因叹簠斋韬

4

晦之深，竟不余告也。吴县华君丽云，知余砚田芜秽，持家藏下岩青花石一片见赠曰：子将无意慰金君耶？有意慰金君，则重订之举，曷可以已乎？余不能辞，遂受其片石，纂此以慰篁斋于地下，非敢自忘不武，谓可以戡定斯乱也。书成，题曰《重订霍乱论》。首病情，次治法，次医案，次药方，凡四篇。

同治建元壬戌闰月丙午华胥小隐自记

【注释】

［1］失怙：指丧父，失去依靠。

［2］挈（qiè切）：带领。

［3］庚申之变：庚申为1860年，太平天国起义军攻克杭州。

［4］辛酉：即1861年，清咸丰十一年。

［5］蹙：急迫。

［6］邱垄：即坟墓。

［7］乱离靡定：指因为战乱而居无定所。

［8］迨：等到。

［9］申江：即上海。

［10］黄歇浦：上海在战国时期为楚国春申君黄歇封地，黄歇浦为黄浦江的别称。

［11］属：通"嘱"。

［12］刍荛：割草采薪之人，此处是浅陋的见解的意思。

【提要】 本序阐明《随息居重订霍乱论》重订出版的原因。

【精解】 王氏在清代咸同年间，避居上海。当是时，上海开埠，与海外的交流比较频繁，大量人口涌入上海，加之经济和卫生条件落后，上海有霍乱流行。时医仍执前人固见，以温治热，故"司命者罔知所措，死者实多"。出于一位杰出医者的仁慈心和责任心，王氏重订了本书，希望能"戡定斯乱"。

卷上

第一　病情篇

总义

【原文】《素问·六元正纪大论》曰：太阴所至，为中满，霍乱吐下。

太阴湿土之气，内应于脾。中满，霍乱吐下，多中焦湿邪为病。故太阴所至，不必泥定司天在泉而论也。五运分步，春分后交二运火旺，天乃渐热；芒种后交三运土旺，地乃渐湿。湿热之气上腾，烈日之暑下烁，人在气交之中，受其蒸淫。邪由口鼻皮毛而入，留而不去，则成温热暑疫诸病，霍乱特其一证也。若其人中阳素馁，土不胜湿，或饮冷贪凉太过，则湿遂从寒化，而成霍乱者亦有之。然热化者，天运之自然；寒化者，体气之或尔。知常知变，庶可治无不当也。

【提要】本条论述霍乱的主要病位。

【精解】"霍"，原意指鸟疾飞的声音，引申为迅速貌。"乱"即没有秩序，乱套、紊乱、凌乱。

霍乱是指一种上吐下泻并作的病。中医学所说的霍乱，是指临床表现为剧烈吐泻、腹痛、转筋等的疾病。现认为，西医学意义上的霍乱，于1820年前后传入我国。按照王氏所处的时代（王孟英生活于1808—1868年？一说1863

年），以及书中所描述的证候表现判断，本书中所说的霍乱，包括了西医学意义上的"霍乱"和"急性胃肠炎"。

霍乱多是由感受湿热、暑热、寒湿或疫疬之气导致脾胃功能紊乱所致，故霍乱的病位多归于脾。司天在泉，即司天与在泉的合称。司天象征在上，主上半年的气运情况；在泉象征在下，主下半年的气运情况。按照五运六气的理论，春分之后，天气逐渐变暖，到芒种前后，雨水逐渐增多，天气更加炎热，湿热之气上升，暑热下降，湿与热合。在这种环境中，人容易感受湿热，湿热从口鼻或皮毛而入，导致以中焦脾胃为病变中心的一系列疾病，同样也会出现霍乱。如果患者素体脾阳不足，则对湿浊的转运出现障碍，导致湿浊内停，或者是患者贪凉饮冷，亦可伤及脾阳，使湿热从寒而化，也可以导致霍乱。一般来说，湿热从热而化，与湿热本身的性质有关，而湿热从寒而化，多是个体体质使然。知常达变，治疗上就不会出现错误。

王氏认为，湿热的性质会随素体的中阳盛馁发生转化，实际上就是薛生白《湿热病篇》所载"中气实则病在阳明，中气虚则病在太阴"，或者是《温热论》中所说"在阳旺之躯，胃湿恒多，在阴盛之体，脾湿亦不少"的道理。"然热化者，天运之自然"，应该理解为暑热夹湿之邪，一般表现为湿重热轻证，而湿热之邪，随着患者中阳的盛衰，湿热的性质可表现为湿热并重、热重于湿或是湿从寒化，不能一概认为湿热均从热而化，为"天运之自然"。

【原文】《灵枢·经脉篇》曰：足太阴厥气上逆，则霍乱。

足太阴脾，土脏也，其应在湿，其性喜燥，镇中枢而主升清降浊之司。惟湿盛而滞其升降之机，则浊反厥逆于上，清反抑陷于下，而为霍乱。虽有热化、寒化之分，治宜宣其浊，则逆自平，而乱乃定，清自升也。

【提要】本条主要论述霍乱的病机。

【精解】足太阴脾，在五行属土，五气为湿，喜燥而恶湿，位于中焦，是气机升降的枢纽，主升清，与胃的降浊相互协调。湿热秽浊之气，直趋中道病变，影响脾胃的升清降浊功能，阻滞气机，导致清气不升，浊气不降，升降失调，发生霍乱。此为霍乱发生的病机。湿虽有从热而化、从寒而化的分别，但治疗均应宣清降浊，清气得升，浊气下降，病证自会痊愈。《类证治裁·霍乱》云："霍乱多发生于夏秋之交……饮食生冷失节，清浊相干，水谷不化。"说明脾胃运化失常，清浊混淆而成霍乱。

【原文】《伤寒论》曰：病有霍乱者，何？答曰：呕吐而利，名曰霍乱。

此设为问答，以明霍乱之病。谓邪在上者，多吐；邪在下者，多利；邪在中焦，上逆而为呕吐，复下注而利者，则为霍乱。霍乱者，挥霍闷乱，成于顷刻，变动不安之谓也。若上不能纳，下不能禁之久病，但名吐利。不得谓之霍乱也。

【提要】本条主要论述霍乱的主要症状和发生机制。

【精解】邪在上，浊气不降，表现为呕吐；邪在下，清气不升，则为下利。邪气在中焦，则表现为呕吐和下利。霍乱的发生，在顷刻之间，出现多种症状，所以叫霍乱。如果呕吐、下利的症状出现和持续的时间比较长，只称作为"吐利"，不能叫霍乱。

本条重点理解两点：其一是霍乱的主要症状为呕吐和下利；其二是霍乱的症状出现比较急，变化比较快，在"挥霍"之间。

王氏所说的"邪在上者，多吐；邪在下者，多利"，"上"应该理解为浊气在上，"下"应该理解为清气在下，并不是专门指病位而言，霍乱的病位在于脾胃。

【原文】又曰：病发热头痛，身疼恶寒，吐利者，此属何病？答曰：此名霍乱。自吐下，又利止，复更发热也。

徐洄溪曰：此霍乱是伤寒变证。郭白云曰：此论霍乱，似伤寒之证。盖伤寒而霍乱者，阴阳二气乱于胸中也。初无病而霍乱者，往往饮食失节，而致胸中逆乱也。经云：清气在阴，浊气在阳，营气顺脉，卫气逆行，清浊相干，乱于胸中，是为大悗[1]。乱于肠胃，则为霍乱。惟乱于胸，所以吐。乱于肠，所以利。经言五乱，霍乱其一也。张路玉曰：伤寒吐利，由邪气所伤；霍乱吐利，由饮食所伤。其有兼伤寒之邪，内外不和，加之头痛发热而吐利者，是伤寒霍乱也。

雄按：霍乱有因饮食所伤者，有因湿邪内蕴者，有因气郁不舒者。但既有发热头痛，身痛恶寒之表证，则治法必当兼理其表，此仲圣主五苓散之义也。然表证之可兼者，不独寒也。如吸受温热风暑之邪者，皆能兼见表证。举隅三反，活法在人。其温暑直侵脾胃，与内邪相协为虐，迨里气和而吐利止，则邪复还之表而为发热者，驾轻汤主之。寒霍乱后，表不解者，有仲圣之桂枝法在。

【注释】

[1]悗（mèn 焖）：不经意，无心。这里当烦闷讲。

【提要】本条主要论述霍乱兼表的临床表现和治疗方法。

【精解】对于霍乱出现发热头痛、身痛恶寒，医家有不同的认识。

徐灵胎认为这是伤寒的一种变证。

郭白云则认为这是霍乱，不过类似伤寒而已。伤寒中出现突然吐利的症状，是胸中阴阳二气逆乱所致。如果单纯地表现吐利的症状，多是饮食失节，导致胸中气机逆乱所致。

张路玉则把吐利的症状分为两大类：一种是在伤寒过程中感受邪气而出现，多兼有头痛发热等表证的表现；另外一种是饮食不节，出现吐利的症状，一般不兼有表证的表现。

王氏认为，导致霍乱的原因很多，不管何种病因所致，如果兼有发热头痛、身痛恶寒等风寒表证，应当解表，用五苓散。但如果感受温热风暑之邪出现霍乱的症状，则应当区别对待。暑热所致者，如果吐利停止而出现恶寒发热者，用驾轻汤；寒霍乱出现表证不解的用桂枝汤。

以上为各注家关于霍乱出现"发热头痛，身痛恶寒"的理解。霍乱主要是由中焦脾胃气机紊乱所致，属于里证的范畴，多不兼表证，但也可以兼表，出现发热头痛、身痛恶寒等表现。

如何理解"清气在阴，浊气在阳"？"清气在阴，浊气在阳"是指营卫。《灵枢·营卫生会》曰："人受气于谷，谷入于胃，以传与肺，五脏六腑，皆以受气。其清者为营，浊者为卫。"唐容川认为："清浊以刚柔言，阴气柔和为清，阳气刚悍为浊。"营气柔和，具有濡养功能，属于"清气"，卫气摽疾滑利，具有温煦、推动等功能，属于"浊气"。清浊相干，气机逆乱，则发生霍乱。

【原文】《医彻》曰：霍乱之候，其来暴疾，腹中疠痛[1]，扰乱不安。有吐泻交作，有吐而不泻、泻而不吐，有不得吐而又不得泻。则邪有上下浅深之分，而总以得吐为愈。邪有入，必有出，盐汤探吐，上妙法门，然后调其胃气可也。盖霍乱每伤于胃，虽风寒暑湿，四气相乘，而中必先虚，故邪入焉。至饮食失和，秽邪触感者尤多。胃气一伤，清浊相干，邪不去则正不安，所以攻邪尤要于扶正也。即至肢冷脉伏，转筋声哑，亦必驱逐至尽。盖邪去则正安，非比他证，养正而邪自除也。所以当其发时，不可用米饮。先哲谆谆戒之，岂无谓哉！观于干霍乱，上不得吐，下不得泻，亦因邪不能出，所以为剧。治者，益可思其故矣。

此治霍乱之大法也。总以得吐为邪有出路者，承上不得吐泻之干霍乱言也。邪不去则正不安，尤为治诸病之名言。但霍乱虽无养正则邪自除之理，而虚多邪少之证，亦间有之，治宜攘外安中并用，又未尝无其法也。

【注释】

[1] 疞（jiǎo 饺）痛：疞同"疝"，指腹中急痛。疞痛，即腹中绞痛。

【提要】 本条主要论述霍乱的临床表现及治疗法则。

【精解】 霍乱的主要症状为吐泻交作，或者是吐而不泻、泻而不吐、不得吐又不得泻，反映了邪气在不同的病变部位。

霍乱的病机为感受外邪或饮食不节，致胃气受伤，清浊相干。治疗以祛邪为第一要务，邪去则正安，待邪气去后则以扶正为主，也就是古人所谓"攘外安中"的方法。虽然霍乱的临床表现有所不同，但邪气均是从口而入，因此霍乱的治疗一定要顺应邪势，予邪以出路，可采用盐汤探吐的方法。

【原文】 《病源》曰：霍乱，脉大可治，微细不可治。霍乱吐下，脉微迟，气息劣，口不欲言者，不可治。

《治法汇》曰：吐泻，脉代，乃是顺候。气口脉弦滑，乃膈间有宿食，虽吐，犹当以盐汤鹅翎探之。吐尽，用和中药。凡吐泻，脉见结促代，或隐伏，或洪大，皆不可断以为死。果脉来微细欲绝，少气不语，舌卷囊缩者，方为不治。

《医通》曰：脉伏，或微涩者，霍乱。脉长，为阳明本病。霍乱脉洪大，吉。虚微迟细兼喘者，凶。霍乱之后，阳气已脱，或遗溺不知，或气怯不语，或膏汗如珠，或躁欲入水，或四肢不收，舌卷囊缩，皆为死候。

金簾斋《转筋证治》云：此证重者，立时脉伏，乃邪闭而气道不宣。勿轻信庸工，为脉绝不救也。

按：营虚气夺，脉微欲绝者，复脉汤主之。气散阳飞，脉微欲绝者，四逆汤主之。若客邪深入，气机痹阻，脉道不能流通，而按之不见者，为伏脉，此为实证。与绝脉判若天渊。苟遇伏脉，而不亟从宣通开泄之治，则脉亦伏而渐绝矣。但此乃邪闭之绝，彼为元脱之绝。脱者误开，阳亡而死；闭者误补，邪锢而死。

又案，天士云：经曰：暴病暴死，皆属于火，火郁于内，不能外达，故似寒证。关窍闭塞，经络不通，脉道不行，多见沉滞无火之脉。愚谓各证皆然，举一可例其余，然非阅历深者，不能知此。

【提要】 本条主要论述霍乱证候的顺逆。

【精解】 霍乱证候的顺逆，主要从脉、舌等方面来判断。

霍乱出现脉大、代、结、促、隐伏、洪大、长，一般是顺证，经过治疗预后比较好。霍乱是以急性吐泻为主要症状的一种危重疾病，患者在吐泻的同时，伴有津液的大量亡失，患者出现脉洪大，多是津液损失不严重的表现，提示病情不重。患者出现代、结、促、隐伏，是气机痹阻，为实证，正气不衰。所以，霍乱患者出现上述脉象，一般经治疗后，预后比较好。

霍乱患者出现脉细、虚、微、迟，或者脉微细欲绝、舌卷囊缩，多是逆证。在霍乱的病程中，如果患者出现以上这几种脉象，提示阴液损伤比较严重，正气大伤，而伴有喘、少气懒言等表现的，提示津气欲绝，预后比较差。

伏脉有虚实之分：气机痹阻，可以出现伏脉，为实证；元气亡脱，也可出现脉伏而不见，为虚证。前者当用祛邪的方法，如果误用补法，则气机愈加痹阻，邪气流连不去，也可以出现危重症候。后者当用补虚的方法回阳救逆，可用四逆汤。

热证

【原文】《素问·六元正纪大论》曰：土郁之发，为呕吐霍乱。

诸郁之发，必从热化。土郁者，中焦湿盛，而升降之机乃窒。其发也，每因吸受暑秽，或饮食停滞，遂至清浊相干，乱成顷刻，而为上吐下泻。治法如燃照汤，宣土郁而分阴阳；连朴饮，祛暑秽而行食滞。若骤伤饱食，而脘胀、脉滑，或脉来涩数模糊，胸口按之则痛者，虽吐，犹当以盐汤探吐，吐尽其食，然后以驾轻、致和等汤调之。

【提要】本条主要论述热霍乱的发生机制。

【精解】《素问·六元正纪大论》认为，土郁发作，则为霍乱呕吐。湿气过胜则使人体水湿的运化受到影响，出现呕吐霍乱的症状。

所谓诸郁，《黄帝内经》认为是五郁，即土郁、金郁、水郁、木郁、火郁。此五气郁积，都会化火。土郁，则湿气过胜，化热之后变生湿热，蕴于中焦，导致中焦气机升降失司，气机阻滞。人体感受暑湿秽浊之气、饮食停滞，清气不升、浊气不降，阻于中焦，就产生了霍乱。治疗热证霍乱，用燃照汤以清热化湿，连朴饮以清暑祛湿，行气导滞。如果出现脘腹胀满，先用盐汤，再用驾轻汤、致和汤调补。

【原文】又云：不远热则热至，热至则身热吐下霍乱。

此明指霍乱有因热而成者。奈《病源》《三因》等书，咸谓霍乱本于风冷，遂致后人印定眼目。凡患热霍乱者，率为药误，且"不远热"三字，亦非但以药食为言。如劳役于长途田野之间，则暑邪自外而入。所谓"热地如炉，伤人最速"，宜白虎汤、六一散之类，甘寒以清之。或安享乎醇酒膏粱之奉，则湿热自内而生，所谓"厚味腊毒[1]，不节而噬"，宜栀豉汤、连朴饮之类，苦辛以泄之。其有暑入伤元，白虎汤可以加参。气虚招感，用参术必佐清邪。昔贤成法，自可比例而施。奈昧者，妄谓劳伤之病宜补，膏粱之体必虚。知其一不知其二，信手温补，动辄残生，可哀也已。

【注释】

[1] 腊（xī 西）毒：指极毒。此处意为过度食用美味之品，导致脾胃受伤。

【提要】本条论述热霍乱的成因。

【精解】"用热远热"是中医学中一个重要的治疗原则，意即用热药时，应避开热气主令之时，用饮食调养的时候也应该遵循这个原则。《素问·六元正纪大论》载："用凉远凉，用热远热，用寒远寒，用温远温，食宜同法。"

造成热霍乱误治的原因，与对其病因的错误认识、用药不当有关。《诸病源候论》《三因极一病证方论》均认为，霍乱属于风寒，所以治疗的时候，误用辛温之品，尤其是夏暑当令之时，违反了"用热远热"的原则，导致热霍乱。如果在热气当令之时，尤其暑热当令，"热地如炉"之时，过多食用一些温热之品，如王氏所说的"醇酒膏粱之奉"，伤及脾胃，湿热内生，变生霍乱。

对于夏季暑热伤气的患者，或者用白虎汤清热生津，或者用六一散清凉涤暑清热，不能认为暑热之邪容易耗气伤津而使用温补之剂。对于"醇酒膏粱之奉"的个体，应该以化湿清热为主。气虚之体，在补益的同时，也要注意清解暑热，不可一味地使用温补之品，导致湿热内生，从而形成热霍乱。

【原文】《至真要大论》曰：诸热瞀瘛，诸逆冲上，诸躁狂越，皆属于火。

瞀，昏闷也，瘛，抽掣也。热伤神则瞀，火迫血则瘛。火性炎上，故逆而冲上。躁，烦躁不安也。狂，狂乱也。越，失常度也。热盛于外，则肢体躁扰。热盛于内，则神志烦乱。盖火主动，凡病之动者，皆属于火。霍乱而见此等证候者，皆为热邪内盛之的据也。

【提要】本条结合火热之邪致病病机，论述热霍乱的临床表现。

【精解】《素问·至真要大论》认为，凡是出现神昏、烦闷、抽搐等症状的，都属于火；出现逆气上冲的，也属于火；表现出躁动不安、发狂而神志不宁的，也属于火。

火为阳邪，其性炎上，主动，容易耗气伤津，扰乱心神。心在五行属火，火邪容易伤及心神，出现烦躁不安，甚至神昏谵语，或昏愦不语等热扰心神，或者热入心包的表现；火邪主动，消烁津液，则肝筋失养，出现四肢抽搐、角弓反张等热极生风的表现；火性炎上，逆气冲上，或是热盛迫血妄行，则出现出血等表现。这些症状都是火邪致病常见的临床表现。如果霍乱中出现这些症状，可以作为判断热霍乱的依据。

【原文】又曰：诸转反戾，水液浑浊；诸呕吐酸，暴注下迫，皆属于热。

诸转反戾，转筋拘挛也。热气燥烁于筋，则挛瘈为痛，火主燔灼，躁动故也。水液，小便也。小便浑浊者，天气热，水浑浊也。呕吐者，火气炎上之象也。胃为阳土，性主下行，胃中热盛，则迫逆而上冲也。土爱稼穑，而味变酸者，肝热内燔，故从而化也。暴注，卒暴注泄也。肠胃热盛而传化失常，火性疾速，故如是也。下迫，后重里急迫痛也。火性急速，而能燥物故也。

此段经文，形容霍乱转筋证象如绘，业医者必人人读之，何以临证茫然，徒惑于吊脚痧[1]、脚麻痧[2]等俗名，而贸贸然妄投燥热之药，以促人天年，抑何不思之甚耶！

【注释】

[1] 吊脚痧：指霍乱上吐下泻，失水过多，以致两小腿腓肠肌痉挛，不能伸直的病证，也叫霍乱转筋。

[2] 脚麻痧：见于吴师机《理瀹骈文》。吴氏认为："脚麻痧，即吊脚痧。吐泻，厥逆，转筋，冷汗，脉微，顷刻人瘦目陷，危症也。治法与霍乱不同。"

【提要】本条结合（火）热邪致病的病机，论述霍乱的临床表现。

【精解】根据《黄帝内经》中热邪致病的病机特点，王氏将热霍乱常见表现总结为转筋、分泌物和排泄物浑浊、呕吐酸水、剧烈腹泻四个方面。

"诸转反戾"，王氏解释为转筋拘挛。这是霍乱剧烈吐泻，使得津液迅速亡失，筋脉失养，出现小腿腓肠肌痉挛的现象，也就是俗称的吊脚痧、脚麻痧。

剧烈吐泻之后，若没有及时补充津液，则津液来源匮乏，小便生成不足，加之湿热下注，影响到小肠泌别清浊和膀胱气化功能，清浊不分，并趋膀胱，出现小便浑浊。霍乱患者，不但出现小便的浑浊，还可出现呕吐物的浑浊，如米泔水样。所以称之为"水液浑浊"。实际上，霍乱患者，不但可以出现小便浑浊，更严重的还可以出现小便量的减少，甚至无尿。

火性炎上，霍乱的病位在于中焦脾胃，火热上冲，则出现呕吐。王氏从五行的角度，把呕吐酸水归于肝热内燔。从西医学的角度理解，霍乱患者发生剧烈呕吐时，将胃酸及胃容物吐出，所以出现酸味。火性疾速，热迫大肠，大肠传导失司，则出现急剧下泻而奔迫。王氏提出，霍乱会出现"后重里急迫痛"。就西医学而言，霍乱一般不会出现里急后重和腹痛的表现，一般认为 O_{139} 血清型霍乱弧菌导致的霍乱可以出现里急后重、腹痛的表现，而 O_{139} 血清型霍乱弧菌是 20 世纪 60 年代才发现的病原体，且里急后重的症状多发生于痢疾和某些急性胃肠炎中。进一步证明了本书中所说的霍乱可能既有西医学意义上的霍乱，又含有一些急性的胃肠道感染疾病。

【原文】《千金要方》曰：中热霍乱暴利，心烦脉数，欲得冷水者，以新汲井水，顿服一升。

郭白云曰：治霍乱之法，惟《千金要方》，最为详备。

【提要】本条主要论述用井水治疗热霍乱的方法。

【精解】《备急千金要方》中记载用新汲井水治疗热霍乱的方法。霍乱是以突然出现剧烈吐泻症状为主要表现的危重疾病，在顷刻之间，由于剧烈的吐泻，患者津液大量亡失，从而出现多种变证，甚至危及生命。"吐下之余，定无完气"，故其治疗滋阴补液也是重要的一个环节。《随息居饮食谱》转引何梦瑶《医碥》的"煎药用水歌"说："新汲无根皆取井，除烦去热补阴施。"王孟英认为其可以"和中补土"。古人认为，新汲的井水，具有清热除烦、滋阴养液的功效，故在霍乱的治疗中多有使用。在古代，井是比较常见的取水设施，古人对疫病流行过程中井水的取得，也是比较讲究的。如《随息居饮食谱》载："而人之饮食，首重惟水。乍入其乡者饮之，疾病生焉。生于其地者习之，很戾钟焉。欲筹斡旋补救之策，以期革犷獷之俗，而康济斯民者，惟有广凿井泉，是为亟务。"井水比较容易迅速获得，可以就地取材。就现代的治疗措施而言，对于吐泻的患者，如果能口服，口服补液也是首选的一种安全、有效的补液方法。对本条的理解还要注意"欲得冷水"，说明患者有饮冷水的欲望，并且能够喝得下水，才用井水治疗，如果患者剧烈呕吐，水饮不能入，饮用新汲井水也是无效的。

【原文】《治暑全书》曰：暑气入腹，恶心腹痛，上吐下泻，泻如水注。

春分以后，秋分以前，少阳相火、少阴君火、太阴湿土，三气合行其政。故天之热气下，地之湿气上。人在气交之中，受其蒸淫之气，由口鼻入而扰其中，遂致升降失司，清浊不分。所泻者，皆五脏之津液，急宜止之，然止非通因塞用之谓也。湿甚者，胃苓汤分利阴阳，暑亦自去；热甚者，桂苓甘露饮清其暑火，湿亦潜消。若火盛之体，内本无湿，而但吸暑邪者，白虎汤之类宜之。且脏性有阴阳之别。阴虚者火旺，虽病发之时，适犯生冷，而橘、朴等只宜暂用；阳虚者湿胜，虽寒润之品，非其所宜，如胃苓汤已为合法。纵使体极虚羸，亦不过补气清邪并用。若因其素禀之亏，而忘其现病之暑，进以丁、附、姜、桂之剂，真杀人不转睫矣。凡伤暑霍乱，有身热烦渴，气粗喘闷，而兼厥逆躁扰者，慎勿认为阴证。但察其小便必黄赤，舌苔必黏腻或白厚，宜燃照汤，澄冷服一剂，即现热象。彼时若投姜附药，转见浑身青紫而死矣。甚或手足厥冷，少气，唇面爪甲皆青，腹痛自汗，六脉皆伏，而察其吐出酸秽，泻下臭恶，小便黄赤热短，或吐下皆系清水，而泻出如火，小便点滴，或全无者，皆是热伏厥阴也。热极似阴，急作地浆，煎竹叶石膏汤服之。又有吐泻后，身冷如冰，脉沉欲绝，汤药不下，或发哕，亦是热伏于内，医不能察，投药稍温，愈服愈吐。验其口渴，以凉水与之即止，后以驾轻汤之类投之，脉渐出者生。然暑之为病，伤之骤则发之暴，伤之渐则发之缓。故九月时候，犹多伏暑霍乱之证，医者不可不知。

　　【提要】本条主要论述暑热霍乱的成因和辨证论治。

　　【精解】热霍乱多是由于暑热或暑湿内干脾胃，导致脾胃气机紊乱，清浊相干而出现恶心、腹痛、吐泻等症状。

　　暑热或暑湿霍乱的发生，具有一定的季节性，一般在春分到秋分之间。春分一般在阳历3月20日左右，秋分则在9月20日左右，这一时期，气候逐渐变暖，天气比较炎热，降雨量比较多。春季主生发，内应少阳；夏季炎热，与少阴心火相通；长夏雨水偏多，与太阴脾土而应。所以说："少阳相火，少阴君火，太阴湿土，三气合行其政。"天暑下迫，地湿上蒸，容易形成暑热、暑湿、湿热病邪，感邪之后，导致脾胃气机紊乱，清浊相干，就变为霍乱。传统上认为，一般暑热当令，多在夏至日之后，处暑之前，"凡病伤寒而成温者，先夏至日为病温，后夏至日为病暑"。暑热之邪致病有比较严格的季节性，王氏把春分至秋分这一时间段都认为是"暑"，应当灵活理解。

　　中医对于出现实性通利症状的病证，治疗因势利导，用"通因通用"的治则，但在霍乱的治疗当中却不能使用。这是因霍乱是剧烈泻吐，损伤的是津液，当以救阴为要务，所以用"止"的方法。

热霍乱的治疗，需要辨别湿与热的侧重。湿偏盛者，以化湿为主；热偏盛者，则清热利湿并举。化湿用胃苓汤，为平胃散与五苓散的合方，具有温阳化气、燥湿清热的作用；清热利湿，用桂苓甘露饮，以清热利湿化浊。

热霍乱的治疗，还需要兼顾患者的体质。如素体阳热偏盛，感受暑湿之邪，多以暑热偏重，或纯为暑热，治疗以辛寒清暑为主，用白虎汤，即叶天士引张凤逵所言"暑病首用辛凉"之旨。素体阴虚者，虽然需要清暑利湿，但橘皮、厚朴之类辛香温燥之品不应该久用，以免导致阴液更伤；素体阳虚者，用清热滋阴之品也应慎重，防止阳气更伤，主要以温阳化气利湿为主。素体虚羸者，即使需要补益，也要慎重，防止助火。王氏的这种观点，与《温热论》中叶天士提到的"面色苍者"需要"顾其津液"，"面色白者"需要"顾其阳气"，不谋而合。

热霍乱的治疗，还要注意类似证候的鉴别，鉴别的方法在于小便、吐泻物及用药物试探。若患者出现"厥逆躁扰者""甚或手足厥冷少气，唇面爪甲皆青，腹痛自汗，六脉皆伏"等类似阴证的表现，但小便黄赤、吐泻物臭秽，多为热证。如果还不能鉴别，可以用药物试探治疗。试探治疗的时候，服药不宜太猛，免得适得其反，加重病情。"投药稍温"，并注意观察患者服药后的反应，"投药稍温，愈服愈吐，验其口渴，以凉水与之即止"，反过来证明患者是热证。服药试探的方法，多用于辨证比较困难、疾病的本质与外在表现不一致的病证，如真热假寒证，如果能比较准确地辨别证候，此种方法即是画蛇添足了。

【原文】《金匮》曰：转筋之为病，其人臂脚直，脉上下行，微弦，转筋入腹者，鸡矢白散主之。

刘守真曰：转，反戾也，热烁于筋，则挛瘲而痛。或以为寒客于筋者，误也。盖寒主收引，然止为厥逆禁固，屈伸不利，安得为转也。所谓转者，动也。阳动阴静，热证明矣。夫转筋者，多由热甚，霍乱吐利所致。以脾胃土衰，则肝木自盛，而热烁于筋，故转筋也。夫发渴则为热，凡霍乱转筋而不渴者，未之有也。

尤拙吾曰：肝主筋，上应风木，肝病生风，则为转筋。其人臂脚直，脉上下行，微弦。经云：诸暴强直，皆属于风也。转筋入腹者，脾土虚而肝木乘之也。鸡为木畜，其矢微寒，而能祛风湿以利脾气，故取以治是病焉。

张石顽曰：呕吐泄泻者，湿土之变也，转筋者，风木之变也。湿土为风木所克，则为霍乱转筋，平胃散加木瓜主之。有一毫口渴，即是伏热。凡术、附、姜、桂，种种燥热之药，误服即死，虽五苓散之桂，亦宜慎用。

雄按：张氏此言，可谓先获我心矣。盖仲圣虽立"热多欲饮水者，五苓散主之"之法，然上文有头痛恶寒之表证，仍是伤寒之霍乱，故用两解之法，其虽兼表证而非风寒之邪，或本无表证而热甚口渴者，岂可拘泥成法，不知变通，而徒藉圣人为口实哉。透彻古人用法之意，是真读书人语。定州杨照藜识。

【提要】本条主要阐述热霍乱转筋的治疗。

【精解】肝主筋，霍乱剧烈泻吐之后，津液亏耗，不能濡养筋脉，筋脉失养，从而出现"挛瘛而痛""脉上下行，微弦""臂脚直""转筋入腹"，多为腓肠肌和腹直肌的痉挛疼痛，这也正是霍乱旧称"转筋痧"的原因。治疗当以清热化湿、柔筋缓急为主，用"鸡矢白"散。关于热霍乱出现转筋的病机和治疗大法，刘河间与尤拙吾二氏已经阐释得非常清楚。鸡矢白散出自《脉经》："当为霍乱。霍乱吐利止，而复发热也。伤寒，其脉微涩，本是霍乱，今是伤寒，却四五日，至阴经上转入阴，必吐利。转筋为病，其人臂脚直，脉上下行，微弦，转筋入腹，鸡矢白散主之。"鸡矢白即鸡屎白，为雄科动物家鸡粪便上的白色部分，能利水、泄热、祛风、解毒，治鼓胀积聚、黄疸、淋病、风痹、破伤中风、筋脉挛急。由于安全性的问题，鸡屎白目前在临床已经不再使用。一般认为木瓜、晚蚕沙可以作为治疗霍乱转筋的主要药物。现代研究证实，急性剧烈泻吐，尤其是在霍乱过程中，由于剧烈的泻吐，导致水电解紊乱，K^+、Ca^{2+}大量丢失，使得肌肉出现强直性痉挛，表现出"转筋"的症状。木瓜、晚蚕沙中含有比较丰富的电解质，如K^+、Ca^{2+}等，可以缓解肌肉的痉挛。

热霍乱出现泻吐、转筋的同时，因为有津液亡失，所以患者会出现口渴的症状，此时应禁止使用温燥的药物，如白术、附子、干姜、桂枝等，防止其伤阴，使虚者更虚。王氏认为，虽然张仲景提出"热多欲饮水者，五苓散主之"，是为伤寒霍乱兼有表证而设，但治疗热霍乱口渴时，不能盲目套用。

【原文】薛一瓢曰：风自火生，火随风转，乘入阳明则呕，贼及太阴则泻，是名霍乱。窜入筋中则挛急，流入脉络则反张，是名痉。故余曰，痉与霍乱，同出一源，但痉证多厥，霍乱少厥。盖痉证风火闭郁，郁则逆势愈横，不免逼乱神明，故多厥。霍乱风火外泄，泄则邪势外宣，不至循经而走，故少厥。此痉与霍乱之分别也。然痉证邪滞三焦，三焦乃火化，风得火而愈扇，则逼入膻中而暴厥。霍乱邪走脾胃，脾胃乃湿化，邪由湿而停留，则淫及诸经而拘挛，火郁则厥，火窜则挛，又痉与厥之遗祸也。痉之挛急，乃湿热生风；霍乱之转筋，乃风来胜湿。木克土也 痉则由经及脏而厥，霍乱则由脏及经而挛，总由湿热与风，淆乱清浊，升降失常之故。夫湿多热少，则风入土中，而霍乱热多湿少，则风乘三焦而痉厥，厥而不返者死。胃液干枯，火邪盘踞也。转筋入腹者死。胃液内涸，风邪独劲也。然则胃中津液所关，顾不钜哉。厥证用辛开，泄胸中无形之邪也。干霍乱用探吐，泄胃中有形之滞也。然泄邪而胃液不上升者，热邪益炽。探吐而胃液不四布者，风邪更张。终成死候，不可不知。

【提要】本条主要论述霍乱转筋与痉证的异同、治疗和预后。

【精解】热霍乱转筋与痉证的病因相似，都是湿热所致。

霍乱主要表现为中焦的病变，湿热化燥，经过剧烈吐泻之后，邪势有衰减的趋势，所以不会发生厥证；痉证为湿热深入经络，不但灼伤阴液，导致筋脉失养，还会风、火、痰（湿）相互影响而为患，所谓火因风生，风助火势，痰（湿）因风涌，风火相煽。霍乱表现为转筋，而痉证则表现为四肢抽搐、角弓反张，还伴有神志的改变。痉证为湿热化火，灼伤阴液，筋脉失养，出现肢体的痉挛抽搐；霍乱则为中焦湿热，侵及筋脉所致。故《黄帝内经》云："湿热不攘，大筋软短，小筋弛长，软短为拘，弛长为痿。"可参看薛生白《湿热病篇》第4~7条。

痉厥的治疗，主要以辛开苦降泄化湿热痰浊，同时注意滋养阴液，防止"泄邪而胃液不上升者，热邪益炽"，禁用探吐之法，防止胃气上逆而津液布散失常，风火相煽愈加剧烈，出现危重症候。薛生白《湿热病篇》认为，湿热致痉，可用"鲜地龙、秦艽、威灵仙、滑石、苍耳子、丝瓜藤、海风藤、酒炒黄连等味"，主要以化湿清热、舒筋活络为主。

【原文】雄按：霍乱湿多热少，道其常也，至于转筋，已风自火出，而有胜湿夺津之势矣。余自髫[1]年，即见此证流行，死亡接踵，嗣后留心察勘。凡霍乱盛行，多在夏热亢旱酷暑之年，则其证必剧。自夏末秋初而起，直至立冬后始息。夫彤彤徂[2]暑，湿自何来？只缘今人蕴湿者多，暑邪易于深伏，迨一朝卒发，渐至阖户沿村，风行似疫，医者不知原委，理中、四逆，随手乱投，殊可叹也！余每治愈此证，必询其人。曰：岂未病之先，毫无所苦耶。或曰：病前数日，手足心如烙。或曰：未病之前，睹物皆红如火。噫！岂非暑热内伏，欲发而先露其机哉。智者苟能早为曲突徙薪[3]之计，何至燎原莫救乎？以胃液之存亡，决病情之生死，尤为精识。昧者肆行燥烈，助虐烁津，徒读父书[4]，可为痛哭。道光元年，直省[5]此证大作，一觉转筋即死。京师至棺木卖尽，以席裹身而葬，卒未有识为何证者。俗传食西瓜者即死，故西瓜贱甚。余时年十一，辄与同学者日日饱啖之，卒无恙。今读此论，则医学之陋，不独今日为然也。素园杨照藜识。

【注释】

[1]髫（tiáo迢）：指小儿下垂的短发。髫年，就是童年的意思。

[2]徂（cú殂）：开始的意思。徂暑，暑天刚开始。

[3]曲突徙薪：突，烟囱。徙，迁移。语出《汉书·霍光传》，比喻事先预防以避免危险发生。

[4]徒读父书：徒，只。父书，指父亲之言论。"徒读父书"即指白读父亲的兵书。语出《史记·廉颇蔺相如列传》。

[5]直省：这里指清代直隶省，省城为保定。明朝时称北直隶，清顺治二年（1645）改称直隶，康熙八年（1669）称直隶省。

【提要】本条主要论述热霍乱的发病季节、病因、发病前的先兆症状与治疗。

【精解】热霍乱多发生在夏末秋初时，一般有比较严格地季节性，立冬之后比较少见。其发生，主要由于长夏季节，天暑下迫，地湿上蒸，人处交气之中，暑热夹湿所致。湿浊的形成，除与长夏季节湿气偏盛有关外，患者体内的湿浊也起到一定的作用。章虚谷说："湿土之气，同类相召，故湿热之邪，始虽外受，终归脾胃也。"

热霍乱，在发病前多有一些先兆症状可辨，如"手足心如烙""睹物皆红如火"，都是暑热内蕴的表现，如果遇见患者有这些先兆症状，应当及时治疗，防止病邪进一步深入，减轻或杜绝更严重的病变发生，即所谓"早为曲突徙薪之计，何至燎原莫救乎？"对其预后的判断，主要以胃津的存亡为依据，如果胃津大伤，则预后极差。胃津的盈亏，反映了全身津液的充沛与否。"吐下之余，定无完气"，霍乱剧烈泻吐之后，很容易出现津气两伤、津气欲脱，甚至津液的亡脱，所以"以胃液之存亡，决病情之生死"。用药要避免使用辛燥助火伤津的药物，防止津液更严重的损伤。

杨氏记载的食西瓜的事例，可以从两方面去理解。①中医认为，西瓜清凉涤暑，滋养阴液，亦能利湿，所以对热霍乱有一定的治疗作用。也可能是个体本身就没有感受湿热，当然食西瓜而无恙。②"俗传食西瓜者即死"，西瓜性

卷上

19

寒，如果患者素体脾阳不足，恣食西瓜，徒伤脾阳，产生内湿，内外相引，易感湿热之邪，导致或加重霍乱的病情。也可能是由于进食不洁的西瓜而加重病情。在古代，由于夏季缺乏比较可靠的保存食物的方法与设施，食物很容易因为保藏不当而出现微生物滋生，西瓜也一样，如果误食，于病情毫无裨益。

【原文】杨氏之论极是。余于是年亦日食西瓜，而阖家无染病者，即其验也。然是年霍乱，间有误食西瓜而死者，为友人董铸范所亲见。盖宜服香薷之证，误信乩坛[1]之语，以致寒凉过抑而毙也，是亦不可不知。故处方论治，非辨证不可。本论第二篇治法、西瓜汁证治，有"汗频"二字最的。乌程汪曰桢谢城。

【注释】

[1]乩坛（jī基）：扶乩所设的神坛。扶乩的时候，需要设有细沙的木盘，乩人拿着乩笔不停地在沙盘上写字，即在沙上画成文字，作为神的启示，或与人唱和，或示人吉凶，或与人处方。

【提要】本条论述食用西瓜可以预防热霍乱。

【精解】西瓜，味甘，性寒，具有清热解暑、解烦止渴、利尿之功，用于暑热烦渴，热盛津伤，小便淋痛。夏季溽热，适当地食用西瓜，可以起到清暑生津、利湿之效，对于感受暑湿所致的霍乱有一定的治疗和预防作用，所以汪曰桢指出"汗频"二字。但在夏季，西瓜保藏不当，常可成为致病之源，或素体中阳不足，又过食西瓜，损伤脾阳，反倒容易罹患霍乱。香薷，李时珍称为"夏月之麻黄"，认为"世医治暑病，以香薷饮为首药，然暑有乘凉饮冷，致阳气为阴邪所遏，遂病头痛，发热恶寒，烦躁口渴，或吐或泻，或霍乱者，宜用此药，以发越阳气，散水和脾"。故过食西瓜，伤及脾阳，可以用香薷治疗。

【原文】王清任曰：道光元年，病吐泻转筋者数省，都中[1]尤甚，伤人过多。贫不能埋葬者，国家发帑[2]施棺，月余间，费数十万金。彼时医工或云阴寒，或云火毒，余谓不分男、妇、老、少，众人同病，即疫也。卓识名言。或曰既是疫，何以芩、连、姜、附亦有或效者？余曰：芩、连效在邪胜之时，姜、附效在正虚之体，亦有服药终不效，必针刺而得愈者，试看所流之血，尽是紫黑。岂不是疫火之毒，深入于营分哉？以疫邪自口鼻由气管达于血管，将气血凝结，壅塞津门。《医林改错》曰：幽门之左寸许，另有一门，名曰津门，津门上有一管，名曰津管，是由胃出精汁水液之道路。水不得出，故上吐下泻。初得病时，宜即用针刺尺泽穴，出紫黑血，则毒气外泄矣。盖人身气管，周身贯通，血管周身亦贯通，尺泽左右四五根血管，刺之皆出血，皆可愈。尺泽上下刺之，亦可愈。一面针刺，一面以解毒活血之药治之。

雄按：王氏亲见脏腑而善针法，所论皆凿凿可信，非悬揣虚拟可比。虽用药非其所长，而以"解毒活血"四字为纲，亦具有卓见。

【注释】

[1] 都中：这里指清代的首都北京。

[2] 帑（tǎng 躺）：古代指收藏钱财的府库。国帑，就是国库的意思。

【提要】本条论述针刺治疗热霍乱的方法。

【精解】王清任认为，霍乱是一种疫病，主要是根据其具有强烈的传染性和流行性而言，"即男、妇、老、少，众人同病"，这和中医学对疫病的定义是一致的。

热霍乱，应当清热利湿化浊，为什么用黄芩、黄连、干姜、附子能取效？王孟英认为，芩、连等苦寒之品适用于邪势较盛者，而姜、附等适用于正气不足，尤其是亡阳之"正虚"之证，可以起到回阳救逆的作用。在清代，治疗霍乱主要以服药为主，如果服药无效，还可用针刺治疗。

这里所说针刺，应该理解为刺络放血。《黄帝内经》认为，"刺络者，刺小络之血脉也""菀陈则除之，出恶血也"，可以起到泄邪、促进血行的作用。针刺放出的血为黑色，多是霍乱病程中邪热深入营血分，烧炼血液而成瘀，或剧烈泻吐之后，津液大耗，不能渗入脉中化生为血，津枯血瘀所致。从西医学霍乱的病理改变来理解，霍乱剧烈的吐泻，使得血液浓缩，血流变学发生变化，组织器官处于缺氧状态，表现为血液的颜色加深。

针刺尺泽穴，可以治疗中暑、急性吐泻。因此，在热霍乱发病之初，针刺此穴，可以起到邪热、止吐泻的作用。但单纯的针刺疗法，往往疗效不够理想，常配合解毒活血的方药。王清任在《医林改错》中说"瘟毒在内烧炼其血，血受烧炼，其血必凝"，用解毒活血汤治疗。

【原文】《补亡论》曰：《灵枢》五乱之证，惟乱于肠胃一证，名霍乱，故作吐利。其余四证，皆不作吐利，只谓之乱气。昔柳州之疾，盖乱气干心之证，非霍乱也。谓为干霍乱者虽谬，然尚不失为五乱之一，今则无复知乱气之名矣。

【提要】本条论述无泻、吐症状的干霍乱。

【精解】《灵枢·五乱》载："黄帝曰：何为逆而乱，岐伯曰：清气在阴，浊气在阳，营气顺脉，卫气逆行，清浊相干，乱于胸中，是谓大悗。故气乱于心，则烦心密嘿，俛首静伏；乱于肺，则俛仰喘喝，接手以呼；乱于肠胃，是为霍乱；乱于臂胫，则为四厥；乱于头，则为厥逆，头重眩仆。"此为五乱。只有霍乱才出现吐泻的症状，其余四气只称作"乱气"。"柳州"，疑为柳宗元。有学者考证柳宗元殁于霍乱病还是脚气病，这里认为他不是患霍乱，而是殁于乱气导致的五乱病。

【原文】《治法汇》曰：干霍乱俗名搅肠痧。其状欲吐不吐，欲泻不泻，撩乱挥霍是也。急宜探吐，得吐方可，不吐则死。《法》曰：既有其入，必有其出，今有其入而不得其出者，痞塞也，多死。得吐后方可理气和中，随证调治。

【提要】 本条主要论述干霍乱的症状和治法。

【精解】 明代戴思恭《秘传证治要诀及类方》云："欲吐不吐，欲泻不泻，心腹缠扰，痛不可忍，上下不通，言语不定，如见鬼神，俗谓之干霍乱……近世俗医谓之卷肠沙，多信之。殊不知即是霍乱，侥幸而愈者，一通之功耳。"比较形象地描述了干霍乱的症状。干霍乱之"干"是相对于典型的霍乱出现剧烈泻吐症状而言的，又因患者"欲吐不吐，欲泻不泻"，并伴有强烈的腹痛，所以称之为"搅肠痧"。干霍乱的病机为感受秽浊之气后，邪阻中焦，升降之机窒塞，上下不通，治疗多用辟浊解秽、利气宣壅之法。用探吐之法宣通气滞，使邪气外泄，浊气可出，病势松动。后世多用盐汤探吐，或是通关散、皂角末取嚏。待气机宣通之后，用理气和中之法。

【原文】《医通》曰：干霍乱，是土郁不能发泄，火热内炽，阴阳不交之故。或问方书皆言宿食与寒气相搏，何以独指为火耶？曰昏乱躁闷，非诸躁狂越之属火者乎？每致急死，非暴病暴死之属火者乎！但攻之太过，则脾愈虚；温之太过，则火愈炽；寒之太过，则反扞格[1]。须反佐以治。然后火可散耳。古法有盐煎童便，非但用之降火，且兼取其行血也。

此证病因非一。骤伤饮食者，宜探吐。宿食为患者，宜消导。气郁感邪者，宜宣豁。暑火直侵者，宜清解。诸法并列于后，用者审之。

虑其格拒，反佐以治，真精语也。桂苓甘露饮治热证而用桂，通脉四逆汤治寒证而用猪胆汁，皆即此义。梦隐治陈妪一案，石膏、芩、连，加细辛少许，燃照汤之用蔻仁，亦此义也。若寒证而用芩、连，热证而用姜、附，则正与病反，非反佐之义矣。谢城。

【注释】

[1] 扞格（hàn gé 汉膈）：有互相抵触、格格不入之义。此处指出现药物格拒现象。

【提要】 本条论述以热盛为主的干霍乱的病机及治法。

【精解】 干霍乱的病机为感受秽浊之气后，邪阻中焦，升降之机窒塞，上下不通，其火热之象比较突出，起病急骤，病情变化很快，病势危笃，病机以热盛为主。

治疗时，如果攻邪太过，则易伤及脾阳；温之太过，则助邪热；寒之太过，则会发生拒药现象。因此在治疗时，多采用温药中加少许寒药、寒药中加入少许温药反佐的方法。反佐法即于温热方药中加少量寒凉药，或寒证则药以冷服法；寒凉方药中加少量温热药，或治热证则药以热服法。比如用桂苓甘露饮治疗湿热时，加少许温热的肉桂；通脉四逆汤治疗寒证用苦寒的猪胆汁。此虽与上述所讲不同，但亦属反治法之范畴，多用寒极、热极之时，或有寒热格拒现象时。正如《素问·五常政大论》所说："治热以寒，温而行之；治寒以热，凉而行之。"如是，可以减轻或防止格拒反应，提高疗效。真热假寒证用芩、连，真寒假热证用姜、附，属于从治法，而不是反佐。

干霍乱虽然火热偏盛，但也要辨证论治。如果是食物不洁所致，则用探吐之法；宿食所致，用消导积滞之法；气机阻滞者，宣通郁滞；暑热所致，当清热涤暑。

文中用盐炒童便，是因咸味趋下，一方面可以导热下行，另一方面，还有清热活血解毒的作用。《重庆堂随笔》载："童子小便，最是滋阴降火妙品，故为血证要药。"现代已经很少使用。

【原文】 又曰：脾胃喜香燥而恶臭湿。若素多湿滞而犯臭气，则正气郁遏，腹痛乃作。或上连头额俱痛，或下连腰腿俱痛。有痛死不知人，少间复苏者；有腹痛不时上攻，水浆不入，数日不已者。甚至欲吐不吐，欲泻不泻，或四肢厥逆，面青脉伏，或遍体壮热，面紫脉坚，俱与生黄豆嚼之，觉香甜者，是臭毒也。急以烧盐探吐，或以童便制香附四五钱为末，停汤顿服最效。举世有用水搭肩背及臂者，有以苎麻水湿刮之者，有以瓷碗油润刮之者，有以瓷锋针刺委中出血者，总欲使腠理开通之意耳。其脉多伏，或细小紧涩，或坚劲搏指，中带促结，皆是阴逆阳伏之象。不可误认阴寒而投热药，虽砂仁之辛温香窜，亦不可轻用。若见面青唇黑，脉劲搏指，厥逆喘促，多不可救也。

【提要】本条主要论述臭毒的辨证论治。

【精解】臭毒的病因为"臭气"与湿滞。这里的"臭气"，实际上是一种火热秽浊之气，秽浊之气与湿相合，郁遏脾胃气机，气机阻滞，不通则痛，故出现腹痛。手足阳明经上行于头额部，足太阴脾经行于下肢，所以出现头额、腰腿疼痛。腹痛甚，则患者水谷不入，甚至欲吐不吐，欲泻不泻。阳气为湿热秽浊之气郁闭于内，不能外达，则出现四肢厥逆、面色青紫、脉伏。若热毒较盛，则壮热、面色紫暗、脉坚有力。

文中提出，用嚼生黄豆的方法来试验是否有"臭毒"，不应该轻易否定。这可能是在疫病过程中尤其是热毒比较盛的情况下，出现的口味异常。这一方法在中医学中也有使用。如明代龚廷贤《寿世保元》中提出："肺痈，吐脓腥臭，用黄豆以患者口嚼，不觉豆之气味，是肺痈也。"在日常生活中，患普通感冒或流行性感冒，也会出现味觉、嗅觉的异常，有些新冠感染患者也出现口味、嗅觉的异常，以上均提示在感染性疾病中，由于感染的原因，可能使患者的味觉、嗅觉等发生暂时性或永久性的改变。因此，臭毒用嚼生黄豆来验证，也是有一定道理的。

臭毒的治疗方法很多，除用前面提到的盐汤探吐方法外，还可以用童便制香附来治疗，取其导热下行、宣通气滞的作用。此外，还可以用外治法：如用水搭肩背及手臂，就是用手取水，反复涂抹在患者的肩背和手臂，这在一定程度上可以起到物理降温的作用；或者用苎麻浸水，蘸水刮痧，苎麻根治热病大渴、发狂，有凉血止血之功；或者用瓷片蘸油刮痧；或是用锋利的瓷片针刺委中穴放血。这些疗法均起到宣通气滞、开放腠理的作用。

如果出现脉伏、细小紧涩，或坚劲搏指、中带促结，都是热毒较盛，格阳于外的表现，患者可能表现出真寒假热证，如果误用温燥之品，不啻于抱薪救火。如果出现面色、口唇发黑，脉劲搏指，厥逆喘促，多是阴阳离决的危重证候，预后比较差。

【原文】又曰：触犯臭秽，而腹痛呕逆，刮其脊背，随发红斑者，俗谓之痧。甚则欲吐不吐，欲泻不泻，干呕疗痛者，曰绞肠痧。更有感恶毒异气而骤发黑痧，俗名番痧[1]。卒然昏倒，腹痛，面色黑胀，不呼不叫。如不急治，两三时即毙。有微发寒热，腹痛麻瞀，呕恶神昏者，或溅溅[2]汗出，或隐隐发斑，此毒邪欲发于表也。亦有发即泻利厥逆，腹胀无脉者，此毒邪内伏，不能外发也。所患最暴，多有不及见斑而死者。经谓大气入于脏腑，虽不病而卒死是也。初觉，先将纸捻点焠头额，即以荞麦焙燥，去壳取末三钱，凉开水调服；重者少顷再服即安。盖荞麦能炼肠胃浑秽，降气宽胸，而治浊滞，为痧毒之专药。其毒甚面黑者，急于两膝后委中穴，砭出黑血，以泄毒邪。凡骤发之病，勿虑其虚，非此急夺，束手待毙。原夫此病与臭毒相类，与霍乱相似，乃疫疠之最剧者。初起昏愦不省，脉多沉匿不显，或浑浑不清。勿以腹痛足冷而与温药，如荞麦一时莫得，或服之不应，即宜理气为先，如香苏散加薄荷、荆芥，辛凉透表；次则辟邪为要，栀子豉汤加牛蒡、生甘草，解毒和中。表热势甚，清热为急，黄芩汤加连翘、木通，分利阴阳。若见烦扰腹胀，脉来数疾，急投凉膈散，以竹叶易生姜，则毒从下夺。热剧神昏，虽合三黄，多不可救。烦渴引饮，遗溺，速清阳明，白虎汤加葱豉，使毒从表化。斑点深赤，毒在血分者，浓煎益母草，少投生蜜，放温恣服，取效最捷。以其专下恶血也，或加生莱菔汁半杯，总取散血之功。以上诸法，在未经误药，庶可挽回一二。曾见一商，初到吴会，畅饮酣歌，席间，霎时不安，索生姜汤一啜而逝。又有朔客，到枫觅汤澡浴，忽然眩晕呕逆，到舟即毙。凡感受暑热秽疫诸邪者，大忌热汤澡身也。更有误认伤寒，而与发散，周身焮紫如云而死者。亦有误认麻疹，而与桎柳樱桃核汤，咽痛失音而死者，亦有误认寒证而与热剂，口鼻流血而死者。变生反掌，不似时行，犹可迁延数日也。

【注释】

［1］番痧：一般认为，非我国所有，从外国传入者，冠以"胡""番"。其中从陆路传入者，冠以"胡"字，如胡麻、胡桃、胡萝卜；从海路传入者，冠以"番"，如番茄、番薯等。另有一说，明清时，从外国传入者，名字皆冠以"番"，可供参考。绞肠痧从海外传入，故名"番痧"。

［2］濈濈（jí及）：濈濈，聚集貌，也作汗出貌。濈濈汗出，就是汗出较多的样子。

【提要】 本条主要论述干霍乱的辨治。

【精解】 "痧"的源来："痧"在中医里有多重含义，可以作"疹"解。疹，就是高出皮肤表面，望之有触目之形，扪之有碍手之质的皮肤红色皮疹，多是风热犯肺所致，也作"瘖"。这里的"痧"是刮痧后，皮肤出现的红色痧点。干霍乱中出现欲吐不吐、欲泻不泻、干呕、腹中绞痛者，称之为"绞肠痧"。绞肠痧出现面色黑紫、腹痛、卒然神昏的，多是重症病例，因其多从海上传入，所以称之为"番痧"。

出现绞肠痧的轻证，可以用纸捻点焠头额，即是后世所谓灯火灸的方法，

《本草纲目》卷六载："灯火，主治小儿惊风、昏迷、搐搦、窜视诸病，又治头风胀痛。"临床用于治疗呃逆、呕吐、阴痧腹痛、手足厥冷等。或者用荞麦去壳研末服用，荞麦能炼肠胃滓秽，降气宽胸，治浊滞，为治痧毒之专药。重症患者，亦可采用针刺委中穴放血的疗法，以泻火解毒。

治疗绞肠痧必须处理好轻重缓急的关系。虽然绞肠痧病势凶猛，会导致正气的损伤，但在治疗时仍然立足于祛邪，邪去则正安。

绞肠痧出现神昏，当以理气为主，恢复气机的升降出入，可以用香苏散加薄荷、荆芥，辛凉透表，也可以用栀子豉汤加牛蒡子、生甘草，解毒和中。表热较甚，主要以清热为主，黄芩汤加连翘、木通。若见烦扰腹胀，脉来数疾，急投凉膈散，以竹叶易生姜，则毒从下夺。热剧神昏，虽合三黄，多不可救。烦渴引饮、遗溺，白虎汤加葱豉，使毒从表化。斑点深赤，毒在血分者，浓煎益母草，或者用莱菔汁清热凉血散血。

治疗绞肠痧时，禁止热水洗浴，以防徒助热势，同时禁用辛温发汗，以免助热。

【原文】上海，特海陬[1]一邑耳。二十年来，屡遭兵燹[2]，乃沧海渐变桑田，外国之经营日广，苏省又以为会垣，而江浙之幸免于难者，率迁于此。各省商舶麇[3]集，帆樯林立，踵接肩摩，居然一大都会矣。然人烟繁萃，地气愈热，室庐稠密，秽气愈盛，附郭之河，藏垢纳污，水皆恶浊不堪。今夏，余避地来游，适霍乱、臭毒、番痧诸证盛行，而臭毒二字，切中此地病因。奈医者茫然，竟有令人先服姜汁一盏者，有以大剂温补主治者。皆刊印遍贴通衢，病家信之，死者日以千计，道殣[4]相望。钱塘吴菊潭茂才告余，曰：目击一人七窍流血而死，闻之恻然，岂亦劫运使然欤。

【注释】

[1] 陬（zōu 邹）：角落。

[2] 兵燹（xiǎn 显）：指因战乱而遭受焚烧破坏的灾祸。

[3] 麇（qún 群）：此处通"群"。

[4] 殣（jìn 近）：表示与死有关。意为埋葬，掩埋。这里指坟墓。

【提要】本条主要以上海为例，指出恶劣的生活环境是造成霍乱的主要原因。

【精解】上海原来是松江府的一个小县，鸦片战争之后，逐渐开埠，与外界交流增多，最后发展为一个经济发达、贸易往来频繁的大都市。随着上海的逐渐开发，发生了沧海桑田的巨变，外来人口的大量涌入，使当时的上海变得拥挤不堪。再加上当时缺乏有效的城市管理意识和手段，居住环境变得恶劣，房屋林立，河流臭秽不堪。这样恶劣的居住环境，为霍乱的形成和流行创造了有利条件，因此"霍乱、臭毒番痧诸证盛行"。

王孟英生活在清嘉庆、道光、咸丰和同治年间，19世纪中叶，西医逐渐传入我国，但流行病学尚不发达，民众公共卫生意识普遍比较差。王氏作为一名中医，在当时就意识到霍乱的发生与恶劣的生活环境、人口密集、水源污浊相关，以现代人的视角审视，也是非常先进且富有前瞻性的。针对新型冠状病毒感染的预防，提出"安全距离"，难道不正是王氏批评的"室庐稠密"的另一种表述吗？

【原文】《玉衡》曰：先吐泻而心腹疼痛者，从秽气而发者多；先心腹疼痛而吐泻者，从暑气而发者多。然吐泻之霍乱，乃暑秽伤人气分。宜用油盐刮其皮肤，则痧不内攻。若心胸胀闷，腹中疼痛，或如板硬，或如绳缚，或如筋吊，或如锥刺刀割，虽痛极而不吐泻者，名干霍乱。乃邪已入营，宜以针刺出血，则毒有所泄。然后，再审其因而药之。若痧胀已极，难于刮刺者，又必先以药救醒，乃可以回生。明此三法，庶可十全。

【提要】本条论述热霍乱的治疗。

【精解】郭志邃《痧胀玉衡》认为，如果患者先出现霍乱的吐泻症状而后心腹绞痛的，是感受秽浊之气；先出现心腹绞痛而后吐泻的，是感受暑热之气。暑热秽浊之气在气分，用刮痧的方法祛邪外出。如果出现腹中绞痛、腹部硬痛，或如绳子束缚的紧缩感，或出现转筋，或出现腹部锥刺样疼痛但无吐泻的，为干霍乱，是邪气已经进入营分，当针刺放血以泄热解毒。如果患者出现神昏，不能耐受刮痧和放血的，必须先开窍醒神。

郭志邃从吐泻与腹痛发生的先后不同来区分秽浊之气和暑热（湿）之气，结合上下文，可以这样理解。中医认为，"通则不痛，痛则不痛"，实证疼痛的发生，多为气机阻滞、气血不通所致。秽浊之气，最易伤及脾胃，阻遏气机，使清浊相干而变生霍乱，所以先出现脾胃气机失常的证候，即吐泻的症状；而暑热（湿）之气，伤人最速，先犯阳明，甚至不分表里渐次，深入营血，故先出现腹痛，而后表现为脾胃气机紊乱的吐泻症状，因此不吐不泻而腹痛较甚的干霍乱，为"邪已入营"。郭氏提出这样的观点，主要提示在辨治霍乱时，要注意暑热（湿）之气和秽浊之气的孰轻孰重，不应当机械的套用。

【原文】王晋三[1]曰：痧者，寒热之湿气，皆可以为患，或四时寒湿，凝滞于脉络；或夏月湿热，郁遏于经隧；或鼻闻臭气，而阻逆经气；或内因停积，而壅塞腑气。则胃脘气逆，皆能胀满作痛，甚至昏愦欲死。西北人，以杨柳枝蘸热水鞭其腹，谓之打寒痧。东南人以油碗或油线刮其胸背手足内胻，谓之刮痧。以碗锋及扁针，刺舌下、指尖及曲池、委中出血，谓之镧[2]痧。更服玉枢丹等以治其内，是皆内外达窍以泄其气，则气血得以循度而行，其胀即已，实即霍乱耳。非另有痧邪也。

雄按：方书从无痧证之名，惟干霍乱，有俗呼绞肠痧者，是世俗之有痧，不知起于何时也。至《医说》始载：叶氏用蚕蜕纸治痧之法，以蚕性豁痰，祛风利窍，其纸已经盐腌，而顺下最速也。乃江民莹误为解㑊[3]证，虽为杭董浦所讥，然亦可见从前痧证不多，故古人皆略而不详也。迨国初时，其病渐盛，自北而南，所以又有满洲病与番痧之名。郭氏因龚云林青筋之说，而著《痧胀玉衡》一书，推原极变，其说甚辨，而痧之证治始乃备。石顽复分臭毒、番痧为二者，谓恶毒疬气，尤甚于秽邪也。晋三又辨痧即外邪骤入，阻塞其正气流行之道之谓，而痧之病义益明。至情志多郁之人，稍犯凉热，即能成痧，且不时举发，亦由气血失其宣畅也。右陶[4]虽有截痧方，而用药殊乖。江氏以香附、芩、栀、抚芎为剂，较为合法。其诸痧名状，《玉衡》书具在，不多赘。

【注释】

[1] 王晋三：即王子接，清代名医，著《绛雪园古方选注》3卷。

[2] 镧（shuò 朔）：长矛。这里指用扁针之类刺络放血。

[3] 解㑊（yì 议）：《素问·平人气象论》载："尺脉缓涩，谓之解㑊。"㑊，病名，善食而瘦谓之食㑊。解㑊，中医指困倦无力、懒得说话、抑郁不欢的症状。

[4] 右陶：即郭志邃。郭志邃，字右陶。

【提要】本条论述痧证的治疗方法。

【精解】这里的痧证，实际上是感受湿热、暑湿病邪而致猝然闷乱、烦躁的一种病证，俗称"发痧""醒龊"，清代雷少逸称之为"秽浊"，实质上也是猝然感受暑邪的一类病证。王晋三认为，痧证均是湿热或寒湿之邪侵犯机体，阻滞气机，使脾胃气机升降失常的病证。不论邪气性质如何，均有湿邪为患。

痧证的治疗，以外治法为主。西北之人，用杨柳枝蘸热水鞭打腹部，其作用机制类似于刮痧。东南地域之人，用刮痧或刺络放血的方法治疗。或者用玉枢丹内服。以上治疗的机制均是宣通内外气机、泄热解毒，使气血正常运行。如果经过治疗，脘腹胀满得以消除，可能不是痧证，是霍乱。

王氏认为，痧证的源起不明，俗称的绞肠痧就是干霍乱。叶天士用蚕蜕纸来治疗绞肠痧，取蚕蜕与僵蚕类似，有豁痰解毒开窍之功，并且蚕蜕纸经过盐腌制之后，作用趋下，有降气之功。绞肠痧因为在方书中记载比较少，所以江民莹误为解㑊证。到清朝建立之后，该病逐渐开始由北方向南方流行，因此又有"满洲病""番痧"等名称，郭志邃沿袭了龚云林"痧证是青筋"的说法，编著了《痧胀玉衡》。张石顽把痧证分为臭毒、番痧两种，是为了强调痧证是一种疫毒，不仅仅是一种秽浊之气。王晋三认为痧证是由外邪骤入，阻塞机体正气流行之道所致。郭志邃用药的方法不是很正确。江民莹用香附、黄芩、栀子、川芎来治疗，是比较恰当的。

蚕蜕纸为蚕蛾科动物家蚕蛾卵子孵化后的卵壳，有止血、止痢、解毒消肿之功。《博济方》之犀灰散"治痧证壮热，头痛，呕恶，手足指末微厥，或腹痛闷乱：蚕蜕纸剪碎，于瓶中滚汤熬之，封固良久。乘热服，暖卧取汗"。江民莹用香附、黄芩、栀子、川芎来治疗痧证，起到清热解毒、行气化瘀的作用，而郭志邃用药偏于温燥，用之不当，有助热的弊病，所以王氏认为有"合法"与"殊乖"之别。

从以上论述来看，痧证可能是一种外来疾病，随着满族进入中原地区和与外国交通的开放，该病开始在国内大面积流行。

【原文】长洲[1]龙青霏《脉学联珠》云：痧胀之证，多属奇经。盖奇经，为十二经之支流也，五脏之清气不升，六腑之浊气不降。譬犹五湖四渎，漫溢泛滥，尽入江河，而清浊已混，更水甚土崩，泥沙浑扰，流荡不清，井腧壅塞，故其病有痧胀之名。痧胀者，犹沙涨也，总由十二经清浊不分，流溢入奇经，而奇经脉现，则为痧证也。邪气滞于经络，与脏腑无涉，不当徒以药味攻脏腑，宜先用提刮之法及刺法，使经络既通，然后用药，始堪应手也。

雄按：此说似创而实确，然经络既通，虽不药可愈，特虑邪已渐及腑脏，则刮刺不足了事。譬如险要为贼所据，不可徒讲防堵也。

【注释】

[1]长洲：长洲县是历史上苏州地区的一个县。

【提要】本条主要论述痧证的病位在于经络的原理。

【精解】龙青霏认为，痧证的病位在于奇经。奇经，又称奇经八脉，十二经的气血有余，则溢入奇经，因此，奇经八脉有调节十二经气血的作用。五脏六腑的清气不升，浊气不降，就好像自然界五湖四海水流泛滥，溢入与之相通的江河一样，病变进入奇经，机体气血逆乱，腧穴阻塞，就产生了痧证。痧证是由于十二经脉清浊不分，流入奇经，导致奇经的病变，故治疗时应以治疗奇经为主，用针刺、刮痧、刺络放血，使得经络通畅，然后用药，效果比较好。

王氏认为，按照龙青霏的说法，痧证的病位固然在于奇经，但经络是相互沟通的，并且邪气可以通过经络传至脏腑，所以不能单纯地针刺经络了事，也应当治疗脏腑的病变，就如在战争中，险要的地势被敌人所占据，就不能单纯地进行防堵，也要主动出击攻打敌人。

奇经，即奇经八脉，与五脏六腑无直接的络属关系，仅与奇恒之府相连。《圣济总录》载："脉有奇常，十二经者，常脉也。奇经八脉，则不拘于常，故谓之奇经。盖言人之气血，常行于十二经脉，其诸经满溢，则流入奇经焉。"一般来说，外感病的发生，先是邪气侵犯皮肤经络，然后传至脏腑，很少先发生在脏腑，然后传至经络。脏腑与经络气血相通，脏腑的病变可以影响到经络，从这个角度理解龙青霏的观点，比较合适一些。痧证的病变，也不全在奇经八脉，其主要病位仍在脏腑，所以王孟英有"譬如险要为贼所据，不可徒讲防堵也"的告诫。

【原文】《痧疹一得》曰：凡初起六脉细数沉伏，面色青惨，昏愦如迷，四肢逆冷，头汗如雨，其痛如劈，腹内搅痛，欲吐不吐，欲泻不泻，此为闷疫，毙不终朝。

闷者，热毒深伏于内而不能发越于外也。渐伏渐深，入脏而死，不俟终日也。至于治法，宜刺曲池、委中，以泄营分之毒，再灌以紫雪，清透伏邪，使其外达，或可挽回也。治法精良。素园。

【提要】本条主要论述痧证重症的表现、治疗和预后。

【精解】痧证重症主要表现为六脉细数沉伏、面色青惨、昏愦如迷、四肢逆冷、头汗如雨、其痛如劈、腹内搅痛、欲吐不吐、欲泻不泻，称之为"闷疫"，预后比较差。

导致闷疫的原因是热毒内伏，不能发越于外，邪毒内侵，深入脏腑，导致脏腑之气衰竭而亡。治疗时先刺曲池、委中以清泄热毒，再用紫雪丹开窍醒神，使得气机里外宣通，或许可以挽回性命。

痧证相当于西医学的什么疾病，目前尚难确定。它是许多疾病变化的过程中，反映于体表皮肤的一种共性表现，不是某一种独立的病种，许多疾病都可以出现痧象。在中医古籍中，有关痧证的记载非常多，如《痧惊合璧》一书中就记载了40多种痧证，后人根据其所描述的症状认为，"角弓反张痧"可能是破伤风、"坠肠痧"类似于腹股沟疝、"产后痧"似指产后发热、"膨胀痧"可能是腹水、"盘肠痧"可能是肠梗阻、"头风痧"类似偏头痛、"缩脚痈痧"近似于急性阑尾炎。此外，还有寒痧、热痧、暑痧、风痧、暗痧、闷痧、白毛痧、冲脑痧、吊脚痧、青筋痧等多种名称。

按照《随息居重订霍乱论》原文的描述，痧证是湿、火、暑之气相搏而为病。夏秋之际，湿热偏盛，人有内湿，同气相求，感受湿热或暑湿之邪，阳气不得宣通而发痧。一般表现为肌肤痧点，脘腹或肢体酸胀，胸腹灼热，甚则厥冷如冰。或起病之初则心胸憋闷烦躁，或吐或泻，或欲吐不泻，甚则卒然昏倒，不省人事，面青唇白，口噤不语，昏厥如尸，手足厥冷，或全身无汗，青筋暴露，痧点时现时隐。

寒证

【原文】《素问·气交变大论》曰：岁土不及，民病飧泄[1]霍乱。

岁土不及，则脾胃素虚之人，因天运而更见其虚，中阳既虚，寒湿自盛，以致朝食暮泻而为飧泄，甚加呕吐而为霍乱。观其与飧泄并称，则知利者，必是清谷而非臭秽，吐者亦必澄澈而非酸浊。小便之利，口之不渴，又从而可必矣。如此，才是寒湿霍乱，可以理中、五苓之类治之。故读书须以意逆其理，自然触处洞然，无往而不贯矣。且寒霍乱，多见于安逸之人。以其深居静处，阳气不伸，坐卧风凉，起居任意。冰瓜水果，恣食为常，虽在盛夏之时，所患多非暑病，王安道论之详矣。轻则藿香正气散，或平胃加木香、藿香、生姜、半夏之类。湿盛而四肢重着，骨节烦疼者，胃苓汤加木香、藿香、大腹皮之类。七情郁结，寒食停滞者，厚朴汤、治中汤。头痛恶寒无汗者，香薷饮先解其表，随以大顺散调其里。如果脉弱阳虚，腹痛喜得温按，泻出不臭者，来复丹。若吐泻不止，元气耗散，或水粒不入，或口渴喜冷而不多饮，或恶寒战栗，手足厥冷，或烦热发躁，揭去衣被，但察其泻出不臭者，乃内虚阴盛格阳，宜理中汤，甚则四逆汤，加食盐少许。更有暴泻如水，冷汗四逆，脉弱不能言者，急进浆水散救之，并宜冷服。

然此辈实由避暑而反为寒伤致病，若拘泥时令，误投清暑之剂而更助其阴，则顷刻亡阳莫挽矣。前人有治此证而愈者，尚未确知其为寒病也。遂谓夏月暑病，通宜热药。妄立阴暑名目，贻误后人，此因偶中而错认面目也。余于《温热经纬》，辨之详矣。

【注释】

［1］飧（sūn 孙）泄：《素问·阴阳应象大论》载："清气在下，则生飧泄。"飧泄是由清气不升、肝郁脾虚所致。临床表现为大便泄泻清稀、肠鸣腹痛、脉弦缓等。

【提要】本条论述霍乱寒证的治疗。

【精解】《素问·气交变大论》载："岁土不及，风乃大行，化气不令，草木茂荣，飘扬而甚，秀而不实，上应岁星，民病飧泄霍乱。"这句话是说土运不及之年，木之风气反而大行，土的化气不得施令，草木虽然生长茂盛繁荣，但风吹飘动严重，由于缺乏土的化气，草木繁盛而不能结成果实，上则应于岁星光强，在人则易患飧泻霍乱。

土运不及，素体脾胃虚弱的人，得不到天运的资助，脾胃更加虚羸，中阳虚衰，寒湿内盛，可发生朝食暮泄、呕吐之类的霍乱病。此类霍乱，伴有腹泻，但为寒湿为患，所以泻下物一般比较清稀而不臭秽，呕吐物澄澈清冷，虽然小便通利，但不会出现口渴的症状。如果具备了这些表现，即是寒湿霍乱。

寒湿霍乱的患者，多是生活安逸之人，夏季居住在深宅大厦，宽阔凉爽，又过食生冷瓜果，伤及中阳，变生寒湿，寒湿内蕴，则容易感受外湿。治疗以藿香正气散芳香化湿解表，或者用平胃散进行加减。湿偏重，用胃苓汤加木香、藿香、大腹皮；兼有七情郁结、寒湿停滞，用厚朴汤、治中汤；表证未解，用香薷饮先解表，再用大顺散调里；素体阳气不足，吐泻者，用来复丹；元气耗损，出现阴盛格阳者，用理中汤、四逆汤辈；暴泻剧烈，急当救阴，用浆水散回阳救逆敛阴。寒霍乱患者，多由于夏季贪凉喜冷，感受寒湿而致病，在治疗时应当以芳香化湿、解表、温中为主，若误投清凉涤暑之品，则更伤其阳气，导致阴寒内盛而阳气暴脱，危及生命。故虽然本病发于夏季，也不应用清暑之品。

寒霍乱的发生与素体中阳不足有关，而导致中阳不足的原因，既有素体中阳不足，也有岁土不及。寒霍乱的发病，有内外合邪的特点，即先有内湿，而后再感受外湿。内湿的产生，除与素体脾阳不足，寒湿内盛有关外，也与夏季贪凉喜冷，伤及脾阳，水湿不化，变生寒湿关系密切。寒霍乱的治疗，主要以芳香化湿、燥湿健脾为主，根据具体的兼夹证，随证加减。但禁用寒凉之品。

寒霍乱与热霍乱在症状上可以鉴别：寒霍乱的呕吐物和泻下物澄澈清冷、清稀，热霍乱则表现为臭秽、酸腐浑浊；寒霍乱口不渴，热霍乱则多有口渴的表现。

【原文】《至真要大论》曰：诸病水液，澄澈清冷，皆属于寒。

或曰：医者，精脉理，谙药性，胸罗经史，口熟方书，斯可以济世矣。余曰：不可，必也能辨证乎。苟不辨证，而但凭脉以用方药，虽引古证今，有典有则，恐不免为二竖[1]所笑也。惟圣人早料及此，以辨证之法，大书特书，垂示后世，可谓既详且尽，岂但为霍乱分寒热哉！

【注释】

[1]二竖：语出《左传·成公十年》，后用以称病魔。

【提要】本条强调水液澄澈清冷是寒霍乱与热霍乱的鉴别要点。

【精解】《素问·至真要大论》载："诸病水液，澄澈清冷，皆属于寒。"意即水液，泛指人体所有的排泄物，透明稀薄者属于寒证。热霍乱与寒霍乱辨证的要点是水液的浑浊、臭秽与否，这是区别两者的关键。王氏强调呕吐物和泻下物的性状、气味对于霍乱寒热的鉴别有一定的指导意义，但两者的鉴别应该不仅限于此。如口渴与否、小便是否黄赤、舌苔的白与黄、脉的濡与数，均是鉴别要点。

【原文】《伤寒论》曰：霍乱，头痛发热，身疼痛，热多欲饮水者，五苓散主之；寒多不用水者，理中丸主之。

此霍乱之因伤寒而致者，故兼有头痛、发热、身痛诸表证也。虽欲饮水，而表证未罢，故以五苓散为两解之法。二方皆为风寒而设，热多，谓表热未衰；寒多，谓里寒较盛。于一病中，察其内外之轻重，而辨邪气之聚散，以施治法。圣人辨证，详尽如是。而后人颟顸[1]，或至误会。凡夏秋热霍乱之口渴者，辄用五苓，多致偾事[2]。须知桂、术为渴家所忌，惟风寒之邪，郁阻气机，至水液不行而渴者，始可用以行气化水也。分析甚明，发前人所未发。盖热多并非表里大热，欲饮水亦与大渴引饮不同也。谢诚识。

【注释】

[1]颟顸（hān hān）：意思是糊涂而马虎。

[2]偾（fèn 奋）事：意思是败事。

【提要】本条论述霍乱表里同病的治疗。

【精解】《伤寒论》第386条载："霍乱，头痛发热，身疼痛，热多欲饮水者，五苓散主之；寒多不用水者，理中丸主之。"霍乱以吐泻为主，又有头痛发热、身体疼痛，是表里同病，理应表里同治或先解表后治里，但霍乱以里证为主，并且里证尤为紧急，故治疗时用五苓散温阳运脾，化气和表，寒多不欲饮水的，用理中丸温中祛寒。夏秋之际，热霍乱也会出现口渴，不能用五苓散，而是应清热涤暑，化湿养阴，如果误用五苓散之类，反倒误事。风寒之邪，郁于肌表，阻遏气机，则津液失于输布，也会出现口渴，当用五苓散行气化水。

所谓"热多""寒多"，是相对而言，热多即寒象较轻，并非热霍乱。如果真是热证，五苓散就不能使用。

【原文】又曰：吐利止而身痛不休者，当消息和解其外，宜桂枝汤小和之。

吐利止，里已和也；身痛不休者，表未解也。故须桂枝和解其外，所谓表病里和，汗之则愈也。但此为寒霍乱后之兼有风寒表邪者而言，若温热暑疫霍乱后之表未解者，不得率尔引用也。余拟驾轻汤一方，最为合治，然其意亦不敢出圣人之范围也。详其一曰消息，再曰小和之者，盖以吐利之余，里气已伤，故必消息其可汗而汗之，亦不可大汗而小和之也。况热霍乱后，津液尤虚者，其可妄施汗法乎。故余但以轻清为制也。

【提要】本条论述寒霍乱里和而表证未罢的治疗。

【精解】呕吐腹泻已经停止，说明里已和，但身体疼痛仍然未能解除，这是表证仍在，应当解表，宜用小剂桂枝汤以微和之。但这一治法不适用于热霍乱，王氏拟用驾轻汤治疗热霍乱后表未解者。里证已和，只需要以解肌发汗的方法治疗。所谓"消息"，就是灵活变通、酌情使用的意思。热霍乱后，津液损伤，不宜再发汗，即所谓"亡津者无汗。"

【原文】又曰：吐利发汗，脉平小烦者，以新虚不胜谷气故也。

吐利可发汗者，伤寒霍乱也。脉平为邪已解，而小烦者，以吐下后胃气新虚，不能消谷，故霍乱病，晬[1]时内不可便与饮食，必待胃渐下行为顺，而仓廪始开也。暑热霍乱，尤夺胃津，溉以甘凉，自能思谷。

先曾祖秉衡公曰：伤寒，外感之总名；《伤寒论》统论外感之书也。先大父永嘉公曰：《难经》云：伤寒有五。则五种外感，古人皆谓之伤寒矣。《伤寒论》有治风、治温、治暍、治湿诸法，则非专论一伤寒矣。杨素园大尹曰：注伤寒者，无虑数十家，皆以为专论伤寒之书，故恒觉支离附会，不适于用。雄尝谓伤寒有五，疟亦有五，不过重轻之别耳。伤寒，惟感寒即病者，为正伤寒，乃寒邪由表而受，治宜温散。其邪在半表半里，或所感邪气较轻，不为伤寒而为正疟者，脉象必弦，并宜和解。设冬伤于寒而不即病，则为春温、夏热之病。其较轻者，则为温疟、瘅疟。若

34

感受风温、湿温、暑热之气者，重则为时感，轻则为时疟。今世温热多而伤寒少，故疟亦时疟多而正疟少。惟叶天士先生，精于温热、暑湿诸感，故其治疟也，一以贯之。余师其意，凡治时疟，必辨其为风温、为湿温、为暑热、为伏邪者，仍以时感法清其源。故四十年来，治疟无难愈之证。推而广之，似不止疟疾尔也，如风寒暑湿，皆可以为霍乱。则冬寒内伏，至春夏不为温热病，亦可以为霍乱也，特不多见，故从来无人道及。今年春、夏之交，余在濮院，即有是证，未交芒种，薄游海上，则沿门阖户，已成大疫，盖去冬积雪久冻，伤于寒者较深，而流离失所，斗米千余，精神之不藏者既多，中气之不馁者亦罕。且今春过冷，入夏甚凉，殆肃杀之气未消，发生之机不畅，故伏邪不能因升发之令，外泄以为温，久伏深藏，如奸匪潜匿，毫无觉察，或其人起居饮食之失调，或外感稍侵而引动，遂得乘机卒发，直犯中枢而为霍乱，故多无腹痛之兼证。而愈后辄有余波，与向来夏秋所行因于暑湿为患者，证候则一，病情迥殊也，治法亦稍有不同。然伏邪化热，自里达外，与伏暑内发，理无二致，故其人必口渴，而刺血则紫黑。不知者以为暑令未行，有何热证，放胆姜、附，涂炭生民，岂亦劫运使然耶？可哀也已！镇海周君采山，极为折服，遂以此说刊印，传播远近。元和金君簜斋、同邑周君二郊、秀水吕君慎庵、乌程汪谢城孝廉、桐乡陆定圃进士，皆见而韪[2]之，爰赘于伤寒霍乱后，以谂[3]来者。

【注释】

[1] 晬（zuì 最）：古代指婴儿满一百天或一周岁，这里指短时间的意思。

[2] 韪（wěi 伟）：是。这里为意动用法，即认为正确的意思。

[3] 谂（shěn 审）：深谏。

【提要】本条主要论述寒霍乱恢复期的治疗，兼论温病与伤寒的差别、霍乱的两种发病形式。

【精解】寒霍乱患者吐泻停止，经过解表治疗，脉象平，提示邪气已解。此时出现微微烦躁，是经过吐下、发汗之后，胃气空虚，脾胃腐熟、运化功能还没有完全恢复，不能消化食物。所以寒霍乱初愈之后，短时间内不能进食，一定要等待胃的腐熟、通降功能恢复之后，才可以进食。暑热霍乱，胃中津液损伤得更加严重，应用甘寒之品滋养胃津，胃阴得充，即能摄入饮食物。

伤寒是外感病的总称，《伤寒论》除寒邪致病之外，还论及温、暍、湿等邪气致病的证治，是广义的伤寒。

温病的发病形式有两种。一种是冬伤于寒而不即病，至春季、夏季则发为春温、夏热之病。其较轻者，则为温疟、瘅疟，实际上是传统意义上的伏气温病。另一种是春季、夏季感受风温、湿温、暑热之气者，重则为时感，轻则为时疟，为新感温病。在辨证论治的时候，应当加以区分。

霍乱的发生也有伏气、新感发病的形式。冬季气候寒冷，伤于寒邪，潜藏于体内，遇到其人起居饮食失调，或者外感邪气的引动，可以发为霍乱，为伏气类型；若是夏秋季节感受暑湿，发为霍乱，则是新感类型，其证候与伏气霍乱类型基本相似，但病情轻重不同，治法也相应有所差异。伏气霍乱热毒较甚，病情危笃，误用温热之品，会危及生命。

本条提及的"先曾祖秉衡公"即王孟英的曾祖父王学权，著有《重庆堂随笔》，"先大父永嘉公"即王孟英的祖父，也精通医学。

【原文】又曰：吐利汗出，发热恶寒，四肢拘急，手足厥逆者，四逆汤主之。

此阳虚之体，寒邪得以直入而为霍乱也。发热恶寒者，身虽热而恶寒，身热为格阳之假象，恶寒为虚冷之真谛也。四肢拘急，手足厥逆者，阳气衰少，不柔于筋，不温于四末也。首重汗出者，为阳有外亡之象，故径用四逆汤，祛其既入之寒，而挽其将去之阳。若止见厥逆恶寒，四肢拘急，脉来沉细沉紧，面如尘土，泻出不臭，虽属阴寒，而无汗出之候者，但宜冷香饮子治之。寒主收引，故四肢拘急，乃筋强不能屈伸之谓，与热证之转筋迥殊。临证极宜分别，苟或颠倒误施，祸不旋踵。

【提要】本条主要论述寒霍乱阳虚的治疗。

【精解】霍乱经过吐泻之后，患者出现身热恶寒，是阳虚至极，阴寒内盛，格阳于外的假象。还可见四肢拘急、手足厥逆，为阳气虚衰，不能温养机体所致。所谓"阳气者，柔则养筋，精则养神"。又有头重汗出不止，为阳气外脱之象，故用四逆汤回阳救逆。如果见到厥逆恶寒、四肢拘急、脉沉细或沉紧、汗不出者，可以用冷香饮子治疗。本证发生的四肢拘急，是寒性收引的表现，与热霍乱津伤转筋的表现不同。

按照王氏的观点，"恶寒"实际上是畏寒，"首重汗出"所述汗出当为冷汗淋漓不止。如果为阴盛格阳证，还会出现精神萎靡、下利清谷、面色苍白、脉微细欲绝等表现，也可出现面红如妆、身热但欲盖衣被、脉散大无根等假热之象。

关于本条的理解，有些医家认为是表证未解，里阳虚衰，如成无己注释本条说："上吐下利，里虚；汗出发热恶寒，表未解也；四肢拘急，手足厥冷，阳虚阴胜也，与四逆汤助阳退阴。"这里的"恶寒"为表证的恶寒，四肢拘急为阳虚津伤而筋脉失于温煦所致，手足厥冷乃阳虚四末失温的表现。表里证相较，里虚寒的程度严重，所以用四逆汤温里。

【原文】又曰：既吐且利，小便复利，而大汗出，下利清谷，内寒外热，脉微欲绝者，四逆汤主之。

此亦虚冷霍乱之候。四肢拘急，手足厥逆，虚冷之著于外也。下利清谷，脉微欲绝，虚冷之著于内也。虚冷甚于内，则反逼其阳于外矣，故其外候，每多假热之象。或烦躁去衣而欲坐地，或面赤喜冷而不欲咽，或脉大虚弦而不任按，是皆元气耗散，虚阳失守，甚加喘哕，最为危险。惟四逆汤可以驱内胜之阴，而复外散之阳。但"既吐且利"之下，紧接曰"小便复利"，重申曰"下利清谷"，何其丁宁[1]而郑重耶？故读者最宜着眼。泗溪所谓"一证不具，即当细审也"。倘热霍乱因暑邪深入而滞其经隧，显脉细肢寒之假象者，必有溺赤便臭，口渴苔黄之真谛，临诊慎毋忽焉。

【注释】

[1] 丁宁：即叮咛。

【提要】本条主要论述寒霍乱阴胜格阳的治疗。

【精解】霍乱吐泻之后，小便清利，而又大汗淋漓，下利完谷，里真寒而外假热，脉象细微欲绝，用四逆汤治疗。呕吐下利，津液耗损，小便本该不利，今反清利，为阳气虚衰；阳气虚衰，不能温煦四肢，则四肢拘急而手足厥逆；火不暖土，中焦虚寒，则下利清谷。虚寒内盛，阳气浮越于外，故出现假热之象。诸如患者虽然神情烦躁，不欲盖衣被，但却喜欢坐在地上，面赤喜冷饮却得冷饮而不愿下咽，脉虽大但虚弦而不能深按，这些都是真寒假热的表现。如果患者出现气促而喘、气逆干呕，是阳气暴脱的先兆，必须用四逆汤挽救真阳。

辨别患者是真热还是真寒假热证的关键在于"小便复利""下利清谷"，此外还有舌脉等表现。热霍乱也可以出现脉细、四肢寒冷的假象，这是热深厥亦深，何以为辨？小便黄赤、口气臭秽、口渴苔黄，皆是里热炽盛之象。

【原文】又曰：吐下已断，汗出而厥，四肢拘急，脉微欲绝者，通脉四逆加猪胆汤主之。

尤拙吾[1]曰：吐下已止，阳气当复，阴邪当解。乃汗出而厥，四肢拘急，而又脉微欲绝，则阴无退散之期，阳有散亡之象，于法为较危矣。

故于四逆加干姜一倍，以救欲绝之阳。而又虑温热之过，反为阴气格拒而不入，故加猪胆汁之苦寒，以为向导之用，即《内经》"盛者从之"之意也。

【注释】

[1]尤拙吾，即清代名医尤在泾，著有《伤寒贯珠集》等。

【提要】本条主要论述寒霍乱阳亡阴竭的治疗。

【精解】吐下虽止，但汗出厥冷、四肢拘急、脉微细欲绝，用通脉四逆加猪胆汤治疗。寒霍乱吐下之停止，若是阳气回复，当四肢温而脉复，现在汗出厥冷、四肢拘急、脉微细欲绝，是阳亡阴竭的危候，故用通脉四逆汤以回阳，加猪胆汁是防其格拒。这一观点体现了《黄帝内经》所谓"盛者从之"的原则，用温热之品治疗真寒假热证，即热因热用。

【原文】又曰：少阴病吐利，手足厥冷，烦躁欲死者，吴茱萸汤主之。

又曰：少阴病吐利，烦躁四逆者，死。

寒中少阴，吐利交作，阴邪盛极，而阳气不胜也。然先厥冷而后烦躁者，犹有阳欲复而来争之兆，故以吴茱萸温里散寒，人参、大枣益虚安中为治也。若先烦躁而后四逆者，阳不胜而将绝也，故死。此二条本少阴中寒，非霍乱也，然有类乎霍乱。既明霍乱之治，复列其类证以广其例，俾临证不致眩惑也。

【提要】本条论述干霍乱阳虚阴盛、正邪剧争的证治。

【精解】少阴病呕吐腹泻、手足厥冷、极度烦躁难以忍受的，用吴茱萸汤治疗。少阴病，呕吐下利，又加烦躁、四肢厥冷，为死证。

少阴病，吐泻之后，阳气已伤，而阴寒偏盛，如果出现"烦躁欲死"，提示阴邪虽然很盛，但阳气尚能与之抗争，所以用吴茱萸汤温肝降胃，泄浊通阳。方中人参、大枣补虚安中。如果出现先烦躁而四肢厥逆，是阳不胜阴，阳气将亡之象，所以"死"。对于"死"字，应灵活理解，不能理解为必死无疑，应该理解为病情比较危笃。

【原文】又曰：少阴病，自利清水，色纯青，心下必痛，口干燥者，急下之，宜大承气汤。

寒邪化热，传入少阴，逼迫津水，注为自利。质清而无滓秽相杂，色青而无黄赤相间。可见阳邪暴虐之极，反与阴邪无异。但阳邪传自上焦，其人心下必痛，口必干燥。设系阴邪，则心下满而不痛，口中和而不渴，

38

必无此枯槁之象。故宜急下，以救其阴。夫既列少阴中寒二条于前，以明霍乱类证之治。更附少阴急下一条于此者，以病系伤寒，迨既化热，虽见脉微细、但欲寐之少阴证，而口干燥，心下痛，自利清水，尚宜急下。其病非伤寒，脉不微细，神情瞀乱而口渴，心下拒按之霍乱证，顾可以燥热药治之哉？《内经》以水液澄澈清冷为寒。此证虽自利清水，必热而不冷，或小便赤短，审问之，自有分别。而仲圣于下利证，专以口渴与否，判清温之治，尤为简当。临证者，当奉为南针也。

此证最宜细辨，余尝见一霍乱轻证，医投凉膈散，次日下血而殒，谢城。

【提要】本条是将少阴病腑实热结旁流与寒霍乱之下利进行鉴别。

【精解】少阴病泻下稀水，颜色纯青，胃脘部必然疼痛，如果口中干燥，则应当用大承气汤急下之。

寒邪入里化热，传入少阴，形成腑实燥结，甚则热结旁流，下利色青热臭，很容易与少阴证原有的下利相混淆。鉴别点在于：自利清水，与少阴之鸭溏或下利清谷不同，少阴虚寒下利，心下满而不痛，口不渴，不会出现下利色青臭秽、心下疼痛、舌苔黄赤。少阴证下利物多清稀，或澄澈清冷，尚有食物渣滓，脉微细欲绝、但欲寐等症。

如果寒邪化热入里，出现腑实内结，热结旁流，伴见口干咽燥、小便短赤，当用大承气汤急下存阴。

【原文】《千金要方》曰：霍乱四逆，吐少呕多者，附子粳米汤主之。治中汤，治霍乱吐下，胀满，食不消化，心腹痛。

【提要】本条主要论述霍乱吐泻出现四逆证的治疗。

【精解】古人认为呕吐时，有物无声为"吐"，无物有声为"呕"，一般统称为呕吐。霍乱出现吐泻，干呕比较多，有属于胃阴不足的，有属于中焦虚寒的，当结合脉证进行辨别。如果为中焦虚寒，用附子粳米汤治疗。如果出现呕吐下利、腹部胀满、食入不化、心腹痛，则不仅有中焦虚寒，还有气机阻滞的表现，治疗用附子理中汤加陈皮、青皮，以疏理气机，即治中汤。

实际上，"呕"和"吐"一般是相伴发生的，很难截然分开，两者均是胃气上逆，治疗时当以降胃气为主，并且视其寒热，辨证用药，不可拘泥于呕与吐何者偏多。

【原文】《病源》曰：霍乱者，由人温凉不调，阴阳清浊二气有相干乱之时，其乱于肠胃之间，因饮食而变，发则心腹疞痛。其有先心痛者先吐，先腹痛者先利，心腹并痛者，则吐利俱发。夹风而实者，身发热、头痛、体痛，而复吐利。虚者，但吐利，心腹刺痛而已。亦有饮酒食肉，腥脍生冷过度，因居处不节，或露卧湿地，当风取凉，而风冷之气归于三焦，传于脾胃，脾胃得冷则不磨，不磨则水谷不消化，亦令清浊二气相干。脾胃虚弱，便作吐利，水谷不消，则心腹胀满，皆成霍乱。

【提要】本条论述寒霍乱的病机。

【精解】霍乱的发生，是由于机体阴阳失调，导致清浊二气相干，肠胃气机紊乱，发为吐利。一般实证，表现为吐利的同时兼有发热、头痛、体痛；虚证则表现为吐利兼有心腹刺痛。除此之外，尚有过度饮酒，损伤脾胃，运化失常，清浊相干所致者。脾胃虚弱，便作吐利，兼有心腹胀满等证候。

霍乱在临床治疗时，当辨虚实。实证多为邪盛而正气不虚，或初感邪气，有发热、体痛、头痛等邪在卫表的表现；久病则正伤，除有吐利等症状外，还有脏腑失养、血瘀的表现，如心腹刺痛。王氏认为，霍乱的成因除感受外邪外，还有内伤的因素，如酗酒、脾胃虚弱等。笔者认为，霍乱均是外邪侵袭所致，饮酒应当是其发作的一个诱因，而脾胃虚弱，则不仅仅是其发作的原因，也是病变的后果之一。

【原文】热霍乱，流行似疫，世之所同也；寒霍乱，偶有所伤，人之所独也。巢氏所论虽详，乃寻常寒霍乱耳。执此以治时行霍乱，犹腐儒将兵，其不覆败者鲜矣。

【提要】本条论述热霍乱与寒霍乱流行的差异。

【精解】热霍乱流行性比较强，同瘟疫近似；寒霍乱，一般呈散发发病。王氏这种观点，可能来源于热霍乱多在夏季发病，而寒霍乱多流行在冬春季。夏秋季是胃肠疾病高发季节，流行范围广，在秋冬季则呈低发水平，流行范围比较小。西医学所言霍乱，可能会表现出寒热两种证候类型，但流行性差异不大。

【原文】又曰：霍乱而转筋者，由冷气入于筋故也。冷入于足之三阴三阳，则脚转筋。入于手之三阴三阳，则手转筋。随冷所入之筋，筋即转，转者皆由邪冷之气，击动其筋而移转也。

【提要】本条主要论述寒霍乱转筋发生的机制。

【精解】寒霍乱寒气入于足三阳、足三阴，则出现脚转筋；寒气入于手之三阴三阳经，就出现手转筋。其发生的机制，是寒邪入筋脉，筋脉失于温煦。

一般来说，霍乱出现转筋，多是津液亏耗，筋脉失养，出现下肢及腹部肌肉痉挛收缩的状态。从中医的角度理解，霍乱多是寒湿或湿热为患，湿性趋下，故以下肢痉挛为主。腹为脾之分野，脾胃不足，则筋脉失养，出现腹部挛痛。不可机械地认为入手经则手挛急，入足经则脚挛急。

【原文】转筋有因热因寒之异，须合兼证、脉候而辨析之。

【提要】本条主要论述转筋需辨别寒热。

【精解】霍乱出现转筋，有寒热的差别，需要四诊合参。诊查的重点在于：①呕吐物气味是否臭秽，臭秽者多为热证，清冷者则为寒证。②呕吐物的质地，呕吐物质地稠厚，则为热证，反之则为寒证。③小便黄赤而短少为热证，浑浊色白为寒证。除此之外，还要结合全身的表现、舌脉等加以鉴别。

【原文】无病之人，亦有时患转筋者，不过足受微凉，不足为病。乃时医专以转筋为邪入三阴，讵知三阳亦能转筋，巢氏之论甚明乎。谢城。

【提要】本条主要论述生理状态下也有转筋。

【精解】在生理状态下，受寒之后，也会出现短暂的转筋现象，不是疾病。转筋不仅发生在三阴经，三阳经也可以出现转筋。

一般来说，转筋属于热证，如《黄帝内经》载："诸转反戾，水液浑浊，皆属于热。"但也不能一概而论，如寒邪客于经脉，筋脉不舒，也可出现转筋，轻者可自行消失，重者则需要加以治疗。如《金匮要略》中所说的"痉"，实际上也可理解为转筋的一种，可用葛根汤或桂枝加葛根汤进行治疗。

肝主筋，转筋的发生，与肝关系比较密切，但筋又需要脾转化的水谷精微濡养，故又与脾胃关系密切。肾者，作强之官，技巧出焉，且肾与肝精血互化，故转筋也与肾相关。太阳主表，筋脉在表，赖阳气之温煦；阳明胃为多血多气之腑，以气血濡养筋脉；少阳与厥阴相表里，气血相通。所以，转筋也与三阳经有关。虽然转筋与三阴经、三阳经均有关，但治疗仍以肝肾、脾胃为主。

【原文】又曰：干霍乱者，是冷气搏于肠胃，致饮食不消，但腹满烦乱，疠痛短气，其肠胃先夹实，故不吐利，名为干霍乱也。

【提要】本条主要论述干霍乱发生的机制。

【精解】干霍乱者，冷气搏于肠胃，导致饮食停滞，进而使脾胃气机阻滞，清浊相干，出现腹部胀满疼痛。因为有胃肠积滞在先，所以不会出现吐利。

干霍乱主要以不吐不泻而得名，但如果胃肠有积滞，会不会吐利？应当也会吐利！但呕吐物多为胃中宿滞，或者有酸腐味，泻下物可能比较臭秽，甚至臭如败卵。所以不可拘泥于"干"字，认为不会吐泻。

【原文】干霍乱，属寒湿者固有之，夹食者亦或有之，亦有因寒湿而夹秽臭恶毒之气者。故治法审非暑火为患，不可误用清凉。但宜芳香辛散以宣通之。其姜、附、椒、巴等剂，勿轻信而妄试也。

【提要】本条主要论述干霍乱的类型和治疗方法。

【精解】干霍乱有寒湿、食滞、寒湿夹秽臭之气等多种成因，治疗以芳香辛散，宣通气滞为主，既不能用寒凉之品，也不能过用温燥之品。寒湿霍乱，虽然病因为寒湿，治疗当以芳香化湿、苦温燥湿为主，但不能过用温燥之品。因患者吐泻之后，阴液亏虚，如果一味地滥用温燥之品，会化燥伤阴，更伤阴液，所以慎用干姜、附子、蜀椒、巴豆等大热之品。不仅要慎用温燥之品，也不可误用清凉之品，反致阳气戕伤。

【原文】医道通治道，治国者必察民情，听讼者必察狱情。用药如用兵，为将者必察敌情，为医者必察病情。民情得而政教行，狱情得而曲直分，敌情得则胜权独操，可以寡克众，可以逸待劳。病情得则生机在握，可以御疹疬，可以挽造化。呜呼！不辨虚实寒热而治霍乱者，犹之弃其土地、人民而讲战守也。故列病情第一。

【提要】本条主要论述将病情篇列为第一的原因。

【精解】王氏认为，治病同治国相似。治国当先体察民情，治病则需明确病情。用药与用兵相似，为将必要体察敌情，医生用药，也需要详细地掌握病情。治国者体察民情，则政治措施和教化得以实施，诉讼可以分辨是非曲直，熟悉敌情则有胜算的把握，可以以少胜多，以逸待劳。医生熟悉患者的病情，就可以有效地治疗疾病，挽救生命。正因为对于医者来说，病情尤为重要，所以王氏将病情篇列为第一，以示重视与重要。

临床能取得良好的疗效，首先在与辨证的准确，只有准确的辨证，才能确定正确的治法，正确处方用药，从而获得比较好的疗效。"理、法、方、药"四者当中，"理"首当其冲。"理"就是正确地把握疾病的病因、病机和证候，也即王氏所说的"病情"。准确把握病情之后，才能制定正确的治法、开具正确的处方、正确地运用药物。

第二　治法篇

伐毛

【原文】霍乱及痧胀、疫疠诸恶证，初起即解散其发细看。如有赤色者，急拔去之。再脱其衣，细看胸背，如有长毛数茎，必尽拔之。

　　热毒深入营分，发为血之余，毒焰上炎，故见赤色，甚至硬如骏鬣[1]，余尝目击之。宗侄承烈绍武。

【注释】

　　[1]鬣（liè 列）：指某些兽类（如马、狮子等）颈上的长毛。这里指比较硬的体毛。

【提要】本条主要论述用拔毛的方法治疗霍乱等病的初起。

【精解】霍乱、痧胀、疫疠等危重疾病初起的时候，解开患者的发辫仔细察看，如果毛发呈红色，需要迅速拔去。也可以看患者的胸背，如果有比较长的体毛，也一并拔去。

　　发为血之余，热毒上冲，深入血分，则毛发呈红色，甚至硬似马的鬣毛。王氏宗族里的侄子王承武曾经见到过。

　　西医学认为，患者在开始发热的时候，会出现疲乏无力、皮肤苍白、畏寒、干燥无汗，严重者有寒战，甚至表现为毛发悚立，皮肤出现"鸡皮疙瘩"等。王氏描述的"硬如骏鬣"，可能也是这一现象。清代男子，均剃发结辫，所以要"解散其发"。至于文中发现毛发成赤色，为热毒深入营分，拔毛可以泄热毒，后世记载、应用比较少。

取嚏

【原文】霍乱诸痧，皆由正气为邪气所阻。故浊气不能呼出，清气不能吸入，而气乱于中，遂成闭塞之证。浊气最热，泰西人谓之炭气，炭气不出，人即昏闷而死。然呼出肺主之，肺开窍于鼻，用皂角末或通关散，或痧药吹入鼻中，取嚏以通气道，则邪气外泄，浊气可出，病自松也。

【提要】本条论述取嚏法治疗霍乱。

【精解】霍乱等疾病发生的机制为正气为邪气所阻遏，使得气机升降出入失司，浊气不能呼出，清气不能吸入，气机紊乱而闭阻。肺主一身之气，主宣发肃降，司呼吸，肺气闭阻，则一身之气机升降失调，故急当开肺气之闭。肺开窍于鼻，故用皂角末或通关散及其他痧药，吹入鼻中取嚏，以宣通肺气之闭。肺之宣发肃降正常，则清气得入，浊气得出，人体的呼吸运动趋于正常。

文中的泰西，是清代对西方的称呼。炭气，即后世所称的二氧化碳。从本条可以得知，在王氏所处的时代，西方医学和科学知识已逐渐传入中国，并且为国人所接受。

刮法

【原文】取嚏，不论有无，随继以刮。有嚏者，肺气虽开，恐营卫气机尚痹，当刮以宣之。无嚏者，肺既不开，尤必刮松卫气，使已入营分之邪，得以外泄，而病可松也。故肩、颈、脊、背、胸前、胁肋、两肋、臂、两膝湾等处，皆宜用棉纱线，或苎麻绳，或青线，或瓷碗口，蘸菜油自上向下刮之，以红紫色绽方止。项下及大小腹软肉处，以食盐研细，用手擦之。或以指蘸清水撮之。景岳云：凡毒深病急者，非刮背不可。以五脏之系，咸附于背也。或以盐擦背亦可。

【提要】本条论述用刮痧的方法治疗霍乱等病。

【精解】刮痧适用于虽然经过取嚏等治疗，但营卫气机仍然痹阻或者无效者。通过刮痧等治疗，使邪气有外泄之机，气机通畅。

刮痧的方法是用棉纱线、苎麻绳、青线、瓷碗口等物品，蘸菜油由上向下刮肩、颈、脊、背、胸、前胁肋、两肋、臂、两膝弯等处，直至出现红色成片的痧点为止。也可以用研细的食盐、手指蘸水擦摩项下、腹部肌肉处。刮痧的原理是，五脏均与背部有生理联系（背部膀胱经有五脏的腧穴），通过刺激这些部位，可以起到调畅气机、宣通气滞、透邪的作用。

焠法

【原文】营卫之气，为邪气所阻而不流通，则手足厥冷而腹痛，身有红点而隐约，此名斑痧，亦曰番痧。俗以其厥冷，谓之阴痧者，谬也。宜以灯心微蘸油，点火焠之。以灯火近肉即提起，煿煏[1]有声，病即松。

【注释】

[1]煿煏（bó bì 博闭）：煿，用火烤干食物。煏，用火烤干。煿煏在这里形容焠法在使用过程中发出如同烤制食物的声音。

【提要】本条主要论述用焠法治疗斑痧。

【精解】斑痧，又称番痧，是由邪气阻遏营卫之气所致。营卫之气流通不畅，出现手足厥冷、腹痛、身上有红色疹点，因为伴有手足厥冷，所以又称之为阴痧。

斑痧的治疗，可以用焠法。就是用灯心草蘸油后点燃，直接点灼局部。这实际上是后世使用的灯火灸。操作时应蘸油适量，动作迅速，以防燃油下滴引起烫伤。当灯火灼及穴位皮肤时，可听见轻微"啪"声，灯火即灭，称为一燋。每穴一般只灸一燋。灸后局部稍起红晕，应注意清洁，避免感染。视患者情况而采用1天1次、2天1次或1周1次。多数疾病用灯火焠特定穴治疗，随阳性反应点不断缩小及消失，疾病显效至痊愈。《本草纲目》卷六载："灯火，主治小儿惊风、昏迷、搐搦、窜视诸病，又治头风胀痛。"临床用于腮腺炎、呃逆、呕吐、小儿消化不良、功能性子宫出血、手足厥冷等病证。

刺法

【原文】《玉衡》曰：东南卑湿，利用砭，以针刺放毒血，即用砭之道也。凡霍乱痧胀，邪已入营，必刺出毒血。俾邪得外泄，然后据证用药，可以望生。

第一宜刺少商穴。刺时，扶病人坐直，男左女右，用力将其手臂从上捋下，将其恶血聚于指头，以油头绳扎住寸口，用尖锐银针在大指甲向里如韭叶许刺之，挤出毒血即松。重者两手并刺。若神昏不醒，刮刺不松者，为邪入心包络。须撑开病人之口，看舌底有黑筋三股，男左女右，用竹箸嵌瓷锋，刺出恶血一点。两臂湾[1]名曲池穴，两膝湾名委中穴。以手蘸温水拍之，露出青筋红筋。若肌肤白皙者，则露紫筋，皆痧筋也。并用银针刺出紫黑毒血。其腿上大筋不可刺，刺亦无毒血，反令人心烦。腿两边硬筋上筋不可刺，刺之恐令人筋吊。按《谈往》[2]云：崇祯十六年，有疙瘩瘟、羊毛瘟等疫，呼病即亡，不留片刻，八九两月，死者数百万。十月间，有闽人晓解病由，看膝湾后有筋突起，紫者无救，红则速刺出血可活。至霜雪渐繁，势始渐杀。余谓此疫虽奇，杀人既速且多，然无非暑热毒气深入于络耳。故轻者刺之可活，而霜雪繁，病自衰也。考嘉兴王肱枕《蚓庵琐语》，及桐乡陈松涛《灾荒记事》，皆云：崇祯十四年大旱，十五、十六经年亢旱，通国奇荒，疫疠大作。合三书而观之，其为暑燥热毒之邪，深入营分无疑矣。故委中之筋已突起，不待拍之而始露。详载之，以为留心民命者告。

【注释】

[1] 湾：即弯。

[2]《谈往》：旧本题《花村看行侍者偶录》，王氏不详。可能是明朝遗民、遁迹为僧，所记皆明末轶闻，凡二十七条。

【提要】本条主要论述用刺络放血的方法治疗霍乱等病。

【精解】刺络放血多用于霍乱或痧胀等邪热进入营血分之证，有清泄热毒的作用。

刺络放血的部位有：少商穴、舌底黑筋、曲池穴、委中穴。其具体方法有：少商穴，刺时，用力将其手臂从上捋下，将其恶血聚于指头，以油头绳扎住寸口，用尖锐银针在大指甲向里如韭叶许刺之，挤出毒血；舌底黑筋，男左女右，用竹箸嵌瓷锋，刺出恶血一点；曲池穴和委中穴，以手蘸温水拍之，露出青筋红筋，用银针刺出紫黑毒血。

刺络放血也有一定的禁忌，如"腿上大筋不可刺，刺亦无毒血，反令人心烦。腿两边硬筋上筋不可刺，刺之恐令人筋吊"。

【原文】《玉衡》又云：一应刺法，不过针锋微微入肉，不必深入。又以诸穴非亲见不明白，故不具载。而故人管荣棠谓余曰：曩遇桐乡八十老人张德祥者，善治痧，数十年来，生死决其针下，百不失一。凡针入而肌肉凝闭者，必不得生。然其所刺部位，不仅郭氏所言之十处，惜世罕知也。

据云：

痧证头晕者，刺素髎。穴在鼻柱上端准头，针入一寸。

头痛者，刺风府。穴在项后入发际一寸，大筋内宛宛中，针入一寸。

偏痛者，刺风池。穴在耳后颞颥[1]后，脑空下，发际陷中，针入一寸。

腹痛而吐者，刺上脘。穴在脐上五寸，针入一寸。

腹痛而泻者，刺下脘。穴在脐上二寸，针入一寸。

腹痛而欲吐不吐，欲泻不泻者，刺中脘。穴在脐上四寸，针入一寸即愈。

以上三穴，须用手竭力提起其皮而刺。切记。以上六穴，并不出血。

手瘟者，刺少商。穴在手次指内侧，去爪甲如韭叶，出血立已。

足吊者，刺厉兑。穴在足次趾之端，去爪甲如韭叶，出血立已。刺承筋。穴在胫后足跟上七寸，出血立已。刺承山。穴在腿肚下分肉间，出血立已。但此穴非精明者不易取，宜慎刺。

牙关紧闭者，刺人迎。穴在结喉两旁一寸五分，大动脉应手处，刺之立开。

按：张叟刺法，必有所授。荣棠得其传，故针痧极神。且荣棠之为人也，好善而率直，非牟利妄语者流，故余甚信之。尝刊入丛书，今备录此篇，以便穷乡僻壤，皆可按证而施治也。又《转筋证治》云：凡心口、腰脊、肾俞穴等处，切勿误听愚人妄施针刺。亲见一人因心口一针，立时殒命，不可不知。

【注释】

［1］颥（rú 如）：颅骨之一，即颞骨。

【提要】 本条结合桐乡老人张德祥的临床经验，论述针对不同表现，选用相应穴位进行针刺的治疗方法。

【精解】 针刺在一定程度上还可以判断患者的病情预后。如"针入而肌肉凝闭者，必不得生"，即针刺后，如果肌肉僵硬，提示气血已经凝滞，肌肉失却气血的濡润，为危重证候，预后不佳。

揭[1]洗

【原文】 生大蒜，杵烂，贴两足心。

吴茱萸一两，研末，盐卤和，涂两足心亦可。车毂中脂亦可涂。

男子以手挽其阴，女子以手扯其两乳。

辣蓼草八两，杵烂，木瓜四两，老酒二斤。

加水煎，乘热揩熨患处及手足遍身。辣蓼草乃水红花之别一种，叶狭小而光，两面皆绿，梗微赤有节，其味甚辛。合六神曲及造酒曲皆用之。鸡生虱，但以此草置鸡栖内即愈。

盐卤顿热淋洗，并以手蘸。摩擦其患处。如无盐卤，作极咸盐汤可代也。

按：盐，散风火，化湿热，平人常用盐卤濯足，永无足疾。

若路途患此倒地者，但以病人两脚浸溺桶中，亦妙。

棉絮浸酒中，煎滚。取出，乘热裹患处。或以烧酒摩擦其患处，以软散为度，烧酒内入斑螫末，力更胜也。

脚不冷者，但以盐研细擦之。

水煎青布拓脚膝，冷即易之。

柏叶，杵烂裹之，并煎汤淋洗。

【注释】

［1］搨（tà踏）：同"拓"。这里指用药物溻渍的方法。

【提要】本条主要论述用搨法治疗霍乱等病。

【精解】用生大蒜杵烂，贴两足心，或者用吴茱萸研末，盐卤和，涂两足心的方法，可以起到引热下行的作用。"男子以手挽其阴，女子以手扯其两乳"，看似荒诞，但有其实际意义。男子的阴部、女性的乳房部位，神经末梢分布比较丰富，用力去牵拉，是一种比较强的刺激，剧烈的疼痛感可能会促使患者苏醒。此种操作方法不值得效仿，但其通过较强刺激促进苏醒的方法，在临床上可以借鉴，如针刺人中等穴位，可以促使患者迅速苏醒。

辣蓼是比较常用的中药，其种子为水红花子。辣蓼具有祛风利湿、散瘀止痛、解毒消肿、杀虫止痒之功效。与木瓜、白酒混合而取煎剂外敷，可以起到解毒消肿、祛风利湿、缓急止痛的作用。盐卤热淋洗、"两脚浸溺桶中"、棉絮浸酒外敷、青布拓脚膝、柏叶外敷，均是物理刺激局部的方法。

熨灸

【原文】主霍乱转筋，干霍乱之属寒者。

炒盐一包，熨其心腹，令气透，又以一包熨其背，待手足暖。再服神香散一钱。寒重者，再服。方见四篇。或以吴茱萸、食盐各数两炒热，包熨脐下亦妙。或以芥子研末，和涂脐上。

胡椒七粒，以布包之，嚼碎，纳脐中，用膏药封之，再以热手按之。盖被卧少顷，腹中热，有汗，则寒邪散矣。甚者用回阳膏贴脐间，方见四篇。或以盐填脐中，上盖蒜片，艾灸二七壮。危甚者，再灸脐两旁各开二寸之天枢二穴，脐上四寸中脘一穴，脐下寸半气海一穴。

《外台》法：以手挽所患脚大踇趾，当脚心急筋上，灸七壮。

喻氏法：凡卒中阴寒，厥逆吐泻，色清气冷，凛冽无汗者。用葱一大握，以带束紧，切去两头，留白寸许。以一面熨热安脐上；用熨斗盛炭火熨葱上面。俾热气从脐入腹。甚者，连熨二三饼。又甚者，再用艾炷灸关元、气海各二三十壮。若腠理素疏，阴盛逼阳而多汗者，用附子、干姜回阳不暇，尚可熨灼以助其散越乎？尝读仲圣《伤寒论》，知病属阴虚血少者，概不可灸，必阳虚气弱者，始可用灸。今喻氏复辨阳虚者，固宜用灸。若阳虚至于外越者，岂容再灸？是亦发人所未发，可补长沙之未及矣。世之不别阴阳，而妄施灼灸以伤人者，岂特霍乱为然乎？吁！可叹已！

又按：凡腹虽痛极，而喜得温按，唇口刮白者，乃内虚阴寒之病，宜用火灸，切忌针刺。若四肢虽冷而苦渴苔腻，腹痛虽甚而睛赤唇红，或烦躁喜凉者，乃热郁气闭之证。急宜刺血，切忌火攻。设不辨明而误用之，祸皆反掌。

【提要】本条主要论述用熨灸法治疗霍乱转筋、干霍乱。

【精解】熨灸法主要用于霍乱转筋、干霍乱的治疗。具体来说，熨灸法可以分为熨法和灸法。熨法是一种中医外治法，有药熨、汤熨、酒熨、铁熨、葱熨、土熨等法。借助药性及温暖作用，直接作用于患处或有关部位，使气血通畅，以达到治病或缓解病痛的作用。本条主要论述药熨和葱熨法。药熨法多选用炒热的盐或吴茱萸、白芥子、胡椒等性质辛温药物，施药的部位多为背部、脐中。葱熨法多用葱白，加热后熨烫局部。

灸法，古称"灸焫"，又称艾灸，指以艾绒为主要材料，点燃后直接或间接熏灼体表穴位的一种治疗方法。也可在艾绒中掺入少量辛温香燥的药末，以加强治疗作用。该法有温经通络、升阳举陷、行气活血、祛寒逐湿、消肿散结，回阳救逆等作用。

熨灸法选穴多为有回阳救逆功效的腧穴，如气海、关元、神阙、中脘、天枢等。熨灸法适用于虚寒证患者，阴血亏虚或实热亢盛者则不适合。

侦探

【原文】生黄豆，细嚼，不腥者，痧也。既可试病，亦解痧毒，生芋亦可。

大赤雄鸡一只，放病人腹上，以鸡口朝其面，鸡即伏而不动。痛止，鸡自跳下。亦治尸厥中恶。神清而嚼姜，不辣者，真寒证也。

【提要】本条主要论述试探性的治疗方法。

【精解】以生黄豆来试验是否痧证的原因，前文已经论述。也可以用生芋头进食试验。

雄公鸡放在患者口鼻处止痛的方法，缺乏一定依据，其机制有待于进一步探讨。患者神志清醒的状态下，嚼姜不觉得辣，也是试验口味的一种方法。如果患者是实热证，嚼服辛温的生姜，必然会感到明显的辛辣味，但嚼生姜而不感觉辣，则提示患者有虚寒在内，得辛温之品可以起到散寒的作用。王氏指出，"神清"是强调患者能够在做出正确的判断的情形下不感觉辣味，若患者神昏，可能进食任何药物或食物，都不能作出正确的判断。

策应

【原文】新汲井水、百沸天泉，各半和服，名阴阳水。濒湖曰：上焦主纳，中焦腐化，下焦主出。三焦通利，阴阳调和，升降周流，则脏腑畅达。一失其道，二气淆乱，浊阴不降，清阳不升，故发为霍乱吐利之病。饮此即定者，分其阴阳，使得其平也。按：汲井泉以上升，天雨水而下降，故汲者宜新，而降者宜熟也。以之煎疟疾药。盖取分解寒热之邪，而和其阴也。

东壁土，煎汁饮。《圣济》。

锅底墨煤、灶突上墨煤各五分，百沸汤急搅数千下，以碗覆之，通口服一二口。《经验》。

屋下倒挂尘，沸汤泡，澄清服。《易简》。

生扁豆研末，入醋少许，新汲水和服。《普济》。

丝瓜络一斤，白霜梅肉一钱，并核中仁用，共研烂，新汲水调服。《广笔记》。

梨树枝　煎汁服。《圣惠》。

海桐皮　煎汁饮。《圣济》。

路旁破草鞋去两头，洗三四次　水煎服。《事海文山》。

生藕　捣汁饮。《圣惠》。

陈仓米　煮清汤，稍稍饮之，治霍乱大渴。《永类钤方》。

冬瓜　水煮清汤，俟凉饮之。半痴。按：陈仓米，虽云清热止渴，惟霍乱已止者，服之为宜。若邪势方张，吐下未平之际，尚嫌其守。冬瓜，甘淡微凉，极清暑湿。无论病前、病后，用以代饮，妙不可言。即温湿、暑疫、泻痢诸病，皆可用也。

芦根、麦冬　水煎服。《千金》。按：单用芦根煎饮，亦止烦渴，或与竹叶同煎，更佳。

梨肉　煮汤服，渴甚，捣汁饮。梦隐。

菜菔　煮汤服，或生嚼咽汁，吐去渣。梦隐。

生绿豆　急火煎汤，凉服。梦隐。

枇杷叶刷去毛　浓煎，徐饮。此方不但解霍乱之渴也，若深冬采之，刷毛洗净切碎，净锅炒干，瓷瓶密收，常以代茗，可杜暑湿时疫，及噎呃诸病。梦隐。

【提要】本条主要论述热霍乱服药治疗的方药。

【精解】"策应"原指从不同方面对敌作战，以与友军呼应。这里指除使用取嚏、刮痧、刺络放血、针刺、擦洗、熨灸法之外，服用药物治疗的方法。之所以称之为"策应"，是因为霍乱是以猝然泻吐或欲吐不吐、欲泻不泻为主要症状的危笃证候，服药不是首选的治疗方法，所以相对于以上其他治法，称之为"策应"。

本节使用的药方，根据其功用，大概可以分为以下几类：一类是燮理阴阳的，如新汲井水；一类是顾护胃气的，如东壁土、陈仓米；一类是化湿解暑的，如生扁豆方、海桐皮方、冬瓜方、芦根麦冬方、生绿豆方、枇杷叶方等；一类是滋养阴液的，如陈仓米方、梨肉方、莱菔方。

从使用的方药来看，霍乱的药物治疗要从以下几个方面着手。①要清凉涤暑化湿，多用夏季所生之物，如生扁豆、枇杷叶、绿豆、冬瓜。②要调畅气机，燮理阴阳，如井水等。③要针对热霍乱容易伤阴的特点，注重滋养阴液，多选用甘寒、酸寒之品，如藕汁、芦根、麦冬、梨肉、陈仓米、梅肉等。④可以采用药食同源之品顾护胃气，如陈仓米、冬瓜、绿豆、梨子、萝卜。

【原文】以下治霍乱转筋。

雄鸡矢白　腊月收之，为末，水和温服。《金匮》。

地浆　掘干净地作坎，深三尺，以新汲井水沃入搅之，少顷取清者。饮三五杯。《千金》。按：罗谦甫云：霍乱乃暑热内伤，七神迷乱所致。阴气静则神藏，躁则消亡，非至阴之气不愈。坤为地，属阴，土曰静顺，地浆作于阴地坎中，为阴中之阴，能泻阳中之阳也。愚谓得罗氏此言，治霍乱，已思过半矣。蒋式玉称其勤求古训，洵不诬也。

新汲井水　徐徐冷冻饮之，外以一盆盛水浸两足，忌食热物。《救急良方》。按：果系暑热炽盛，用腊月雪尤胜。

扁豆叶一握　捣绞汁一碗饮。《广笔记》。

桑叶一握　煎汁服。《圣惠》。

木瓜一两　水煎服。余汤浸青布，裹其腓。本方加桑叶七片尤良。《圣惠》。

龙脑薄荷　煎汤饮。《圣惠》。按：有汗者，此方勿服。

青钱四十九枚　木瓜一两　乌梅炒，五个　水二盏煎，分温服。《圣济》。按：此方专治风木行脾之证。时行重感，非所宜也。

盐梅　煎汤，细细饮。《如宜方》。按：方义与上同。

垂死者，用败蒲席一握，切，浆水一盏，煎服。《圣惠》。

原蚕沙一两，阴阳水煎，澄清温服。梦隐。按：蚕沙乃桑叶所化。夫桑叶主息风化湿，故《圣惠》方以之治霍乱转筋也。既经蚕食，蚕亦主胜风去湿。且蚕僵而不腐，得清气于造物者独纯。故其矢不臭、不变色，殆桑从蚕化，虽走浊道而清气独全。《金匮》以鸡矢治霍乱转筋者，鸡为木畜属巽，虽不溺而矢独干，亦取其胜风湿，以领浊气下趋也。蚕沙，既引浊下趋，又能化浊使之归清，性较鸡矢更优。故余用以为霍乱转筋之主药，颇奏肤功。嗣见治痧飞龙夺命丹，用人中白一味，领诸药迅扫浊邪，下趋阴窍，较他方之藉硝以达下者，更觉贴切。故奏效尤捷。制方之义，可谓精矣。至来复丹之用五灵脂，亦从鸡矢白脱胎也。

霍乱转筋，大渴、苔黄、汗频、无溺者，西瓜绞汁饮。梦隐。

凡阳气过抑在内，虽热证亦无汗，西瓜汁当慎用。此特标汗频二字，最确当。谢城。

渴而气机不舒者，金银花、蒲公英、丝瓜叶、丝瓜，并可捣汁服，或用干者，煎汤亦得。梦隐。

渴而肤有赤色者，益母草，或紫花地丁，捣汁饮。或以干者煎汤服亦可。梦隐。按：紫花地丁，亦名如意草，主清血热。生嚼之，味甘，不作草气，故可同诸草木叶咀食充饥。悉无草气，洵救荒之仙草也。附及之以为世告。

荞麦焙燥，去壳，取末三钱 凉开水调服。《简便方》。

【提要】本条主要论述霍乱转筋的治疗。

【精解】霍乱转筋，是由于剧烈泻吐之后，津液大伤，筋脉失养所致，表现为小腿及腹部肌肉挛急疼痛。治疗除滋养阴液、缓急止痛之外，还需要清热化湿，所谓"湿热不攘，大筋软短，小筋驰长。软短为拘，驰长为痿"。常在方药中加用木瓜、晚蚕沙等柔筋缓急、化湿活络之品。肝主筋，在治疗霍乱转筋的同时，也需要清肝、平肝、柔肝，以缓解筋脉的痉挛。

对于鸡矢白方治疗霍乱转筋的机制，清代周岩之《本草思辨录》解释说："鸡属西金，又为巽木，具金木之气，本有伐土之长。用其水谷所化之矢白，则尤能化滞消积，领浊下趋。故脾土职复，则鼓胀以消；风木气平，则转筋自止。"现代临床已经很少应用。传染病学认为，某些人兽共患疾病，如人感染高致病性禽流感，鸡是该病的主要传染源之一，感染流感病毒（常见的为H5N1）后，鸡可以通过粪便将病毒排出体外。因此，使用鸡矢白也是一种有极大风险的行为。

地浆也是古代治疗霍乱的常用药物，具有清热、解毒、和中之功。李时珍《本草纲目》认为地浆"解一切鱼肉果菜药物诸菌毒，疗霍乱及中暍卒死者，饮一升妙"。

腊月雪用来治疗霍乱转筋，历代本草也有所记载。其性甘、冷，无毒。寇宗奭认为"腊雪水，大寒水也"。陈脏器认为其"解一切毒，治天行时气温疫。"

"龙脑薄荷煎汤饮。按：有汗者，此方勿服。"这里使用薄荷有平肝止痉的作用。薄荷是否有解表发汗的作用？历来有所争论，这里提出，患者有汗，勿服薄荷，实际上是肯定了薄荷有发汗的作用。

霍乱转筋的治疗，除要清热化湿、柔筋活络止痉之外，还需要滋养阴液。可用西瓜汁解暑热、除烦止渴，王孟英称之为"天生白虎汤"。阴液损伤，兼有气机不畅者，用金银花、蒲公英、丝瓜叶、丝瓜以清暑化湿，调畅气机。若热毒较甚，用益母草、紫花地丁清热解毒凉血。

孟诜之所著《食疗本草》认为荞麦"实肠胃，益气力，续精神，能炼五脏滓秽"，李时珍认为荞麦"炒焦，热水冲服，治绞肠痧痛"。这里用荞麦焙燥服用，即取此意。

【原文】以下治干霍乱。

栀子二七枚，烧研　酒调下。《肘后》。

盐一撮，放刀上，用火炙透　热童便和服，或以新汲水和服。少顷，即得吐下而气通矣。柳州。

益母草一两　煎汤，少投生蜜，俟温服。《医通》。

马兰根　细嚼咽汁。《寿域》。

刘寄奴　煎汤温服。《圣济》。

桃叶　煎汤温服。《外台》。

石菖蒲一两　杵汁，和水服。《圣惠》。

烟管中油俗呼烟油　取豆大一丸，放病人口内，掬水灌之，下咽即活。《有堂》。

芜菁[1]子　煮汁饮。《集简》。

黑大豆　生研，水服方寸匕。《普济》。按：今人以黄豆试痧，本此。

垂危者，用生芋一片，放入病人口内，咽汁即苏。苏后，再吃几片，取其宽肠去垢浊，破血清痧毒也。世传饮油吞矾二方，取其引吐澄浊也。然油滋腻，矾兜涩，皆有流弊，吾不取也。

普洱茶　浓煎温服。梦隐。

淡海蛇[2]四两　凫茈[3]即荸荠，一名地栗，二两，切　水煮至海蛇烊，取汁温服^[4]。梦隐。

莱菔 捣汁饮。梦隐。

雄鼠矢，阴阳水下二七枚。梦隐。按：《经验方》有马矢绞汁，治干霍乱一方。虽取义燥湿降浊，然臭味恶劣，径以秽汁灌入，亦觉难堪。易以鼠矢，较近人情，其功似亦稍胜也。眉批：按马矢烧灰存性，名独胜散。治绞肠痧证，服下即瘥。彼所谓臭味恶劣，乃未经烧灰故耳。

莱菔叶冬月挂树上，或摊屋上，直至春前，干燥极透时，收入净坛密贮。每一两洗净，水煎温服。梦隐。按：此味并治时行喉证，诸般外感，疟痢泄泻，痞膨黄疸，水肿脚气，诸病如神，物易功多，价廉无损，家家可备以济世也。

稻秆 浓煎温服。梦隐。

六一散方见四篇 新汲水调下三钱。河间。

紫雪方见四篇。下同。

【注释】

［1］芜菁：中药名。具有消食下气、解毒消肿之功效。主治宿食不化，心腹冷痛，咳嗽，疔毒痈肿。

［2］海蛇（zhà乍）：即水母、海蜇。《本草纲目》载："咸，温。无毒。主治妇人劳损，积血带下，小儿风疾丹毒，烫火伤，疗河鱼之疾。"

［3］凫茈（fú cí 扶词）：即荸荠。

［4］淡海蛇四两 凫茈即荸荠，一名地栗，二两切。水煮，至海蛇烊。取汁温服：此即"雪羹汤"。最早出自于王晋三的《绛雪园古方选注》，原书谓："羹，食物之味调和也；雪，喻其淡而无奇，有清凉内沁之妙。荸荠味甘，海蜇味咸，性皆寒而滑利……凡肝经热厥，少腹攻冲作痛，诸药不效者，用以泄热止痛，捷如影响。"

【提要】本条主要论述干霍乱的治疗。

【精解】干霍乱的治疗主要以辟浊解秽、燥湿降浊、利气宣壅为主，王氏所列诸方，均体现了这一原则。

烟油，《本草纲目拾遗》称之为烟膏、太极膏、气泥、五行丹，认为其有治疗痧证之功。生芋，即生芋头，《随息居饮食谱》认为其"生嚼治绞肠痧"。雄鼠屎，即前文所说的五灵脂，具有燥湿降浊的作用。莱菔叶，即白萝卜的叶子，晒干贮藏之后，是治疗咽喉肿痛、失音的良药。

从本条来看，治疗干霍乱的方法比较多，但使用动物粪便尤其多，如雄鼠屎、马屎等。这些药物暗含以毒攻毒的意思，从侧面反映了在古代，干霍乱是一种危重证候。古人对此病证的治疗方法较多,然而疗效可能比较差。

【原文】以下皆治邪深入络,以及干脏之干霍乱、霍乱转筋。

碧雪。

绛雪。一名红灵丹。

行军散。

玉枢丹。

紫金丹。

飞龙夺命丹。与外科飞龙夺命丹名同药异,外科之方用蜈蚣为君,蜈蚣一名天龙,能飞而制蛇,因以名方。治痧之方用许多宝贵香灵之品,藉人中白驾轻就熟为使,力能迅扫秽恶之邪下趋浊道,有马到功成之捷效,以骏马有飞行之号,故以名方。

按:以上诸方,皆有起死回生之力。惟有力者,卒不易得;无力者,贵不易购。苟能量力合送,或集资广济,洵造福无涯矣。

陈艾叶 煎汤服。《外台》。

【提要】本条主要论述霍乱邪入心包及干霍乱转筋的治法。

【精解】本条“邪深入络”中的“络”是心包络。在霍乱的发展过程中,也可以出现邪入心包的病变,表现为神志烦躁不安、神昏谵语,或昏愦不语。当清心开窍醒神,用碧雪丹、红灵丹、紫雪丹,或飞龙夺命丹。

【原文】以下治寒湿干霍乱。

紫苏 捣汁服,干者煎饮。《肘后》。按:此方治因食鱼蟹诸水族而腹痛吐利者皆效。

橘红、藿香各五钱 煎服。《百一选方》。

薤白 煮汤服。《独行方》。

姜炙厚朴研,温汤服三钱。夹暑者,新汲水下。《圣惠》。

丁香十四枚,研末 沸汤和服。《千金》。按:此治食蟹及水果太多而痛泻者并效。

真神曲三钱,水煎温服。梦隐。

吴茱萸二七枚,砂仁一钱。研 泡汤吞下。梦隐。

伽南香[1] 凉开水磨取三分,沸汤点服。梦隐。

三圣丹方见四篇。下同。

【注释】

[1]迦南香:即沉香,具有行气止痛、温中止呕、纳气平喘之功效。

【提要】本节主要论述寒湿干霍乱的治疗。

【精解】寒湿霍乱，当芳香化湿或温中散寒，可用紫苏、橘红、藿香、薤白、厚朴、丁香等。后世多选用藿香正气散加减治疗。

【原文】以下皆治阴寒霍乱。

速效丹。

蟾酥丸。

姚氏蟾酥丸。

霹雳散。

回阳膏。以上数方，亦须预备应用。如合送济人，须将病情叙明，庶免贻误。

霍乱转筋，吐下已多，脉无气短，大汗欲脱者。置好醋二三斤于病人面前，将铁器烧红，频淬醋内，使闻其气，即可转危为安。足冷者，并捣生附子二两，贴于涌泉穴。再按证用药，以挽回元气。不论寒热二证，凡元气欲脱者，皆当亟用。余屡试多验。并治产后昏晕，及诸病之神魂不安者，皆效。

【提要】本节主要论述阴寒霍乱的治疗。

【精解】本条所说的阴寒霍乱，实际上是寒湿霍乱的重症，治当回阳固脱，或是开窍醒神，多用速效丹、蟾酥丸、姚氏蟾酥丸、霹雳散等。

此外，还可以用淬醋熏法。淬起醋烟，熏患者口鼻，能开窍醒神。此法很多中医书籍中均有记载，如吴尚先《理瀹骈文》中就载有20余首熏蒸方药，分别治疗伤风感冒、中风、便秘、痢疾、癃闭、脱肛、神昏等病证。本法主要是借药液轻清氤氲之气，直透腠理，同时通过口鼻吸入，以发汗祛风、开窍醒神、散寒除湿、温通经络、除痛止痒，从而达到治疗的目的。

纪律

【原文】

一、忌米汤。得谷者昌，百病之生死，判于胃气之存亡，犹之兵家饷道，最为要事。惟时邪霍乱痧胀，独不然者，以暑湿秽恶之邪，由口鼻吸入肺胃，而阻其气道之流行，乃痞塞不通之病。故浊不能降而腹痛呕吐，清不能升而泄泻无噎。或欲吐不吐，欲泻不泻，而窈踞中枢，苟不亟为展化宣通，邪必由经入络，由腑入脏，而滋蔓难图矣。凡周时内，一口米汤下咽，即胀逆不可救者，正以谷气入胃，长气于阳。况煮成汤液，尤能闭滞隧络，何异资寇兵而盗粮哉。惟吐泻已多，邪衰正夺者，犹之寇去民穷，正宜抚恤。须以清米汤温饮之，以为接续，不可禁之太过，反致胃气难复。知所先后，则近道矣。

物性中和，莫如谷矣。为生人之至宝，乃霍乱痧胀邪热方张之际，不可一试。米汤如是，况补药乎？其霍乱间有得温补而愈者，是中虚之霍乱，非时行之霍乱也。须知中不必皆虚，虚不必同时而病，病不必皆成霍乱，既同时而病霍乱，岂非外邪为患。而流行渐广，遂成疫疠。何司命者尚不识其病情耶？凡一病有一病之宜忌，先议病，后议药，中病即是良药。故投之而当，硝黄即是补药；投而不当，参术皆为毒药。譬如酒色财气，庸人以之杀生。而英雄或以之展抱负；礼乐文章，圣人以之经世，而竖儒[1]反以之误苍生。药之于医也，亦然。补偏救弊，随时而中。病无定情，药无定性。顾可舍病而徒以药之纯驳为良毒哉。

或云：扶阳抑阴，治世之道，古圣以之立教，景岳以之喻医。今人身不治，病乱于中，竟辟温补扶阳，惟事清解助阴，毋乃偏任寒凉，将起后人之议乎？余曰：扶阳抑阴，《大易》原以喻君子小人，故章虚谷谓但可以论治世，不可以论治病。惜章氏尚一间未达也。夫人身元气，犹阳也。外来邪气，犹阴也。扶正抑邪，岂必专藉热药哉？如热伤胃液，仲圣谓之无阳矣。然欲扶其阳，必充其液，欲抑其阴，须撤其热。虽急下曰存阴，而急下者，下邪也。下邪即是抑阴。存阴者，存正也，存正即是扶阳。苟知此义，则易理、医理，原一贯也。设但泥温补为扶阳之药，而不知阴阳乃邪正之喻。虽满腹经纶，无非是苍生之罗网，治人治世，无二致也。

或又曰：丹溪谓人身阴不足，景岳谓人身阳不足，君以为孰是？余谓人身一小天地，试以天地之理论之，阴阳本两平，而无偏也。故寒与暑为对待，昼与夜为对待，然雨露之滋，霜雪之降，皆所以佐阴之不足，而制阳之有余。明乎此，则朱、张之是非判矣。或又曰：子言扶正即是扶阳，则补阴补阳，皆扶阳也。抑阴即是抑邪，则逐寒逐热，皆抑阴也。顾专事逐邪，不崇补正，得毋未合扶阳抑阴之旨乎？余因述先慈之训以答，曰：无论外感，不可妄投温补。即内伤证，必求其所伤何病，而先治其伤，则病去而元自复。古人不曰内虚，而曰内伤，顾名思义，则纯虚之证殊少也。徐洄溪亦云：大凡人非老死即病死，其无病而虚死者，千不得一。况病去则虚者亦生，病留则实者亦死，故去病正以扶阳也。余尝谓人气以成形耳，法天行健，原无一息之停。惟五气外侵，或七情内扰，气机愆度，疾病乃生。故虽在极虚之人，既病即为虚中有实，即酷暑严寒，人所共受，而有病有不病者，不尽关乎老少强弱也。以身中之气，有怼有不怼也。怼则邪留着而为病，不怼则气默运以潜消。调其怼而使之不怼，治外感内伤诸病，无余蕴矣。霍乱云乎哉。

不惜倾筐倒箧[2]而出之，嘉惠后学之心至矣。读此而犹不悟，请勿从事于此道也。随园云：人之气血，有壅滞之处，则其壮者，为痈疽。而其弱者，为劳瘵。余尝佩服以为名言。今读此论，与二语正相合，定州杨照藜素园。

或又曰：经言邪之所凑，其气必虚，亦不然乎？曰：人身气血，原有强弱，强者未必皆寿，弱者，不必皆夭，正以气血虽强，设为邪凑，而流行怼度，似乎虚矣，不去其邪，则病愈实而正愈虚，驯[3]致于死，虽强而夭折矣。气血虽弱，不为邪凑，则流行不怼，不觉其虚，即为邪凑，但去其邪，则病不留，而正自安，虽弱亦得尽其天年矣。使看勇如贲、育[4]之人，身躯不觉其重大者，以正气健行不息也。卒受痧邪，亦遂肢冷脉伏告毙者，以气为邪闭，而血肉即死也。所谓邪之所凑，其气必虚者，当作如是解。凡治此证者，将急开其闭以宣通乎？抑从而下石，更投补塞乎？不但痧证尔也。凡病未去而补之，则病处愈实，未病处必愈虚，以未病处之气血，皆挹[5]而注于病处也。盖所谓补药者，非能无中生有，以增益人身气血也。不过具挹哀[6]多益寡，挹彼注此之能耳。平人服之，尚滋流弊，况病人乎？故经言不能治其虚，焉问其余。夫既虚矣，尚曰治而不曰补，可不深维其义乎？不但治人尔，治家者若积财为务，有入而无出，甚则坎[7]土穴墙以藏埋之。是故一人小积，则受其贫者百家，一人大积，则受其贫者万家。虽然客者之积财，以为久聚而不散矣。祸灾之来，兵寇之攻，取百年之财，一日而尽之，安见其果不出也？治国者，若以积财为务，必至四海困穷，天禄永终。是天下之财源，如人身之气血，俾得流通灌注，病自何来？故因论霍乱而并及之。

吾叔于道光间，辑《裕后须知》书，以励末俗。因采魏昭伯"奢客说"[8]一条，颇招訾[9]议。讵十余年来，其言辄应，可慨也已。至于治虚，尤独擅一时。忆丁巳春烈年二十七，在上海患吐血，诸医用清火补阴等药，久治不瘳，势濒于殆。返杭求诊，投大剂参、芪，数服而瘥，迄今无恙，且苗实胜于曩[10]时，虽流离播越，尚能胜任也。今读此论，谨书以识感佩之忱。绍武。

今夏先生来申，适误患身热、便泻、口干，幸能纳食，仍强起任事。先生察脉弦大。曰：此忧劳过甚，元气大亏之证也。投大剂参、术、苓、草、防、芍、橘、斛、木瓜，旬日而瘥。即旋里省亲，逾月抵沪，患寒热。先生视为暑湿类疟，授清化药，四贴霍然。但觉疲惫，仍以参、芪、甘、柏等峻补而瘳。治虚独擅一时，岂不信哉？归安陈廷谟半樵。

【注释】

［1］竖儒：这里指死读书、不知变通、少见识的读书人。

［2］箧（qiè切）：竹筐。倾筐倒箧在这里是毫无保留、倾囊而授的意思。

［3］驯：渐进之意。

［4］贲、育：贲，孟贲。育，夏育。二人都是秦武王时的壮士。语出东汉班固《汉书·司马相如传下》载："力称乌获，捷言庆志，勇期贲育。"

［5］挹：汲取。

［6］裒（póu抔）：减少，裒多益寡，减有余以补不足。

［7］坎：低洼的地方。这里用作动词，挖坑的意思。

［8］魏昭伯"奢吝说"：疑为"魏邵阳"之误。

［9］訾（zǐ子）：说人坏话。

［10］曩（nǎng攮）：以往，从前，过去的。

【提要】本节主要论述霍乱忌进米汤的原因及如何处理霍乱治疗中祛邪和扶正的关系。

【精解】霍乱忌进米汤。湿热或寒湿之邪侵犯中焦，阻滞脾胃气机，清浊不分，故发为吐泻而成霍乱。剧烈吐下，损伤脾胃之气，此时如果骤进米汤，容易加重脾胃负担，使脾胃运化失司，反而起到闭门留寇的作用。

王氏在这里所说的米汤，应该是比较黏稠的粥之类，比较难以消化。临床上，患者可以进食比较清稀的米汤，起到培固胃气的作用。

忌米汤只是一个方面，推而广之，是如何处理霍乱过程中祛邪与扶正的关系。结合王氏前面的论述，在霍乱的治疗中，应以祛邪为第一要务。霍乱无论寒热，均是外感邪气，所有的机体功能障碍和脏器的实质损伤皆是外邪所致，邪去则正安，故急当祛邪。此外，邪气盛之时，如果过早的补益正气，有闭门留寇的弊病，"病愈实而正愈虚"，故霍乱的治疗，尤其强调祛邪。

强调祛邪的同时，也要注意扶正。霍乱治疗中扶正主要以补益气血、温阳为主，一般在邪去之后进行，但若在病变过程中，出现正气大伤，甚至正气亡脱，不但不能祛邪，否则有性命之虞，亟当扶正固脱，或者扶正与祛邪并进。

总之，在霍乱的治疗当中，应当处理好扶正与祛邪的关系。邪气盛而正气不虚，以祛邪为要；邪气盛而正气虚，则扶正与祛邪并行；疾病后期，邪退而正虚，则以扶正为主。

【原文】

二、忌姜糖。徐氏云：如有暑邪，姜断不可用。虽与芩、连并行，亦不可也。况独姜汤乎？惟初起夹寒者，或可量证略用些须。糖助湿热而腻滞满中，误用之，反为秽浊之邪竖帜矣。不但增其呕吐已也，推而至于枣子、龙眼、甘草一切甜腻守滞之药，类可知矣。

【提要】 本条主要论述霍乱治疗中对生姜、糖的禁忌。

【精解】 霍乱，尤其是热霍乱，因感受暑湿或湿热之邪所致，故忌生姜等辛温之品，以免助热。即使与黄连、黄芩等苦寒的药物配伍应用，也有助热的可能。但如果初起寒邪客于肌表，或湿重于热，可以略微使用以解表散寒。

糖，味甘，入脾，具有一定的补益功能，霍乱患者进食糖会增湿而恋邪，影响脾胃的升清降浊，使胃失和降而出现呕吐。推而广之，在霍乱发生之时，禁忌用甘温之品，以免影响到脾胃的运化而助邪势。

霍乱过程中，是否一定不能进服生姜，应具体分析。若是热霍乱，多为暑湿或湿热之邪所致，如果进服辛温的生姜，无异于火上浇油，徒助邪势；如果是寒霍乱，或霍乱初起，兼有寒湿郁于肌表的，当然可以服用，但应比较准确地判断湿热的孰轻孰重。

王氏提出霍乱应该忌糖，并以红枣、龙眼、甘草等为例，其本意是提示在霍乱的治疗当中，应禁忌一切泥膈碍胃、难以消化之品。这一类药物或食物，性味甘温，容易阻碍脾胃的运化功能。

【原文】

三、忌热汤、酒醴、澡浴。此三者，皆驱寒之事也。寒伤形，则客邪在表，饮以热汤、酒醴，或暖房澡浴，皆可使寒邪从汗而解也。故表散寒邪之药，每佐甘草、姜、枣之类。俾助中气以托邪外出，亦杜外邪而不使内入。若暑湿、热疫、秽恶诸邪，皆由口鼻吸入，直伤气分，而渐入营分。亟宜清凉疏沦，俾气展浊行，邪得下走，始有生机。不但辛温甘腻一概忌投，即热汤、酒醴、澡浴，皆能助热焰之披猖[1]，不可不严申厉禁也。

【注释】

[1] 披猖：猖獗，猖狂。此处言火热之势比较盛。

【提要】 本条主要论述霍乱治疗中对热汤、酒醴、洗浴的禁忌。

【精解】 洗热水澡、饮酒醴，本是祛寒的方法。洗热水澡，能令腠理开泄而出汗，邪从汗解；饮酒醴，具有通脉散寒之功。暑湿热疫之类，邪气从口鼻而入，内传气分，甚至深入营血分，当清解气分，宣展气机。若此时洗热水澡、饮酒醴，会助长邪势，类于抱薪救火。

霍乱患者能否洗浴？如果患者身灼热、高热不退，可以温水擦浴以降低体温，如果热水洗浴，全身大汗淋漓，必然更伤津气，是禁止使用的。中医认为，酒属湿热之品，高热患者进食酒醴，会助邪势，应当禁止。

【原文】

四、慎痧丸。痧药方最多，而所主之证不一。有宜于暑热病者，有宜于寒湿病者，岂可随便轻尝耶？更有不经之方，群集猛厉之品，杂合为剂。妄诧[1]无病不治，而好仁不好学者，广制遍送，间有服之亦效者，大抵皆强壮之人，风餐露宿为病也。概施于人，多致轻者重，而重者死矣。故服药难，施药不易。必也择方须良，择药须精，刊列证治，须分寒热，实心实力行之，斯有功而无弊焉。如酷暑烈日之中，路途卒倒者，虽不可以霍乱痧胀名之，而其病较霍乱痧胀为尤剧，设以泛泛痧药治之，每致不救，或口鼻出血而死，此为暑邪直入心包络，必以紫雪灌之始效，然此药贵重难得，有力者能备以济世，必有善报也。凡阴虚内热之人，或新产血去阴伤之后，酷热之时，虽不出户庭，亦有患此者，余见屡矣。详三篇《梦影》中。

【注释】

[1] 诧（kuā夸）：夸大。

【提要】本条主要论述霍乱慎服痧药。

【精解】王氏提出慎服痧药。其理由有：①痧药的治疗范围比较广，于霍乱可能未必对证。②痧药所用药物药性比较猛烈，甚至配伍缺乏一定的理论指导，对于风餐露宿、体质壮实者可能有效，但误服有害而无益。③霍乱痧胀等也需要辨证论治。不辨寒热，以一种药治多种疾病，疗效较差。④夏季"酷暑烈日之中，路途卒倒"者，多是暑热之邪直中心包而出现的神昏窍闭之证，应当清心开窍，用紫雪丹等清心开窍醒神，若以痧药治之，不救。⑤产后阴伤之体，感受暑热之邪，也可出现神昏之证，用清心开窍之法。

夏季工作或者活动于酷暑烈日之下，若缺乏比较有效的防暑措施，暑热之邪很容易直入心包，出现高热、神昏或昏愦不语、肢厥等症，称之为"暑厥"，也就是中暑，治疗当清心凉营、开窍醒神，用安宫牛黄丸、至宝丹、紫雪丹之类。暑热之邪，性质酷烈，灼伤血络，出现口鼻出血，当清热解毒、凉血散血。兼有肢体抽搐的，称之为"暑风"，当开窍醒神、凉肝息风，用紫雪丹比较合适。

产后血窦空虚，气阴不足，虽然足不出户，也容易感受暑热之邪，可出现窍闭、神昏、肢厥等暑入心包的证候。

【原文】

五、慎延医。医之用药，犹将之用兵。食禄之将，尚鲜其良。谋食之医，宜乎其陋。然十室之邑，必有忠信如某者矣[1]。语云：为人子者，不可不知医，要在平时留意，知其有活人之术，而非道听途说者流，则有病时，方可以性命托之。知其有用兵之才，而非惜死爱钱之辈，则有寇时，方可以土地民众托之。噫！难矣。

【注释】

[1] 十室之邑，必有忠信如某者：语出《论语·公冶长》，书中载："子曰：十室之邑，必有忠信如丘者焉，不如丘之好学也。"意思是即使是十户人家的地方，也一定有忠诚信实的人。这里是说在某个不大的地方，一定有可以治病的医生。

【提要】本条主要强调治疗霍乱选择医生的重要性。

【精解】霍乱作为一种病情危笃的疾病，病情变化在顷刻之间，所以选择良医尤为重要。王氏认为良医，不仅治疗疾病有效，而且不爱钱，患者可以托付性命。归纳起来主要体现在两个方面：第一是精，即要求医者要有精湛的医术，有"有活人之术"；第二是诚，即要求医者要有高尚的品德修养，"非惜死爱钱之辈"。

【原文】

六、慎服药。选医难如选将，选得矣，或徒有虚名而无实学，或饱学而非通才，或通才而无卓识，或见到而无胆略，或有胆而少周详，皆不足于平大乱、愈大证也。故服药如出师，圣人以战疾并慎也。然则如何而可服其药耶？但观其临证时，审问精详，心思周到，辨证剀[1]切，方案明通，言词忼[2]爽近情，举止落落大方者。虽向未谋面之人，亦一见而知为良医矣。其药可服也。

【注释】

[1] 剀（kǎi 凯）：指跟事理完全相合。

[2] 忼（kāng 康）：同"慷"。指情绪激昂，待人热诚。

【提要】本条主要论述谨慎服药的重要性。

【精解】本条看似从患者角度出发，实际上是在告诫医家。药物是治疗疾病的主要手段，对于霍乱此类危重的疾病，应该谨慎服药。如何做到谨慎服药？与医生密切相关。好的医生才能做到准确的处方用药，药证相符，疗效才能好。因此，王氏强调医生在"慎服药"中是主导地位。在王氏看来，良医应该有真才实学、博学而通达、有才又有胆识、胆大而心细。其临证时应详细地了解病情，心思缜密，辨证准确，治疗用药准确，言辞诚恳，举止大方。这样的医生开出的药方是可以放心服用的。这正是《大医精诚》中"大医"的形象："夫大医之体，欲得澄神内视，望之俨然。宽裕汪汪，不皎不昧。省病诊疾，至意深心。详察形候，纤毫勿失。处判针药，无得参差。虽曰病宜速救，要须临事不惑。"

【原文】

七、宜凉爽。霍乱痧胀，流行成疫，皆热气、病气酝酿使然。故房中人勿太多，门窗勿闭，得气有所泄也。盖覆勿厚，总以病人不觉冷为度。昧者不知，强加衣被，而致烦躁昏瞀者甚多也。如楼居者，必移榻清凉之所；势剧者，宜铺席于阴凉干燥泥地上卧之，热气得土而自消也。凡见路途卒倒之人，纵无药赠，但能移之阴处，即是一服清凉散也。吐泻秽浊，随时扫除净尽。毋使熏触病人与旁人，医来时尤宜加意，否则臭难向迩[1]，如何息心静气以辨证耶？

【注释】

[1]迩（ěr耳）：意为距离近。这里指近距离的观察患者。

【提要】本条强调患者应处于凉爽的环境中。

【精解】霍乱，尤其是热霍乱患者，应处于凉爽的环境中，其方法有以下几种。①病室中人员不要太多，要通风。②患者不要盖过厚的衣被。③居住环境应该清凉，甚至可以躺在阴凉的地上或阴凉处。④排泄物应当及时打扫。

王氏生活在清代咸同、光绪年间，当时已经有西医学、传染病学的防护观念。病室中人员不要多，开窗通风，既可以防止空气污浊，又可减少疫病传播的可能；患者的排泄物及时打扫，"毋使熏触病患与旁人"，是降低了疫病传播的风险；路途卒倒之人，移到阴凉处，和西医学对热射病的处理，几乎一样。

【原文】

八、宜镇静。凡患急证，病人无不自危，旁人稍露张皇，病者逆[1]

谓必死，以致轻者重，而重者遂吓杀矣。盖人虽寿至百龄，未有不贪生畏死者，此人之情也。故近情之医，虽临危证，非病人耳聋者，必不当面言凶。亲友切勿交头接耳，以增病人之惧，妇女更勿颦[2]眉掩泪，以致弄假成真。

【注释】

[1]逆：事先。

[2]颦（pín 贫）：皱眉。

【提要】本条主要论述医者、患者家属在面对霍乱患者时应有镇静的态度。

【精解】医生诊疗时的态度，不仅会影响到自己是否能作出正确的判断，而且还会影响到患者及其家属的情绪，甚至影响到患者的病情与预后。如果医生以一种镇静自若的态度来诊疗疾病，无疑是给患者吃了一粒定心丸，有利于患者及其家属树立战胜疾病的信心。如果医生遇到患者后，态度慌乱，不仅影响到患者家属的情绪，更会影响到患者的病情。同样地，患者家属如果惊慌失措，也会使患者丧失战胜疾病的信心。

【原文】

九、宜泛爱。凡患急证，生死判乎呼吸，苟不速为救治，病必转入转深。救治而少周详，或致得而复失，骨肉则痛痒相关，毋庸勉强。最苦者，贫老无依，经商旅贾，舟行寄庑[1]，举目无亲。惟望邻友多情，居停尚义，解囊出力，起此危病。阴德无涯，定获善报。

【注释】

[1]寄庑（wǔ 午）：寄寓廊庑，谓从师学艺。

【提要】本条主要论述应当予患者关爱。

【精解】王氏提出，对于贫穷、年老、旅居他乡、举目无亲而患霍乱者，应当予以关爱。对于一些劳苦、老弱病残，或在外的商贾等，如果患病，应当出手相助。这体现了王氏高尚的医德。

【原文】

十、保胎孕。凡怀妊于夏月而陡患腹痛者，虽在临盆之际，先须握其手而指尖不冷，抚其额而身不发热者，方是将娩之疼，否则即是痧患，而痧药类多妨孕，概勿轻试。余每以晚蚕沙及雪羹治之，无不立效。夹寒者，紫苏、砂仁、香附、橘红之类可用。设患霍乱重证，先取井底泥，敷心下及丹田，再用卷而未舒之嫩荷叶，焙干五钱，蚌粉减半共研，新汲水入蜜调服三钱，并涂腹上，名罩胎散。若系寒霍乱，用伏龙肝研末，水和涂脐方寸，干即再涂。服药尤须加慎，一切伤胎之品，均不可用。回阳膏亦不可贴。

【提要】本条主要论述孕妇患霍乱后的治疗。

【精解】妊娠临盆腹痛与痧证腹痛需要鉴别。妊娠临盆腹痛为生理现象，孕妇气血通畅，故手足温暖，不会发热；而痧证腹痛为邪气郁闭于内，气机阻滞，气血流通不畅所致，必四肢冰凉，兼见发热等。

孕妇痧证的治疗，当谨慎用药，痧药药性多猛烈，会妨碍胎元。王氏治疗，多用晚蚕沙化湿泄浊，或者用雪羹汤滋补阴液，兼以化湿。夹寒者，芳香化湿，用紫苏、砂仁、香附、橘红之类。重症热霍乱，用井底泥外敷心下或丹田，也可以用嫩荷叶焙干与蚌粉混匀，加新汲水、蜂蜜，外敷腹上。寒霍乱则用伏龙肝外敷。服药必须小心，以免损害胎元。

孕妇患外感病，治疗当"有故无殒亦无殒"，以顾护胎元为第一要义，不宜损害孕妇与胎元。治疗热霍乱所用的井底泥，《本草纲目》认为其"疗妊娠热病，取敷心下及丹田，可护胎气"，在温病中多使用。蚌粉，即珍珠母，具有平肝、潜阳、定惊之功，合新汲水、蜂蜜等外用，可以起到清热安胎的作用。寒霍乱所用的伏龙肝，具有温运阳气之功。

附　妊娠药禁

【原文】《便产须知》云：蚖青斑蝥水蛭与虻虫，乌头附子及天雄；野葛水银暨巴豆，牛膝薏苡并蜈蚣；三棱莪术赭石芫花麝香，大戟蛇蜕黄雌雄；砒石火芒牙硝大黄牡丹桂，槐花子同牵牛皂角同；半夏制透者不忌南星胆制陈久者不忌兼通草，瞿麦干姜桃仁木通；硇砂干漆蟹爪甲，地胆茅根与䗪虫。

《本草纲目》云：乌喙侧子羊踯躅，藜芦茴草厚朴及薇衔；茂根蕳茹葵花子，赤箭茧草刺猬皮；鬼箭红花苏方木，麦蘖常山蒺藜蝉；锡粉硇砂红娘子，硫黄石蚕共蜘蛛；蝼蛄衣鱼兼蜥蜴，桑蠹飞生及樗鸡；牛黄犬兔驴马肉，鳅鳝虾蟆鳖与龟。

《潜斋丛书》云：甘遂没药破故纸，延胡商陆五灵脂；姜黄葶苈穿山甲，归尾灵仙樟脑续随；王不留行龟鳖甲，麻黄川椒神曲伏龙肝；珍珠犀角车前子，赤芍丹参益母射干；泽泻泽兰紫草郁金，土瓜根滑石自犀角至此，虽非伤胎之药，然系行血通窍之品，皆能滑胎，非坚实之体不可轻用及紫葳即凌霄花。

猛厉之药，皆能伤胎，人犹知之。如薏苡、茅根、通草、厚朴、益母之类，性味平和。又为霍乱方中常用之品，最易忽略，不可不加意也。

【提要】本节论述妊娠用药禁忌。

【精解】妊娠禁忌药是妇女在妊娠期禁忌使用或须谨慎使用的药物。妊娠禁忌药分为禁用与慎用两大类，多为剧毒药，或作用峻猛之品，或损害胎元的药物，主要包括活血祛瘀药、攻下药等。归纳起来，主要包括几个方面：①对母体不利，如水银、砒石之类。②对胎儿不利，如斑蝥、草乌等。③对产程不利，如麝香等。④对小儿不利，如犬、兔、驴马肉等。

对于王氏提出的妊娠禁忌药，要灵活理解。如无特殊必要，应尽量避免使用，以免发生不良后果。如非用不可，应掌握好剂量与疗程，并通过恰当的炮制和配伍，尽量减轻药物对妊娠的危害，做到用药安全而有效。

【原文】

十一、产后。丹溪一代宗工，乃谓产后宜大补气血为主，虽有别证，从末治之。景岳已辨其非矣，而俗传自产后宜温之说，不知创自何人，最为悖谬。夫产后阴血尽脱，孤阳独立，脏腑如焚，经脉如沸，故仲圣专以养血消瘀为主，而石膏、竹茹亦不禁用。若夏令热产，虑感暑痧，无病者，万勿轻尝药饵。不但生化汤不可沾唇，虽砂糖酒亦须禁绝。设有腹痛，未审是否发痧，惟六一散最为双关妙药。若明系痧证或患霍乱者，按常法治之。如果热炽毒深，不妨仍用凉化。如无虚象，勿以产后而妄投补药。如无寒证，勿以产后而妄施热剂。魏柳洲云：近时专科及庸手，遇产后一以燥热温补为事，杀人如麻。故治产后之痧邪霍乱者，尤当兢兢也。

【提要】本条论述产后患霍乱的证治。

【精解】妇女经过分娩，气血多有损伤，故以大补气血为主，即"产后宜温"。但另一方面，妇女分娩后阴血亏虚，阴不潜阳，阳气独亢，也多阴虚阳亢之证，所以以张仲景以养血化瘀为主。产后机体抵抗力下降，容易感邪，如感受暑湿或湿热之邪，辛温之品当禁。如果是单纯的暑湿致病，可以用六一散化湿清暑；如果是热毒炽盛，当用清热凉血之品。

虽然产后以虚为主，但如果没有气血亏虚的表现，不宜用补益的方法。如果没有寒证，也不能用温补的方法。

【原文】

十二、善后。凡霍乱吐泻皆止，腿筋已舒，始为平定。若暴感客邪而发者，即可向愈。口渴，以陈米汤饮之；知饥，以熟芦菔、熟兔茈，或煮绿豆，或笋汤煮北方挂面啖之。必小便清，舌苔净，始可吃粥饭、鲫鱼、台鲞[1]之类。油腻、酒醴、甜食、新鲜、补滞诸物，必解过坚矢，始可徐徐而进。切勿欲速，以致转病。若因伏邪而发者，未必速愈，证势虽平，尚多枝节，否则肢未全和，或热不遽退，胸犹痞闷，苔色不化，溺涩不行，此皆余热逗留。或治未尽善，亟宜清涤余邪，宣通气道。勿以其不饥不食，而认为吐泻伤元，妄投补滞。勿以其神倦肢凉，而疑作寒凉过度，妄进辛温。良由深伏之邪，久匿而不能尽去也。仍宜以轻凉清肃之品，频频煎服。俾其疏瀹，自然水到渠成，待得知饥，然后以饮食如前法消息之，自愈。其果因过服寒凉而便溏不已者，必溺清不渴，可以资生丸调治之。方见四篇。

此段皆名言也，因善后不得法，误事者甚多，须熟读。初思食时，余尝用盐调藕粉，似亦颇妥，陈米汤亦不若绿豆汤为稳。谢城。

干霍乱痛止为平，苔净口和，便坚溺澈为痊，饮食消息之法同上。

寒霍乱轻者，得平即愈，但节饮食，慎口腹可也。重者，多兼正虚，一俟阳回，热药不可再投。但宜平补元气，如液伤口燥者，即须凉润充津。盖病或始于阳虚，而大下最能夺液，不知转计，必坠前功，饮食调理，亦凭苔色、便溺而消息之可也。阳回之后，热剂不可再投，知之者甚鲜，因过剂而误事者亦时有之，此段语亦甚精当，谢城。

【注释】

[1] 台鲞（xiǎng 想）：鲞，本义为剖开晾干的鱼，后泛指成片的腌腊食品。台鲞，即台州产黄鱼鲞的全称。

【提要】 本节主要论述霍乱后期的调补及饮食。

【精解】 霍乱后期主要指邪退之后。霍乱是否进入恢复期，邪气退却，判断依据是：①霍乱吐泻皆止，腿筋已舒。②小便清，舌苔净。③热退，肢体灵活通顺。

霍乱后期调补及饮食要注意以下几个方面：①饮食宜清淡，如萝卜、荸荠、绿豆、米汤、粥饭等清淡易消化的食物。②进食应遵循循序渐进的原则，待胃气恢复，方可食鱼等荤腥之物。③如果余邪留滞，应清除余邪，宣通气滞，不可妄补。④邪气久羁不去，可以用轻凉清肃之品，宣通气滞。⑤用药及进食时，应注意保护胃气。

守险[1]

【原文】霍乱时行，须守险以杜侵扰。霍乱得愈，尤宜守险以防再来。昧者不知，徒事符箓[2]，以为拥兵自卫之谋，良可慨已。纵恣如常，效彼开门揖盗之愚，尤可笑也。苟欲御乱，略陈守险之法如下。

【注释】

[1]守险：原意是防守紧要之处，这里是指采取措施预防患病或疾病再发作。

[2]符箓（fú lù 扶路）：道士画的一种笔画屈曲、似字非字，并称能驱使鬼神的符号或图形。这里是求助鬼神的意思。

【提要】本节主要论述采取预防措施的重要性。

【精解】这一节可以视作霍乱的预防措施。霍乱流行的时候，防止感受，即未病先防；霍乱痊愈之后，防止再次复发。霍乱是一种湿邪为患的疾病，湿性黏滞，缠绵不解，病情易于反复和复发。霍乱的预防不能借助于祈祷鬼神等迷信方法，必须从水源、居住环境、饮食等各个方面采取措施。

据文献记载，在清代江南疫病流行的时候，由于疾病比较凶险，又缺乏比较有效的控制和治疗措施，故借助祈禳、符箓等的"迷信"行为比较多。据王孟英所著《归砚录》记载："吴俗好鬼，自吾乡以及嘉、湖、苏、松、常、镇等处，凡家有病人，必先卜而后医，而卜者别相传授，信口胡言，辄云有鬼，令病家召巫祈祷……不量贫富，举国若狂。"

【原文】

——人烟稠密之区，疫疠时行，以地气既热，秽气亦盛也。必湖池广而水清，井泉多而甘冽，可藉以消弭几分，否则必成燎原之势。故为民上及有心有力之人，平日即宜留意，或疏浚河道，毋使积污，或广凿井泉，毋使饮浊。直可登民寿域，不仅默消疫疠也。此越险守疆之事，为御乱首策，非吾侪[1]仰屋而谈者，可以指挥而行也。

【注释】

[1]侪（chái 柴）：同辈或同类的人。

【提要】本节主要论述保持水源洁净的重要性。

【精解】无论西医学意义上的霍乱或是中医学传统概念上的霍乱，均是通过消化道而入，因此，保持水源的洁净尤为重要，水源宜清冽。在王氏所处的时代，人民日常的饮用水多来自于井、泉、河流、湖泊，故王氏提出要清洁井泉、疏浚河道，从根本上解决霍乱的流行问题。从西医学角度来说，这是控制传染源、切断传播途径的重要一环。

【原文】

——当此流离播越之时，卜居最宜审慎。住房不论大小，必要开爽通气，扫除洁净，设不得已而居市廛[1]湫隘[2]之区，亦可以人工斡旋[3]几分，稍留余地，以为活路，毋使略无退步，甘于霉时受湿，暑令受热，平日受秽，此人人可守之险也。无如贪夫徇财，愚夫忘害，嬉玩泄沓[4]，漫无警省，迨挥霍撩乱，突如其来，手足无措矣。

【注释】

[1] 市廛（shì chán 是缠）：街市上商店集中的地方。

[2] 湫隘（jiǎo ài 饺爱）：低洼狭小。《左传·昭公三年》载："初，景公欲更晏子之宅，曰：'子之宅近市，湫隘嚣尘，不可以居，请更诸爽垲者。'"杜预注："湫，下；隘，小。"

[3] 斡旋（wò xuán 卧玄）：扭转之意。

[4] 泄沓：也作泄泄沓沓，本指多言，啰嗦，后转义指拖拖沓沓。

【提要】本条论述保持居住环境洁净的重要性。

【精解】居住环境清洁，则病原体不易形成或发展，即"秽浊之气"难以形成，亦有利于个体保持比较好的免疫力。一般而言，居住地狭小、潮湿、拥挤，则病气容易形成。王氏提出，居住地房屋不宜稠密，应"稍留余地"，同时要多通风，保持室内的洁净，这些都是行之有效的预防疾病的措施。

在日常的生活中，应该改善居住环境，若平时拖拖拉拉，到疾病流行时才采取措施，无异于渴而掘井、斗而铸锥。

【原文】

——昔范文正公每就寝，则思一日之食，与所行之事，能相准否。虽朝斋暮盐，贫不能自给，而每慨然忧天下之忧，以其志行磊落，足以纪纲人道，而岂腆然[1]为饮食之人哉？呜呼！此六十四字[2]，为故人宜春袁莲帏布衣跋余《饮食谱》之绝笔也。跋未竟，未便刊于谱，故列以为霍乱守险之一策。因近人腹负者多，厚味腊毒，脏腑先已不清。故秽浊之邪，易得而乘之，同气相求，势所必然之事。若能效法先贤，不徒为饮食之人，以其余资，量力而行，疏河凿井，施药救人，敛埋暴露，扫除秽恶诸事，不但保身而杜病，吾闻积德可回天，不仅可御霍乱也。

【注释】

[1] 腆然：羞涩。

[2] 此六十四字：指文中"呜呼"之前的文字。

【提要】本条综合论述霍乱的预防方法。

【精解】饮食不洁或不节是导致霍乱发病的重要因素。饮食不洁，进食后则生秽浊，阻碍中焦气机，清浊相干，则变生霍乱。饮食不节，即过食肥甘厚味，使湿浊内生，有内湿则容易感受外湿，同气相求，同类相召，也容易罹患霍乱。

除了注意饮食之外，还应该采取其他措施预防霍乱。如疏浚河道、开凿水井、施药救人、对死难者尸体深挖深埋、保持环境的整洁等，都能比较有效的预防霍乱或防止霍乱的传播。

范文正公，即北宋著名的政治家、文学家范仲淹。范仲淹年幼时，因家境贫寒，寄居在寺庙中读书，以切碎的腌菜佐粥为食，但心怀天下。后撰写《岳阳楼记》，提出"先天下之忧而忧，后天下之乐而乐"的千古名言。

【原文】

——祖父家训，不许供设神像，遵圣人敬而远之也。余性尤不佞佛[1]，生长钱塘，天竺未尝一到。虽食贫居贱，而最恶持斋之说。先慈闻而责之曰：儿自命通脱，何亦效迂儒口吻乎？夫淡泊自甘者，有几人哉？虽以圣贤言行教之，其如从而勿改何？盖愚人必动之以祸福，惕之以报应，而始畏慕勉行也。故具不得已之苦心者，假神道以设教，创持斋之日期，诱而掫之，斡旋不少。试看疫疠流行之际，僧尼独鲜死焉，此其明效也。余敬听而识之，屡试不爽，益叹母训之非诬。故夏月款客，惟用海味、干肉、鱼虾之类，间或为宾，托言茹素，亦藉以节主人之费，虽伎席优觞[2]，曩时亦赴，但择轻清平淡者而食之。追忆生平未患痧证，敢以此法，公诸同世。

【注释】

[1] 佞佛：指讨好于佛。后为迷信佛教之称。

[2] 伎席优觞：指华丽的席具，盛美的筵席。

【提要】本节强调清淡饮食的重要性。

【精解】清淡的饮食，有助于保养胃气，有利于脾胃的运化，而过食肥甘厚味，既不利于脾胃的运化，又容易生湿浊，从而易于感受外湿，故王氏强调清淡饮食。

饮食清淡固然有益于霍乱的预防和痊愈，但适当地进食一些肉食，也有利于维持体内营养平衡。在霍乱流行的时候，僧尼等信佛的群体患病率比较低，除与饮食清淡有关之外，还与其他因素有关。一方面，中国的寺院多分布在山清水秀之处，有比较优越的居住环境，饮用水多为深井水或泉水之类；另一方面，僧尼等修行人员居住在寺庙中修行，基本上处于封闭的状态，与外界接触比较少，在一定程度上也减少了与疫源接触的机会。

【原文】

——造酒曲者，必取诸草汁，以和米糵[1]而成。凡草初出之两叶尖者属阳，性烈而味辛，可以造曲；初出之两叶圆者属阴，性凉而味酸或苦，皆不中用也。故酒性纯阳，大冷不冰，造酒之屋，木尚渐腐，生物浸酒，皆能渐熟，不但能腐人肠也。然严寒之令，略饮可御风寒；卒犯飞尸，温服可祛阴气。若纵饮无节，未有不致病者，又惟夏月为尤甚。宋·刘元城先生云：余初到南方，有一高僧教余，南方地热，而酒性亦热，况岭南烟瘴之地，更加以酒，必大发疾。故余过岭，即阖家断饮，虽遍历水土恶劣，他人必死之地，余阖家十口皆无恙，今北归十年矣，无一患瘴者，此其效也。苏文忠公云：器之酒量无敌，今不复饮矣。观此则妄人所谓酒可以辟瘴疫者，岂非梦呓。夫瘴疫皆是热浊秽毒之气所酿，同气相求，感受甚易。且酒之湿热，久蓄于内，一旦因邪气入之而并为一家，其势必剧，其治较难，其愈不易，纵性耽曲糵，甘醉死而不辞者，夏令必须戒饮，或不屈死于挥霍撩乱之中也。

【注释】

［1］糵（niè 聂）：酿酒所用的酒曲。

【提要】本条论述霍乱流行时忌酒的重要性。

【精解】中医认为，酒为水谷之悍气，其性属热，为纯阳之品，适量的饮酒，有利于血脉通利，但过度饮酒，则可酿生湿热。《本草纲目》载："酒，天之美禄也。面曲之酒，少饮则和血行气，壮神御寒，消愁遣兴；痛饮则伤神耗血，损胃亡精，生痰动火……酒后食芥及辣物，缓人筋骨。酒后饮茶，伤肾脏，腰脚重坠，膀胱冷痛，兼患痰饮水肿、消渴挛痛之疾。一切毒药，因酒得者难治。"霍乱发病有湿浊内外相引的特点，如果过度饮酒，导致湿热内生，就容易感受外在之湿热，不仅易于感受外邪，且患病后病势增剧，故王氏强调忌酒。

中国古代酿酒，需要制曲，酒曲称之为小曲。小曲一般是南方所特有，从晋代第一次在文献中出现以来，名称繁多，宋代《北山酒经》中共有四例。其制法大同小异，以糯米或粳米为原料，先浸泡蓼叶或蛇麻花，或绞取汁，取其汁拌米粉，揉面米团。明清时期，在小曲中加入种类繁多的中草药，明代《天工开物》中载："其入诸般君臣与草药，少者数味，多者百味，则各土各法，亦不可殚述。"一般加入的中草药有辣蓼、薏苡、杏仁、青蒿、马蓼、苍耳叶、楮叶等。"草初出之两叶尖"，如辣蓼、青蒿之类，性味辛散；"初出之两叶圆者属阴"，如楮叶等，能滋阴。以叶的形状分阴阳之性，不免有臆断的成分在内。

【原文】

——颐生[1]之道，《易经》始发之，曰：节饮食。孔子曰：食无求饱。应休琏[2]云：量腹节所受。陆放翁云：多寿只缘餐饭少。《随园诗话》云：不饱真为却病方。盖饥饱劳逸，皆能致疾，而饱暖尤为酿病之媒，故神农氏播谷之余，即收药味，有熊氏垂裳[3]之际，聿[4]著方书，而世俗罕知，因强食致病者，不胜缕述。缘人身之气，贵乎周流无滞，则浊降清升。虽感客邪，亦潜消默化，而不能留着为病。惟过饱则胃气壅塞，脾运艰迟，偶吸外邪，遂无出路。因而为痧胀成霍乱者最多。故夏令不但膏粱宜屏，虽饭食且然，况无故喜服参药，妄食腻滞之物，如龙眼、莲子以图补益，而窒塞其气机哉！设犯痧秽之邪，多致不救。今夏有诸暨余小坡进士，审难来申，与余亲家褚子耘茂才[5]比屋而居，亦知医，为人视病归，啖莲子一盏毕，即觉不舒，寻即吐泻转筋，欲请余诊而不及，以邪气得补，无从宣泄，逼其深入。故告危如此之速，犹之贼来而自弃其险，闭城以待毙也。嘻！可悲已。

过饱不可，过饥亦不可，不饱非饥之谓，宜知之。谢城。

【注释】

[1] 颐生：养生。

[2] 应休琏：即应璩。三国时曹魏文学家，字休琏，汝南南顿（今河南项城）人。博学好作文，善于书记。文帝、明帝时，历官散骑常侍。曹芳即位，迁侍中、大将军长史。

[3] 垂裳：即垂衣裳。典出《周易·系辞下》。垂，垂示。衣，上衣。裳，下服。以衣在上者象天，以裳在下者象地，故衣裳制作取象乾坤。后遂以"垂衣裳"谓定衣服之制，示天下以礼。后用以称颂帝王无为而治。亦省作"垂

衣""垂裳"。

　　[4]聿（yù 遇）：聿的本义指书写用的笔，后假借为助词，用在句首或句中。

　　[5]茂才：即秀才。东汉时为了避光武帝刘秀讳，将秀才改为茂才，后来有时也称秀才为茂才。

　　【提要】本节讲饮食不节在霍乱中的影响。

　　【精解】合理饮食，是水谷精微化生的前提，有利于气血生成，充养脏腑。饮食物的消化吸收，主要依靠脾胃的运化功能，胃主受纳和腐熟水谷，脾主运化转输水谷精微。故饮食所伤，常影响脾胃的腐熟、运化功能，气机升降失常，引起消化功能障碍。过饱则宿食积滞，或聚湿生痰、化热，不但易于感受外邪，而且患病之后也不易痊愈，甚至造成疾病愈后容易复发。

　　过食肥甘厚味、膏粱之品，或是补益之物，既可损伤脾胃，又可导致脾胃气机阻滞，内生痰热，阻滞气血，甚至闭门留寇。因此，在患霍乱之际，饮食应当清淡，忌油腻、壅补之品。谢城认为"过饱不可，过饥亦不可，不饱非饥之谓"，为正确的理解。

　　"诸暨余小坡进士"食用莲子一盏后出现霍乱的症状，其原因可能有二：①本身已经感受了湿热秽浊之气，进食莲子后诱发霍乱。②莲子可能不洁，导致霍乱。不能一概认为食莲子会生霍乱。

　　【原文】

　　——鳗、鳝，性热助阳，鳖，性寒滋阴，然或有毒者，夏令更有蛇变者，尤勿轻尝。即无毒者，其质味浓厚，腻滞难消。如吸外邪而误食之，皆难救治。市脯[1]尤觉秽浊，咸宜杜绝。

　　因食鳗鳝而霍乱者，余见甚多。谢城。

　　【注释】

　　[1]市脯（fǔ 府）：买来的肉食品。

　　【提要】本节主要论述慎食鳗、鳝、肉等质味浓厚之品。

　　【精解】鳗，即鳗鱼，《本草新编》认为"鳗鱼，味甘，气寒，有毒。杀诸虫，调五脏，除五痔，逐腰背之风湿浸淫，治男女骨蒸痨瘵"；鳝，即鳝鱼，有益气血、补肝肾、强筋骨、祛风湿之功效，主治虚劳、疳积、阳痿。鳗、鳝、鳖、猪肉皆血肉有情之品，能补益气血，助阳，滋阴，但性质黏腻，容易泥膈碍胃，阻滞气机，使邪气流连不解。

　　《本草纲目》认为："（鳝鱼）黄质黑章，体多涎沫，大者长二三尺，夏出冬蛰。一种蛇变者名蛇鳝，有毒害人。"实际上鳝鱼和蛇是两种不同的动物，不能互化。古人由于科学知识的缺乏，认为某些动物、动植物之间可以互化，如认为蛇可以变为鳝鱼，"腐草为萤"，即腐烂的草可以变为萤火虫等。"食鳗鳝而霍乱"，未必是食用鳗、鳝鱼就发生霍乱，这两种动物生活在水中，如果水源污浊，而食用时又处理不当，就有可能引起霍乱。

【原文】

——瓜果冰凉等物，虽能涤热，过食骤食，既恐遏伏热邪，不能泄越，又虑过度而反为所伤，并宜撙[1]节为妙。若口不渴，汗不出，溺不赤者，诸冷食皆在所忌也。

【注释】

[1] 撙（zǔn 傳）节：节制，节约，调节。《礼记·曲礼上》载："是以君子恭敬、撙节、退让以明礼。"

【提要】本节主要论述忌食生冷。

【精解】夏季气候炎热，所以人们喜食生冷瓜果以清凉解暑。但过食生冷瓜果，易损伤脾胃阳气，导致脾胃运化失常，水湿内停而招致外邪，还可因寒凉而郁伏邪气，使邪气失去外泄之机。因此，夏季应当适量食用生冷瓜果。若出现"口不渴，汗不出，溺不赤"，即热势不外张扬、邪热内伏、热势不盛者，当慎用，以免损伤脾胃阳气，冰伏留邪。

【原文】

——冬夏衣被过暖，皆能致病，而夏月为尤甚，既因暖而致病矣，或又因病而反畏寒，以热郁于内，而气不宣达也，再加盖覆，则轻者重，而重者即死矣。竟有死已许久，而旁人未知者，年来闻见甚多，比如开门揖寇，城已陷，或有尚在梦中而不觉者，可叹也已！亦勿过于贪凉，迎风沐浴，夜深露坐，雨至开窗，皆自弃其险，而招霍乱之来也。不可不戒。

【提要】本条论述衣被适寒温的重要性。

【精解】无论夏季或冬季，衣被均不宜过暖或过热。尤其在夏季，衣被过厚不利于机体散热，更容易患病，或者是患病之后邪热郁闭于内，不得外越，出现表气不舒而恶寒的现象，使病情加重。因此，无论冬夏，衣被均不宜过厚，以免邪热郁闭于内。同时，也不宜贪凉，以免虚风贼邪伤人。

【原文】

——食井中，每交夏令，宜入白矾、雄精[1]之整块者，解水毒而辟蛇虺[2]也。水缸内，宜浸石菖蒲根、降香。

——天时潮蒸，室中宜焚大黄、茵陈之类，亦可以解秽气，或以艾搓为绳，点之亦佳。

——用川椒研末，时涂鼻孔，则秽气不吸入矣。如觉稍吸秽恶，即服玉枢丹数分，且宜稍忍饥，俾其即时解散，切勿遽食，尤忌补物。恐其助桀为虐，譬奸细来而得内应也。

——无论老少强弱之人，虚实寒热之体，常以枇杷叶汤代茗，可杜一切外感时邪，此叶天士先生法也，见《医案存真》。然必慎起居，节饮食，勿谓有叶先生法在，诸可废弛也。

【注释】

［1］雄精：即雄黄，具有解毒杀虫、祛湿等作用。

［2］虺（huǐ 悔）：虺是中国古代传说中的一种毒蛇，常在水中。南朝祖冲所著《述异记》载："虺五百年化为蛟，蛟千年化为龙，龙五百年为角龙，千年为应龙。"

【提要】本节论述了一些服药预防的方法。

【精解】井中浸白矾，可以净化水质，浸雄精，可以解毒杀虫；石菖蒲根、降香浸水缸中，可以辟秽解毒。这些措施均是从饮水方面防疫。焚烧大黄、茵陈、艾绳之类，可以辟瘟解毒，这是从生活环境、净化空气角度辟瘟。川椒外涂鼻孔或是内服玉枢丹，是通过外用或内服药物的方法来辟瘟。枇杷叶，具有清肺止咳、和胃降逆、止渴之功效，炒香代茶饮，可以化湿清热。雄黄，为汞的化合物，内服容易出现汞中毒，应该慎用。

【原文】

——无论贫富，夏月宜供馔者，冬腌干菜、芦菔、芹笋、凫茈、丝瓜、冬瓜、瓠瓜、豇豆、紫菜、海带、海蛇、大头菜、白菜、莙菜[1]及绿豆、黄豆所造诸物，人人可食，且无流弊。肉食者鄙，焉知此味？呜呼！苟能常咬菜根，则百事可做，岂但性灵不为汩没，足以御挥霍撩乱之灾乎？

【注释】

［1］莙（tián 田）菜：即甜菜。《滇南本草》载："味甘，性平。入阳明经。治中膈冷痰，胸中食积。"

【提要】本节论述夏季宜食用的食物。

【精解】王氏罗列了许多夏季宜食用的食物，其特点可以归纳为以下几个方面。①多是夏季所生之物，具有解暑、清热、利水的作用，如凫茈、丝瓜、冬瓜、瓠笊、豇豆、绿豆等。②性味多清淡或甘淡，如丝瓜、冬瓜、瓠笊、荬菜、大白菜。③部分食物具有咸寒利水的作用，如紫菜、海带、海蜇。这些食物，一般比较清淡，多有化湿、利水、解暑等作用，又不会导致脾胃功能障碍，适合夏季食用。《温病条辨》载："夏季所生之物，多能解暑。"

【原文】挥霍撩乱，突如其来，集饷征师，动需时日，莫若乘其初发，何难一击而平。爰[1]备载伐毛、取嚏、刮、焠、刺、揭急救诸事宜于前，复详侦探、策应、纪律、守险诸机要于后。虽妇竖[2]一览，咸知剿御之方，既可各保身家，而厉气莫能张其焰，或可不蹈"兵马过，篱笆破"之谚也。故列治法第二。

【注释】

［1］爰（yuán 元）：表示拉、引。

［2］竖：小孩。

【提要】本条主要强调治法的重要性。

【精解】王氏提出了多种治法，如伐毛、取嚏、刮、淬、刺、揭等急救方法，而后又论述侦探、策应、纪律、守险等各种治疗原则，强调霍乱的病情严重，治疗必须及时，提前预防，防患于未然，以免造成"兵马过，篱笆破"。

第三　医案篇

南针

【原文】张戴人曰：泰和间，余见广济院僧病霍乱，一方士用附子、干姜同煎，放冷服之。服讫，呕血而死。如此而死，必是暑证。泗溪云：暑证忌姜，虽与芩、连同用，亦有大害。况与附子同行，祸更烈矣。顷合流镇李彦直，中夜忽作吐泻，自取理中丸服之。泗溪云：此是寒霍乱之方，百不得一。误用者，害不旋踵。医至，谓有食积，以巴豆药三五丸下之，亦不动，至明而死。纵有食积，何必下以巴豆？

【提要】本案举热霍乱误治的病例。

【精解】此为霍乱辨治的大纲。

霍乱的治疗，首先应当辨别寒热。热霍乱治疗当以清暑化湿泄浊、宣通气滞为主，若误用附子、干姜等大热之品，必助火势，导致热毒深入，灼伤血络，出现吐血而亡。故治疗热霍乱应当禁用辛温之品。寒霍乱多为寒湿为患，可用理中汤治疗。如果考虑有食积而用巴豆之类峻下之品，不但伤及阳气，亦可损伤阴液，使病情加重，甚至会有性命之忧。霍乱兼有食积，可用神曲、麦芽等消食化积之品。

【原文】遂平李仲安，携一仆一佃客至偃城，夜宿邵辅之家，是夜仆逃，仲安觉其逸也，骑马与佃客往临颍追之。时七月，天大热，炎风如箭，埃尘漫天，至辰时而还，曾不及三时，往返百二十里，既不获其人，复宿于邵氏斋。忽夜间闻呻吟之声，但言救我，不知其谁也。执火寻，乃仲安之佃客也。上吐下泻，目上视而不下，胸胁痛，不可动摇，口欠而脱臼，四肢厥冷，此正风湿暍三者俱合之证也。夜行风大，兼感凉气，乘马疾驰，更夹劳瘁。其婿曾闻余言，乃取六一散，以新汲水，锉生姜调之，顿服半升。其人复吐，乃再调半升，令徐服之，良久方息。吐证服药，往往不受，必徐徐服，始合法也。至明又饮数服，遂能起。生姜不煎，但锉入新汲水中而调六一散，取其微辛佐甘凉之剂，以解风暑而清湿热，略无助火之弊，可为用药之法。调养三日平复。先清外感，而后调其劳瘁之伤，可为治病之法。

【提要】本案述暑热霍乱的治疗。

【精解】此病案所记载的病例发生于夏季。夏季天气炎热，又有大风狂作，仆人为了逃跑，骑着快马狂奔，必然身热汗出，汗出则腠理疏松，又遇大风，易感受风暑湿之邪，内传于脾胃，导致脾胃气机紊乱，发为上吐下泻之霍乱。吐泻剧烈，津液大伤，所以患者出现双目上视、口欠而脱臼之象。风暑湿郁于肌表，则胸胁疼痛；吐泻交作，阳气大伤，则四肢厥冷。王纶说："清暑之法，清心利小便最好。"治疗用六一散清暑化湿。但患者呕吐比较严重，服药之时很容易呕吐而使药物不能纳入，故用少许生姜以止呕而无助火之弊。

本案的服药方法值得借鉴：其一是霍乱患者，吐泻比较严重，口服药物也会出现呕吐，可以用少量生姜以止呕；其二是此类患者脾胃气机紊乱，且有呕吐，可以采用少量、多次服用药物的方法；其三是热霍乱，如果须用辛温之品，用量不宜大。

【原文】罗谦甫治一蒙古人，因食酒肉潼乳而患霍乱，从朝至午，精神昏愦，脉皆浮数，暑邪未去。按之无力，所伤之物已出矣。正气已虚。即以新汲水调桂苓白术散，徐徐服之。妙。随作地浆水，澄取清者一杯，再调服之，尤妙。吐泻遂止。次日微烦渴，与钱氏白术散，时服而愈。脉证如是，而所伤之物已出，则知中气伤残，暑邪未解，故用补正清邪之治。凡虚人受暑而病此者，即以是案为法可也。其理中、四逆等方，皆治阴寒致病，非治暑也。此等界限不清，亦何足以言医耶？

【提要】本案述桂苓甘露饮治疗热霍乱。

【精解】本例患者属于暴饮暴食，先后饮用肉类（当是牛羊肉）、潼乳（即马奶酒）、酒等。这些食物或饮料都是辛温助热生湿之品，摄入后很容易造成脾胃气机紊乱，清浊相干而发为热霍乱，患者出现吐泻，导致气阴两伤，精神昏愦。脉浮数，按之无力，提示暑邪未去而气阴已伤，同时也说明伤及脾胃之肉类、潼乳、酒等经过吐泻已经基本排出体外。用新汲水调桂苓甘露饮缓慢服用，可以化湿浊，通气液，解暑毒，利小便。地浆水性寒味甘，据《本草纲目》记载，可"解中毒烦闷，解一切鱼肉果菜药物诸菌毒"，以和胃气。诸证平后，改用钱乙之七味白术散（四君子汤加藿香、木香和葛根）健脾益气，和胃生津。

【原文】又治提举公，年近八十。六月间患霍乱吐利，昏冒终日，不省人事，暑邪内扰。脉洪大有力，一息七八至，火势冲激。头热如火，邪热上僭[1]，不是戴阳。足冷如冰，肺气不降，非下虚也。半身不遂，胃气大乱，不能束骨利机关。牙关紧急，热入阳明之络，不是中风。遂以甘露散[2]泄热补气安神明，加茯苓以分阴阳，冰水调灌，渐渐省事，而诸证悉去。后慎言语，虚证最要。节饮食，诸病宜尔，无病人亦宜尔。三日，以参术调中药理正气，十日后方平复。

【注释】

［1］上僭（jiàn 剑）：即越位逾制，冒用高于自己身份的名义、礼仪或器物等。这里指暑邪上攻阳位。

［2］甘露散：同名方极多。按其"邪热补气安神明"，似《太平圣惠方》卷四之甘露散较为符合：以甘草半斤、不灰木半斤，主治心胸烦热，不得安定。

【提要】本案述热霍乱的治疗。

【精解】夏季感受暑湿之邪发为霍乱，除表现为吐泻外，还表现为神昏、脉洪大、身热。因邪热将阳气郁闭在内，故手足厥冷；邪热亢盛，消烁津液，引动肝风，故牙关紧闭。治疗以甘露散泄热补气安神，用茯苓利水渗湿，以助小肠泌别清浊。待症状缓解后，用参、术等补益正气。

夏季发生霍乱，需要鉴别诊断。患者面红头热、四肢厥冷，但脉洪大有力而数，是实热证，非虚阳浮越之戴阳证；牙关紧闭，半身不遂，是阳明邪热入络，消烁肝津，筋脉失养之动风证，非痰热阻滞经络之中风证。因此可以用甘露饮清热补气安神。

除了药物治疗，还要注意护理：其一是慎言语，患者不能多说话，注意休息，以免耗气伤神；其二是节饮食，饮食应当清淡，禁食肥甘厚味，以免病情复发。

【原文】汪石山治一人，年三十余，形瘦弱，忽病上吐下泻，水浆不入口七日，自分死矣。未服燥热药，犹可不死。诊脉八至而数，曰："当夏而得是脉，暑邪深入也。提举以八十之年而脉八至。此人七日不进水浆，脉亦八至，若非明眼，必以为虚矣。吐泻不纳水谷，邪气自盛也。"遂以人参白虎汤进半杯，良久复进一杯。徐进可法。觉稍安，三服后，减去石膏、知母，而人参渐次加至四五钱。操纵有法。黄柏、橘皮、麦冬等，随所兼病而佐使，制剂有法。一月后平复。暑盛元伤之治，此案可法。

【提要】本案述用人参白虎汤治疗热霍乱。

【精解】患者突然出现吐泻，水浆不能入口，气阴已经大伤，又体质素羸，正伤尤甚，之所以脉尚一息而八至，是暑热未去，邪势仍盛，急当清暑解热，益气养阴，故用人参白虎汤。经治疗后，症状有所改善，邪势渐挫，遂去辛寒之石膏、知母，加用人参以养气阴，后经过调理而痊愈。

叶天士说，"夏暑发自阳明""热地如炉，伤人最速"，皆说明暑热之邪，容易耗气伤津，故用人参白虎汤以清暑泄热养阴。《伤寒论》中认为"伤寒无大热，口燥渴，心烦，背微恶寒者，白虎加人参汤主之"。本案没有出现背微恶寒的表现，只表现为脉八至而数，说明人参白虎汤的主要作用是清热养阴益气。文中提出"黄柏、橘皮、麦冬等，随所兼病而佐使"，多是针对暑热夹湿后期伤及元气之证，具体可参看《兰室秘藏》之清暑益气汤。

【原文】一仆夫，燕京人，纵酒，饮食无节，病霍乱吐泻转筋，烦渴几殆[1]。时六七月，淋雨，昼夜饮檐溜水数升而安。贫而无人服侍，得饮此而愈。余曾见一人如是，后生六子，起家致富，孙曾绕膝，寿至九秩[2]而终。若富贵人患此，则每为温补药所误也。《千金方》云："轻者水瘥。"良然良然，古人岂欺我哉！此偶合古方。余目击其事，后路途中，及六合县，见一人服新汲井水良愈。凡暑热病渴喜冷冻饮者，但以新汲水或冬雪水徐徐饮之，皆能向愈，不但霍乱为然也，今人虽明知其患热，而尤禁饮冷，何耶？

【注释】

[1] 殆：危险。这里指失去生命。

［2］秩：十年。

【提要】本案述用冷冻饮料治疗热霍乱轻者。

【精解】本案有三方面的启示：①霍乱多由于暴饮暴食导致。如文中仆人，纵酒、饮食无节，而后出现吐泻转筋的症状。②轻证霍乱可以予患者口服清凉饮料以补充津液，文中患者饮房檐水而愈。③暑热伤阴，可以用新汲水、冬雪水之类冷冻饮料以清热养阴。文中仆人饮用的檐溜水，即潦水，甘平无毒，气味薄而不助湿气，能滋养阴液。新汲水，又称为井华水，《本草纲目》引明代汪颖《食物本草》载："井水新汲，疗病利人。平旦第一汲，为井华水，其功极广，又与诸水不同。"可以"治热闷昏瞀烦渴。"

【原文】一人病霍乱，欲吐不吐，欲泻不泻，心腹疞痛，脉之沉伏如无，痛脉每如是。此干霍乱也。急令盐汤探吐宿食痰涎碗许，遂泻，上窍得开，下窍自通。但得吐泻，即可治矣。与六和汤愈。

【提要】本案述干霍乱的治疗。

【精解】干霍乱主要表现为欲吐不吐、欲泻不泻、心腹绞痛，所以又称之为"绞肠痧"，病情十分危重。患者出现的症状正是"干霍乱"，此时汤药难下，多用盐汤探吐以宣通气滞。患者经盐汤探吐之后，气机通畅，证候得以缓解。干霍乱的治疗，除用盐汤探吐之外，还可以用玉枢丹、飞龙夺命丹、行军散等口服，以辟秽解浊，利气宣壅。

文中"但得吐泻，即可治矣"，应该理解为干霍乱经治疗之后，气机略有通畅，所以出现吐泻的症状。实际上干霍乱出现吐泻的症状，病情较"欲吐不吐，欲泻不泻，心腹绞痛"有所缓解，但仍然比较危重。六和汤由砂仁、藿香、厚朴、杏仁、半夏、扁豆、木瓜、人参、白术、赤茯苓、甘草、生姜、大枣等组成，治夏月饮食不调，内伤生冷，外伤暑气，寒热交作，霍乱吐泻及伏暑烦闷，倦怠嗜卧，口渴，便赤等。

【原文】孙文垣治程氏子，先醉酒，后入房，其平素纵恣贪凉可知矣。次早，四肢冷，胃脘痛极，脉仅四至。或以郁火治，投以寒凉，痛更甚。三日前所食西瓜，吐出未化，伤冷已甚。乃翁以为阴证伤寒，今人凡闻病犯房事者，虽不伤冷食，亦谓之阴证伤寒，辄以丁附姜桂杀之，可惨也已。欲用附子理中汤，不决。此翁颇虚心，故乃郎有命。延孙视之，面色青惨，叫痛而声不扬，坐卧烦乱，是霍乱兼蛔厥证也。先当止痛安蛔，后理霍乱，可免死也，迟则误事矣。急用醋炒五灵脂三钱，苍术一钱五分，乌梅三个，川椒、炮姜、桂心各五分，水煎饮下，痛减大半。恣啖生冷，复伤于酒，更误于寒凉之药，故以温胃安蛔得效。下午以大腹皮、藿香、半夏、橘皮、山楂、茯苓、五灵脂，两帖全安。仍以和中化滞，理其脾胃而愈。入房一端，略不置议，洵可法也。

【提要】本案述房劳后患霍乱及蛔厥的治疗。

【精解】《素问·生气通天论》载："以酒为浆，以妄为常，醉以入房，以欲竭其精。"患者酒醉之后，又有房劳，精气耗竭，容易感受外邪，平素又自食生冷，伤及脾胃之阳，遂发为霍乱。经用寒凉药物治疗之后，症状更重，提示病性非热证。"三日前所食西瓜，吐出未化"，则说明中焦虚寒特甚，但酒浆入内，不得运化，则成湿热。患者为寒热错杂之证，单纯用温阳之品，可能助火，故改为寒热并用之乌梅丸治疗，疼痛及诸证得除，又用芳香燥湿之品而痊愈。

文中"三日前所食西瓜，吐出未化"，按照西医学的观点，食物进入胃中一般数小时即可经胃排空，患者3天前进食的西瓜仍未消化，不可理解。中医则认为其是火不暖土，宿食停滞所致。患者被诊为霍乱兼蛔厥证，如何理解？蛔厥一证，出自《伤寒论》，书中载："蛔厥者，其人当吐蛔。令病者静，而复时烦者，此为脏寒。蛔上入其膈，故烦，须臾复止，得食而呕，又烦者，蛔闻食臭出，其人常自吐蛔。蛔厥者，乌梅丸主之。"后世把蛔厥的概念扩大化，用来指腹部绞痛、四肢发凉、痛甚汗出，或吐涎沫，或吐蛔虫，时发时止，或伴有寒热等胃肠功能紊乱之证，未必是感染蛔虫所致。本案中的患者，符合后一种蛔厥的概念。因此，本案中的霍乱，实际上是一种胃肠功能紊乱，证候为寒热错杂，故用乌梅丸治疗有效，后期用平胃散之类进行调理。

【原文】江笔南治从叔于七月间得霍乱证，吐泻转筋，足冷多汗，囊缩。一医以伤寒治之，增剧。庸工常技。江诊之，左右寸皆伏不应，上下痞塞，故脉伏而微。尺部极微，口渴欲饮冷水。足冷囊缩，似属厥阴，口渴，亦似少阴引水自救，何以辨之？曰：直中阴湿，无转筋多汗证，若少阴头有汗则死矣。乃以五苓散与之。此治伤寒霍乱有表证之方，江氏不察，泥于热多欲饮水句而误也。此时如用桂苓甘露饮则得矣。觉稍定，向午犹渴，囊缩乃暑热入于厥阴，故口渴欲饮冷，非伤寒也，而与伤寒药，渴何能已。以五苓加麦冬、五味、滑石投之，始知为暑热矣，仅加麦冬、滑石，不足蔽辜，而五味酸温，尤不宜用。更以黄连香薷饮冷进一服。前方拘泥俗说，妄用五味，不知服后何如？忽进此剂，殊属可笑。次早脉稍出，按之无根，且人脱形，连投温燥，又以香薷升散，宜乎如是。呃忒，手足逆冷，饮食入口即吐，桂、术、五味、香薷等药见效矣。大便稍不禁。为灸丹田八九壮，囊缩稍舒，手足稍温。伏热得火灸，已有流行之势。继以理中汤二三服，茫无头绪，若江氏者，可谓蔽于古而不止今者也！气液两伤，岂可再服此汤？**渴尤甚，咽疼，热不解，时或昏沉。**理中汤又见效矣，可见囊缩不是虚寒也。**乃以竹叶石膏汤，**焦头烂额之客。**投之而愈。**此案江氏初治，原知为热，止用泥古，遂致一误再误，迨哕吐形脱之时，又不知清补兼施，而艾灸中州，几至溃败。幸而不用附子，故末着尚能挽救，然亦危矣，读者鉴诸。

【提要】本案述一例热霍乱误治的过程。

【精解】患者农历7月间患霍乱转筋，先是误认为伤寒，治疗后症状加剧，后又判断为暑热，改用五苓散加麦冬、五味子治疗，治疗后出现呃逆、手足逆冷，又改用灸法，症状越发严重，又改为竹叶石膏汤，经治疗后痊愈。治疗过程一误再误，直到最后，才得以正确治疗。

"一误再误"，误在哪？①患者吐泻转筋、足冷多汗、囊缩，误认为伤寒。吐泻、转筋、足冷、汗出、囊缩，一般为伤寒中的厥阴、少阴病比较常见的表现，但热霍乱经过剧烈吐泻之后，津液大伤、津气两伤，也可以出现，所以不能见到此类证候一概认为是伤寒。②尺部极微，口渴欲饮冷水，误认为五苓散证。热霍乱中出现口渴欲冷水，是热灼阴伤，当滋养阴液，而不是化气利水。③判断为暑热为患，治疗时用五苓散加麦冬、五味子。麦冬甘寒养阴，用之无妨，但霍乱暑湿未去，加用收敛之品，无异于闭门留寇。④阴液大伤，已经出现口渴喜凉饮、囊缩，却用黄连香薷饮辛温苦燥之品伤阴。⑤"呃忒，手足逆冷，饮食入口即吐"，本是津液大伤，胃气衰败，误用温热之灸法，再服理中汤，更伤气阴。如此五种错误，可以称得上一误再误。

本病在治疗过程中出现如此多的错误，原因在于医生的辨证不准确，对霍乱认识不够，疾病的知识仅限于伤寒，如此则多次犯错误。幸运的是，在后期幡然反悟，改用辛寒清气、养阴生津的竹叶白虎汤，患者生命得以保全。本案提示，在临床过程中如果自认为辨证准确，用药无错误，但疗效不好，甚至患者病情加重，应当再次审视诊断、用药，改换思路，不可一味执念，徒伤患者性命。

【原文】江少微治一妇人，六月中旬，病霍乱吐泻转筋，一医投藿香正气散，此治袭凉饮冷兼寒湿而成霍乱之方。加烦躁面赤，揭衣卧地。藿香正气散，温散之剂也。尚不可误施于暑热霍乱，故误投附、桂者，每见下咽即昏沉厥冷，浑身青紫而死。医者犹谓阴盛已极，此等大热之药，尚不克救。再遇此证，仍以此法投之，至老不悟，而死者之冤，亦无从诉。此余之所以述霍乱转筋诸治法为世告也。江诊之，脉虚无力，身热引饮，此得之伤暑，宜辛甘大寒之剂，泻其火热，以五苓散加滑石、石膏。吐泻定，再与桂苓甘露饮而瘥。暑热为病，脉多虚微涩弱，弦细芤迟，以热伤气也，甚至隐伏不应指，或两尺绝无，皆邪滞经络，上下格拒使然。不可误认为虚寒也。亦有脉因火煽而反洪大滑数异常者。此霍乱所以无一定之诊，临病极宜善审也。

【提要】本案述一例热霍乱的治疗。

【精解】患者出现热霍乱的表现，却被误诊为寒霍乱，用藿香正气散治疗后症状加剧，后诊为伤暑之热霍乱，用五苓散加清解暑热之品，症状缓解，后用桂苓甘露饮而痊愈。

霍乱需分寒热。热霍乱一般发生在暑热当令的季节，除出现吐泻症状之外，还可见到暑热偏盛的表现，如烦躁、面赤、脉洪大滑数等。如果吐泻剧烈，还可见到虚、微、涩、弱、弦、细、芤、迟等脉。热霍乱应禁用辛温之品，如附子、肉桂，芳香苦温的藿香正气散也不可用。

【原文】陈三农治一妇，暑月方饭后，即饮水而睡，睡中心腹痛极，肢冷上过肘膝，欲吐利而不得吐利，疗痛垂死，六脉俱伏。令以藿香正气散煎汤探吐。一吐减半，再吐而安。此停食饮冷，睡卧当风而成干霍乱也，以对证之剂引吐，又合机宜，不必拘守盐汤一法也。

【提要】本案述干霍乱的治疗。

【精解】患者"停食饮冷睡卧当风"，最后变成腹部绞痛、欲吐不得吐、欲泻不得泻的干霍乱，用藿香正气散煎汤探吐而愈。干霍乱的治法，一般以盐汤探吐、玉枢丹、行军散等治疗，尤以盐汤探吐最为常用。此例患者，用藿香正气散药汤探吐而愈，提示干霍乱的治疗方法不仅限于盐汤探吐。

【原文】缪仲淳治高存之家仆妇患霍乱，以砂仁一两，炒研，盐一撮，沸汤调，冷服一剂愈。此治夏月贪凉，脾胃不和之轻证也。冬月感寒患此亦可用，但宜温服，余尝自验。伤冷物者，加吴茱萸。

【提要】本案述轻证霍乱的治疗。

【精解】缪仲淳即明代常熟名医缪希雍。仆妇夏季贪凉喜冷，导致脾胃不和，出现霍乱吐泻。文中虽未描述症状，但从其治疗来说，应该比较轻。本案用芳香醒脾化湿的砂仁，加盐一撮，导邪下行，冷服以化湿醒脾，宣通气滞。如果是过食生冷出现霍乱，可以用吴茱萸暖胃燥湿醒脾。本案患者病情比较轻，所以用药比较简单。

【原文】张石顽云：一少年新婚，陡然腹痛麻瞀[1]。《医通》谓之番痧，即干霍乱之因热者。或令饮火酒半杯，此必疑其阴证也，而不知少年新婚，最多火证，何耶？以不论贫富，冬夏衣被皆新，而合欢成礼，劳则生火也。腹痛转剧，旋增颇胀，身发红点。热毒得酒愈识，若不急从清解，必七窍流血而死。与芦根汁解酒毒而清热。得吐痛解，复有鼻衄，口燥，胸腹略见红斑。血分热极。啜童子小便稍安。清营妙品。又浓煎葱豉汤，宣解恶气秽毒之圣药。仍入童便，续续与之，得大吐汗出而瘥。

【注释】

[1] 瞀（mào 貌）：木痛不仁也。《类经》载："甚则交两手而瞀，此为臂厥。"

【提要】 本案述干霍乱热证误治的病例。

【精解】 本案例有其特殊之处。患者为少年，新婚莞尔，相火易盛，阴精容易不足，水亏则火旺。再加上结婚时衣被皆是新置，比较暖和，又易助火。此外，为筹办婚礼过度烦劳，阳气者，烦劳则张，亢而化火，因此患霍乱，热势比较盛。医生辨证不清，误认为是寒证，予火酒服用，无异于火上浇油，愈烧愈烈，导致邪热亢盛，内传营血，上攻清窍，出现头脑胀痛，波及营络，灼伤血络，见身发红点、鼻衄。治疗当以清热、解毒、凉血为主，用甘寒之芦根清热养阴，利湿生津，病情有所缓和，再饮童子小便，取其清热凉血散血、导热下行之功，复用葱豉汤宣解秽毒之气，最终患者得以痊愈。

本案启示有：①治疗霍乱时要遵循"三因制宜"的原则，本案例患者有比较特殊的个人体质因素，但开始治疗时，并没有考虑到，反予火酒治疗。②干霍乱热毒炽盛，可以内传营血分，并非仅限于中焦气分的病变。③热霍乱禁用温热之品。④应当随着病情的变化，及时调整治疗方案，所谓"治病当活泼泼地，如盘走珠尔。"

【原文】 叶天士治一人霍乱后，中气大虚，肝风内动，心中空洞，身痛肢浮，用异功散加木瓜、姜、枣。

按：此以培中制木之剂，而为霍乱善后之治，最可法也。若见身痛肢浮，而误用表散之品，则内风愈动，脾土重伤，因而致殆者多矣。夫霍乱固是中焦土病，而土病多由木侮，故虽治寒霍乱，必首察厥阴之动静。倘其人肝阴素亏，内风暗动者，姜、附等极宜慎用。即当用者，亦须妥为驾驭，毋使过剂。设或无节，虽不似热霍乱之立时殒命，亦必增剧而生枝节。试观仲圣治厥阴下利之用白头翁汤，其义自明。盖厥阴虽当两阴交尽[1]，而具合晦朔[2]之理。阴之初尽，即阳之初生，其本阴，其标热，其体木，其用火，是以独称刚脏，而爵以将军，顾名思义，可以悟其治矣。世有治肝气惟崇刚燥者，骤则变痉厥，缓则成关格。人但知病之日深，而不知药之所酿，并及之，以为医家、病家两鉴焉。

【注释】

[1]两阴交尽：按照六经流注、疾病传变的次序，厥阴在太阴、少阴之后，因此说两阴交尽。

[2]晦朔：晦是阴历每月最后一天，朔是阴历每月第一天。晦朔，指从农历某月的末一天到下月的第一天，也指从天黑到天明。《医宗金鉴》载："厥阴当两阴交尽，又名阴之绝阳，宜无热也。第合晦朔之理，阴之初尽，即阳之初生，所以厥阴病热，是少阳使然也。"

【提要】本条主要论述霍乱治疗中顾护肝的重要性。

【精解】霍乱患者吐泻之后，津液丧失，阴分大亏，不能潜降肝阳，则肝风内动，患者多出现中气不足、手足瘛疭等表现，治疗当补中益气，柔肝潜阳。用异功散加木瓜、姜、枣治疗。按照五行相克的规律，木克土，甘能缓急，土不足，则反受木乘，即所谓土虚木乘。这里的肝风内动，应理解为脾虚气弱，肝失濡养所致的闭目摇头、面唇发青发黯、额上汗出、四肢厥冷、手足微搐、气弱神微等症，即"慢脾风"。故用异功散（参、术、苓、草、陈）、生姜、大枣补脾，木瓜酸温，柔肝止痉，防止对脾土过度克伐。

在霍乱的治疗当中，要注意护肝，护肝的重点在于顾护肝阴，治疗以养肝、柔肝为主。霍乱虽然是脾胃的疾患，但从五行而言，肝可疏土，有利于脾胃的运化，而脾胃不足，肝对脾土的克伐过度，导致脾胃愈虚，土虚木壅，可影响到肝气舒畅之性。热霍乱，阴液大伤，肝阴亦可不足，若再妄用温热之品，暗耗肝阴，则筋脉失养，肝风内动。肝五行属土，应东方，禀生发之气，主升主动，肝藏血，体阴用阳，喜柔顺，称之为"将军之官"。如果误用刚燥之品，劫夺肝阴，则虚风内动，甚至变为痉厥，影响脾土，导致病情变化。

【原文】怀抱奇治一男子，恣饮梅水，吐泻无度，手足厥逆，面色惨晦，声音不出，而脉沉伏，小水点滴不通，服药入口即吐，医告技穷。余思梅味酸主收，故小便癃闭，而果得麝则败，麝又香窜走窍，乃取麝半入脐中，半入鼻孔，病者即以手拂其鼻曰，此何物也？少顷，小水大下二三行，忽如醉而醒，梦而觉，越日索粥渐安。此无外因者，故但以败果[1]通窍，即能奏效，其巧思正不可及也。

【注释】

[1]败果：这里指麝香。

【提要】本案述用麝香治疗霍乱并发癃闭者。

【精解】梅水为何物，已不可考，可能为后世所谓酸梅汤，或者是以梅子为主要原料制作的饮料。梅子性平，味酸涩，具有收敛之功。患者大量饮用梅水而患霍乱，剧烈吐泻之后，手足厥逆、面色惨晦、声音不出，甚至小便点滴不通，用麝香纳脐中、塞鼻孔中，则小便利。小便不通，有责之上焦气滞不通，不能布散津液者；有因津液亏虚，小便生成乏源者；有小肠火盛，伤及津液者；有湿热下注，气化失司者。本案出现小便点滴不畅，主要有两方面的原因：其一是剧烈吐泻之后，患者津液大伤，小便生成不足，故无小便；其二则是上窍闭塞，水液布散失常，出现癃闭。麝香辛香芳烈，为通关利窍之上药，《本草述》云："麝香之用，其要在能通诸窍一语。"其上能通七窍，下可启二窍，故小便通利，神志得醒。

就中医治疗而言，霍乱出现小便不利，用麝香开窍利小便只是权宜之计，还要注意滋养阴液。如果一味追求小便通利，不但不会出现预期的疗效，反而会使病情加重。

本案例从西医学的观点理解，患者经过吐泻，已经出现水和电解质紊乱，外周循环不良，表现为手足厥逆、声音嘶哑、面色苍白，或许还可出现目眶凹陷、血压下降、指螺干瘪等脱水休克表现。患者出现小便点滴不通，出现少尿，提示肾脏灌注不良，甚至可能是严重的肾功能衰竭。对于此类患者，应当迅速足量补液，改善循环，纠正酸中毒与休克。

【原文】童杙庐治陈氏妇，盛夏病霍乱吐泻，腹中疗痛，四肢厥冷，冷汗溱溱，转筋戴眼[1]，烦躁大渴，喜冷饮，饮已即吐，六脉皆伏，虽曰霍乱，实脏厥[2]也。经云：大气入脏，腹痛下注[3]，可以致死，不可以致生，速宜救阳为急，迟则肾阳绝矣。以四逆汤姜、附各三钱，炙甘草、吴茱萸各一钱，木瓜四钱，煎成冷服，日夜连进三剂。四肢始和，危象皆退，口渴，反喜沸汤，寒象始露，即于方中佐以生津存液之品，两服而安。

按：此案论证用药，皆具卓识，其真谛全在喜冷饮，而饮已即吐，及服热药后仅喜沸汤也。设能受冷饮者，即为内真热而外假寒。然热证亦有胸下格拒不通，虽喜冷饮，饮已仍吐，必细细呷之，始能受也。亦有痰湿内盛，虽渴而喜热饮者，皆不可误认为寒也。故必辨舌苔之色泽，验小水之有无，始无遁情。案中未及，尚欠周详。且大气入脏，非人人共患之疫，而疫气流行之际，亦间有此一证。故医者必议病而用药，毋执方以杀人，是乃仁术。

【注释】

[1] 戴眼：指患者眼睛上视，不能转动。多因正气耗竭，使神志不慧，藏精之气不能上荣于目，太阳脉绝所致。

[2] 脏厥：是指内脏真阳极虚而引起的四肢厥冷。

[3] 大气入脏，腹痛下注：《灵枢·病传》载："大气入脏，腹痛下淫，可以致死，不可以致生。"马莳曰："大邪入脏，而腹痛下传，诚有易死难生者。"张志聪曰："大气，大邪之气也。"

【提要】本案述霍乱真寒假热证的辨治。

【精解】本例患者是真寒假热证。患者经过剧烈吐泻，阳气亦伤，甚至有亡阳的先兆，但阴寒盛于内，格阳于外，表现出一派阳热的假象：烦躁大渴，喜冷饮。然而患者四肢厥冷、冷汗淋漓、脉深伏不出，虽然喜冷饮，但得饮则吐，提示外在症状与疾病本身的属性并不符合，应为真寒假热证，故用四逆汤加减治疗。经治疗后，阴寒得却，阳气渐复，所以口渴而喜热饮，再用生津益气之品而痊愈。

在疾病的过程中，大多数情况下机体的症状能反映疾病的本质，但在有些情况下，机体的症状却是与疾病的性质相反的，即所谓真热假寒或真寒假热，需要医者加以鉴别。对于真寒假热证的鉴别可以从以下几个方面入手：①抓住反映本质的脉证，掌握病者的喜恶苦欲。病者所喜所恶、所苦所欲，多能反映疾病的本质，揭示疾病的寒热属性，为医者辨证的要点。如本例患者，虽然口渴喜凉饮，但得凉饮则吐，提示阴寒内盛而拒饮，经回阳救逆方药治疗后，反喜沸汤，更进一步提示体内阴寒较盛而阳气虚衰。②要善于发现矛盾之处。患者虽然烦躁大渴、喜凉饮，但冷汗溱溱，也提示阴寒盛极，阳气衰微。③要四诊合参，如舌象、脉象、小便等。④可以用试探性方法，如《景岳全书·传忠录》载："但以冷水少试之。假热者，必不喜水，即有喜者，或服后见呕，便当以温热药解之。假寒者，必多喜水，或服后反快而无所逆者，便当以寒凉药解之。"⑤可以通过之前的治疗效果反推，如真寒假热证，服用清热之品后，症状反加重，也可以反映疾病的本质，如下文倪姓病例。

【原文】倪姓患霍乱吐泻，审知始不作渴，四肢不逆，脉不沉细，易治之证。一医用大顺散[1]两帖，渐至于此。因见四逆，复加附子，脉证更剧。*我见实多。*童曰：此病一误再误，命将殆矣。若果属寒，投热病已。今反四逆，脉转沉细欲伏，乃酿成热深厥深，与热邪传入厥阴者何异？*辨证中肯。*

即以竹叶石膏汤，人参易西洋参，是。加黄连、滑石，两剂而安。同时有陆姓患此，医用回阳之剂，日夜兼进，岂真欲其速死哉，纸上谈兵，读书无眼者，往往如是，不仅粗工尔也，我见亦多。厥逆烦躁日增。病人欲得冷水，禁绝不与。可恨可叹！甚至病者自起，拾地上痰涎以解渴，可惨可怜！迁延旬日而死。能延旬日，则欲得冷水时，若能转计，犹可活也。噫！即使真属阴寒，阳回躁渴如是，热药之性，郁而无主，以凉药和之，病亦立起，不学无术，曷胜浩叹。

凉药和之妙理，未经人道。谢城。

【注释】

［1］大顺散：方见第四药方篇。

【提要】本案述热霍乱误治的病例。

【精解】与前一病案不同的是，此案霍乱患者刚开始发病时口不渴、四肢不逆冷、脉也不沉细，本属热霍乱，又前医用大顺散治疗后，症状反而加剧，更说明不是寒证，而是热证。如果是寒证，大顺散加附子治疗后症状应该缓解，现在症状更剧，反证明患者的病性为热性。但邪热为病，热象突出，容易消烁津液，多见口渴，现患者口不渴，且出现四肢不温、脉沉细而伏，应该是邪热亢盛于内，阳气为邪热所阻遏，不能达于肌表、四末所致，即所谓"热深厥亦深"，当清热为要。用竹叶石膏汤加减，患者病情缓解。陆姓患者虽然出现同样的表现，但为医者所误治，使用大剂温燥之品，消烁津液，患者甚至出现"拾地上痰涎以解渴"的惨象，但伤未引起医生的重视，最后阴竭而亡。

王氏将此案与童杜庐治陈氏妇案前后记述，暗含对照之意。前者为真寒假热证，本案为真热假寒证。这两个病案均属于"寒热真假"，经过医生的准确辨证，可以得到有效的治疗而痊愈，但陆姓患者的主治医生一误再误，最终导致患者失去治疗的机会。说明在霍乱的治疗当中，医生只有慧眼识证、大胆用药、仔细观察、灵活变通，方能挽救生命于顷刻之间。

【原文】张氏女，夏月患霍乱，医用姜、附、藿、朴、苓、连等药，呕吐虽止，腹痛不已，而痢五色。至第八日，童诊脉细数，沉部有力，两目罩翳，舌绛唇红，胸膈烦懑，口渴引饮，是暑秽之毒，扰乱中宫而病霍乱。苦热虽能开郁止呕，毕竟反助邪势，致变五色毒痢[1]。此暑毒尚不甚重，而兼湿邪，故仅变五色毒痢，若无湿而暑毒重者，早不救矣。与子和桂苓甘露饮加黄连、银花、黑豆，两服翳退，而诸恙递减，胃亦稍苏。因畏药不肯再服，余谓余邪未净，留而不去，戕害脏腑，必转他病，乃与三豆汤[2]加甘草频饮而愈。

【注释】

[1] 五色毒痢：又称五色痢。病名首见于《时病论·五色痢》，书中载："五色痢者，五色脓血相杂而下也。若有脏腑尸臭之气则凶。因于用止涩太早，或因滞热下之未尽，蕴于肠胃，伤脏气也。"《诸病源候论·痢病诸候》载："杂痢谓痢无定色，或水谷，或脓血，或青，或黄，或赤，或白，变杂无常，或杂色相兼而痢也。"五色痢为痢疾的一种，是急重症的表现。

[2] 三豆汤：即乌豆、赤小豆、绿豆各等分。出自《类编朱氏集验医方》，主治饮酒太过，衄血，吐血，起则无事，睡则尤甚。《本草纲目拾遗》载："每日煮汤，与小儿吃，出痘自稀。如遇痘毒，亦用此汤饮之，捣搽敷上，其毒自消。"

【提要】本案述热霍乱误治致成五色痢的证治。

【精解】患者为热霍乱，应当清热解暑利湿，却误用姜、附、藿、朴、茱、连等辛温之品，反助邪势，酿生热毒，内搏肠腑，壅塞气机，转为危重的五色痢，并且出现热毒炽盛，内舍营血的表现，如两目罩翳、舌绛唇红、口渴引饮。故用张子和之桂苓甘露饮加减，清暑化湿解毒，后期以三豆汤涤除余邪。

【原文】汤芷卿曰：常州伍某，素壮健，方啖饭，忽呼痛倒地，云胸膈如刀割，群医莫治，阅三日，恹恹待毙矣。一老人过问病情，令磨陈墨汁与啜，痛立止，病如失。因问是何证也？曰：记少时邻人患病类此，一老医以此法治愈，云误食天丝毒[1]也。想墨汁无害，故令试之，不料其果合耳。此证虽罕，设有之，人必以为干霍乱耳，故采之以广闻见。

【注释】

[1] 天丝毒：《宋本备急灸法·竹阁经验备急药方》载："鹰鹘鹳鹤之类，春夏多食毒蛇，抛粪空虚，间或悬在树梢，遇风飘扬，细如丝尘，人有当之者，则为天丝毒。"

【提要】本案述误中天丝毒的辨治。

【精解】王氏在这里提出干霍乱的鉴别。本案患者进食不久后，出现胸膈如刀割样疼痛，非常类似欲吐不得吐、欲泻不得泻之干霍乱。但患者"方啖食"，说明进食不久即出现症状，以胸膈疼痛为主，干霍乱虽然起病急，但一般不会刚进食完就马上出现症状，患者的表现更像误食毒物，所以老医判断为中天丝毒，用陈墨汁试探性治疗，结果疾病得以痊愈。古人认为，墨以陈者最良，有活血解毒、止血止痛之功。

【原文】固始[1]有人于元旦食汤圆讫，方出门贺岁，忽腹如火烧，痛不可忍，绝晕仆地，移时稍苏，而号痛声彻四邻。诸医皆云脉细如丝不治。痛极脉多细伏。越日，门外来一丐僧，家人辞以有病。僧云：何不问我？家人苦无策，姑令入。僧一望即曰：是误食蛇精也。神乎伎矣，世有饱读医书而不识一证，自命为儒医者，人因信其学问而并信其医，彼此贸贸。虽日杀人而不悔悟，宜乎畸人逸士之晦迹以遁也，可慨也夫。于破囊中取药一丸，以水研灌，移时病者起，呕如雀卵者数枚。僧曰：未也。复呕秽狼藉，出一物如鸡子大。僧曰：是矣。剖视乃血裹中蟠一小蛇，见人遽动，作势上下，病已若失，举家惊服，我亦拜服。叩其所以，云：多年陈谷，蛇交其上，余沥黏着，误入腹中，乃成此物。少停即洞胸腹出矣。僧径裹蛇而去。

按：挥霍撩乱，已不易平，必辨阴阳，始能奏绩。此证虽非霍乱，而病去迅疾，俨似食滞之干霍乱，且证势之撩乱，较霍乱为尤乱也。苟无破敌之才，徒有虚名之学，焉能平此大乱哉！用药如用兵，丐僧有之矣，采此以为拨乱反正者告，勿以资格用人也。凡腹中卒然大痛，在饮食后，而无别证可凭者，多系误食毒物，重用紫金丹，或玉枢丹研灌，似亦有效。

【注释】

[1]固始：县名，大致相当于今河南省固始县，位于河南省西南部。

【提要】本案述中蛇精毒的治疗。

【精解】这个病案不合情理之处颇多。古人所谓元旦，即现今的正月初一，患者食用汤圆时发生蛇精中毒。蛇为卵生动物，蛇卵外形可能与汤圆相似，但味道迥异，患者竟然没有分辨开？此其一也。患者吐出之物，如鸡子大，竟然从中发现小蛇，患者未经咀嚼，囫囵吞下？此其二也。"多年陈谷，蛇交其上，余沥黏着"，进入体内，竟能变成蛇卵？此其三也。王氏认为，"腹中卒然大痛，在饮食后，而无别证可凭者，多系误食毒物。重用紫金丹，或玉枢丹研灌"，这是可取的。

【原文】杨素园治其仲郎，壬子夏患干霍乱，身热不渴，口燥无苔，六脉俱伏，痛在胃脘，连及胸胁，势甚汹涌。先与地浆一碗，势少定，少顷复作，因径投大承气汤一帖，其痛即下行至脐间。又一帖，痛又下行，伏于少腹右角，按之则痛，不按则与平人无异。起病至此，已历周时，思食甚急，乃以绿豆煮粥与之，食后一切如常。惟少腹右角，按之仍有小块，隐隐作痛，遂重用当归、枸杞、蒌仁，佐以桃仁、红花，少加牛膝以导之，服一时许，腹中汩汩有声，下紫黑血一块，若五寸许，而少腹之痛块若失。此病治法，原出一时臆见，然竟以获痊，特录出，质之半痴，不知以为何如？

按：霍乱证，因于暑热者多，故感受稍重，极易入营。古人刺以泄血，及内服益母汤、藕汁、童溺，皆所以治营分之邪也。杨公子舌燥无苔而不渴，痛又及胁，必平日偶有络伤未觉，乃邪遂乘瑕而入也。承气之硝黄，并是血药，气行则瘀降，故痛得渐下。迨块在而按之始痛，且知饥能食，益见气分之病已蠲，而血分之邪尚匿，毋庸承气之直攻，改从濡化而曲导，操纵有法，余服其手眼之超。

景岳谓：饮食下行之道，必由少腹下右角而后出于广肠，自夸阅历而知，古人并未言及。盖渠尝治一人食面角，杂投巴豆、大黄而不效也。魏柳洲曰：就此观之，景岳平生临证，遗憾多矣。夫面角由胃入肠，既至少腹之角，岂能作痛如是。而又如拳如卵，必其人素有疝病，偶因食面而发，或兼当日之房劳，遂乃决张如是，故推荡之药不应，得木香、火酒一派辛热香窜而痛始止也。至谓食由少腹下右角而后出广肠，更堪捧腹，经谓大小肠皆盘屈十六曲，则左旋右折可知，岂如筒如袋而直下乎。嘻！

按：杨公子少腹右角之痛，设非乃翁卓识，医必误认食滞，特附录魏语以广其义，并为崇尚景岳者告。

【提要】本案述干霍乱出现下焦蓄血证使用下法治疗。

【精解】干霍乱，欲吐不得吐、欲泻不得泻，伴有剧烈的腹痛，又称"绞肠痧"。用地浆水治疗之后，病情有一定程度的缓解。因腹痛，急用大承气汤下之，疼痛部位转移到脐间，再下之，则转移到少腹右侧，再用凉血活血、润肠通便之法，下紫黑血一块，腹痛遂消。

干霍乱的病位在中焦，为秽浊之气阻于中焦，气滞不通所致，多为气分病变，极少有深入血分者。如果患者素体络伤，或宿有积滞在肠腑中，暑热又盛，则暑热之邪可深入血分，形成血热互结、腑实之证。治当通腑泄热，活血通瘀，用大承气汤等治疗。但若暑热伤气，则肠腑传导无力，单纯用大承气汤等攻下，"气虚不能运药"，效果比较差，又需要益气养血、润肠通便之法。暑热深入血分，或患者素有络伤瘀血，则热易与血相搏，结于下腹，出现少腹右角疼痛，用桃仁、红花，破血散瘀。重用当归，一则可以活血化瘀养血，二则可以补血，三则可以润肠通便。枸杞、瓜蒌仁滋阴增液，润肠通便。

魏柳洲即清代名医魏之琇，著《续名医类案》。魏柳洲提出患者可能素有疝气，再感受暑热之邪发为干霍乱，也会出现腹痛，且以右下腹角疼痛为主。疝气多责之于寒凝肝脉，以暖肝散寒、理气止痛为主要治法，常用《景岳全书》之暖肝煎，方中"木香、火酒一派辛热香窜而痛始止"。大承气汤以攻下为主，且性偏寒凉，故用之无效。

【原文】山阴田雪帆明经晋元，著《时行霍乱指迷》，辨正世俗所称吊脚痧一证，以为此真寒直中厥阴肝经，即霍乱转筋是也。初起光腹痛，或不痛，泻利清水，顷刻数十次，少者十余次，未几即手足抽掣，呕逆口渴，厥逆声嘶，脉微欲绝，舌短，目眶陷，眼上视，手足青紫色，或遍身青筋硬凸如索，汗出脉绝。急者，旦发夕死。缓者，二三日或五六日而死。世医或认为暑湿，妄投凉泻。或认为痧气，妄投痧药，鲜有不毙。宜用当归四逆加吴茱萸生姜汤，水煎冷服。轻者，二三剂即愈；重者，多服几剂，立可回生，真神方也。如呕者，加制半夏三钱，淡干姜一钱。口渴恣饮，舌黄，加姜汁炒川连五分，为反佐，经所谓热因寒用也。腹中绞痛，名转筋入腹，加酒炒木瓜三钱。手足冷过肘膝，色见青紫，加制附子三钱。此证种种，皆肝经见证耳。缘坎中真阳，为邪寒所逼，因之外越，所谓内真寒而外假热也。但以脉辨之，自无游移矣。

寒犯厥阴而为霍乱转筋者，容或有之，岂可以概论时行之证耶？果系寒犯厥阴，而吐利汗出，则当用吴茱萸汤加减，或乌梅丸法，不当用当归四逆加吴茱萸生姜汤。以当归四逆，本桂枝汤加当归、通草、细辛，通血脉以疏肌表，非汗出脉绝之证所可轻尝。至脉不可凭，必以口渴、舌黄、喜冷饮为辨真热假寒之确据。竟敢颠倒其说，曲为妄解，何欺人之太甚哉？书生纸上谈兵，好发想当然之议论，惑世诬民，大率类是，不可不辨也。故附录于此。

【提要】本案述霍乱转筋误为寒犯厥阴的辨证与治疗。

【精解】患者手足抽掣、呕逆口渴、厥逆声嘶、脉微欲绝、舌短、目眶陷、眼上视、手足青紫色，或遍身青筋，实为霍乱吐泻之后，津液大伤，筋脉失养而挛急动风之象，治疗当清热化湿，柔筋缓急。但因出现筋脉拘急等肝经症状，很容易误认为寒凝肝经之吴茱萸汤证，用当归四逆加吴茱萸生姜汤治疗，并以附子等回阳救逆。王氏认为，两者的差异在于口渴与否、舌苔黄与白、喜冷饮与否。本案提示，在辨治霍乱之时，应注意类证的鉴别，往往舌、脉、口渴等表现能揭示疾病的本质。

梦影

【原文】道光元年冬，金履思丈，念祖父之劳勩[1]，命余佐理醮[2]，务于婺州之孝顺街。公余之暇，辄披览医书，焚膏继晷[3]，乐此不疲。三年夏间，主政周光远先生，年二十七，体极腴晳，登厕后，忽体冷自汗，唇白音低，佥[4]以为痧，欲进开窍等药。时余年十七，窃握其臂以诊之，脉已微软欲绝，因力排众议曰：此阳气之欲脱，非痧邪之内闭，再投香散，殆速其危也。人皆以童子何知而笑之，幸先生闻而首肯者再，仓卒不及购药，余适有琴仙妹所贻三年女佩姜[5]一块，约重四五钱，急煎而灌之，即安。后用培补，率以参、芪、术、草为主。盖阳气偏虚之体也，先生甚德之，视余若弟，且逢人说项[6]，遂以浪得虚名。癸卯为余刊治案，余愧无以报也。先生年五十，无疾而逝，犹是阳虚暴脱耳。无子，一女适蔡氏，其夫人年逾六旬，杭垣再陷后，未知下落，无从探访，追录是案，抱憾滋深。

【注释】

［1］勚（yì亿）：原意指器物磨损，失去棱角、锋芒等，这里当劳苦讲。

［2］醝（cuó痤）：盐的别名。

［3］焚膏继晷（guǐ鬼）：唐代韩愈《进学解》载："焚膏油以继晷，恒兀兀以穷年。"膏，油脂，指灯烛。晷，日影，指白天。形容工作、学习勤奋。

［4］佥：副词，都。

［5］佩姜：旧时风俗，女子佩戴姜以辟秽。《本草纲目》载："凡早行山行，宜含姜一块，不犯雾露清湿之气，及山岚不正之邪。"

［6］逢人说项：出自唐代李绰《尚书故实》，书中载："杨祭酒敬之爱才，公心尝知江表之士项斯。赠诗曰：'处处见诗诗总好，及观标格过于诗。平生不解藏人善，到处逢人说项斯。'"后用来泛指到处说某人的好话。

【提要】本案述用姜回阳救逆。

【精解】金履思为王孟英的父执辈，念及王孟英父亲的劳苦，请王孟英去婺州帮忙。主政周光远突然出现身体发冷，大汗不已，面色、口唇发白，语声低微。旁人误认为是痧证，但王氏诊脉发现，其脉微软欲绝，结合面色苍白、身体发冷、大汗淋漓等表现，果断诊为阳气暴脱之证，用女子所佩戴的姜（实际上类似于干姜）大剂投入，经治疗后缓解。

患者素体"腴晳"，即体态丰腴，皮肤白晳，是"形盛气虚"之人，最易阳气不足，而暑热之气也易耗气伤阴。三夏之际，突然出现身体发冷、大汗不已、面色和口唇发白、语声低微的表现，很容易误诊为痧证，但王氏经过仔细诊察，发现无痧证之脉深伏不出之象，判断为阳气暴脱之证，用回阳救逆的方法治疗，病情得以缓解。本案提示，虽然痧证多发于夏季，但出现类似于痧证的表现，也应当仔细诊察，不可一概而论为痧证，诊察的关键仍在脉、舌等表现，这里着重指出，暗含鉴别之意。王氏之所以能在众人都认为是痧证的议论当中，独断为阳气暴脱，得益于其孜孜不倦的学习。

【原文】又癸卯冬至前一日，管椒轩大中丞[1]，忽于溺后汗淋气短，色夺言微。余适往灵隐送葬，三遣弁丁速余至署，已痧药进之屡矣，莫可挽回。凡阳气极虚之人，便溺后忽然欲脱，是急宜参附回阳之证，误认为痧，多致决裂。治霍乱者，须明辨之。

孝顺一仓夫，丙戌春，忽患急证，扒床拉席，口不能言，问其所苦，惟指心抓舌而已。人皆以为干霍乱，余谓干霍乱何至遽不能言，且欲抓舌，似中毒耳。或云：同膳数人，何彼中毒？然刮之焫之皆不验。余以夤夜[2]无从购药，令取绿豆二升，急火煎清汤，澄冷灌之，果愈。越日询之，始言久患痹痛，因饵草头药一服，下咽后即心闷不可耐，舌麻不能言，而旁人不知也。

一伎自幼喜食蚕蛹，及笄[3]游上江者数年，久不食此。二十二岁比旋杭，得与家人畅啖，正欢笑间，腹痛陡作，随地乱滚。或以为绞肠痧，亟拉余勘之，脉色皆和，非痧非食也。若以为中毒，则共食老少皆无恙。谛思之，虽以椒、蒜炙熟，与人同啖，恐其中有一二枚或异者，亦未可知。蚕，动物也，与马同气，其性热，更益以椒、蒜之辛。姑仿中马肉毒例治之，命吸人乳，果饮下即安。

【注释】

［1］大中丞：明清巡抚的别称。管椒轩（管橘群）在道光二十三年任浙江巡抚。

［2］夤（yín 银）夜：夤夜为深夜 21 点至 23 点。

［3］及笄（jī 鸡）：古代汉族女子满 15 周岁结发，用笄贯之，故称女子满 15 周岁为及笄，也指已到了结婚的年龄。

【提要】以上三个均是其他疾病误认为霍乱的病案。

【精解】第一个病案是管椒轩小便后，出现阳气暴脱。管椒轩为浙江巡抚，养尊处优，即所谓"尊荣人"，此类人群多形盛气虚，素体阳气容易不足。肾中阳气蒸腾津液而为小便，对于正常人来说，排尿不会出现异常，但极少数阳气素虚者，在排便时可能由于尿液的排出而出现阳气暴脱的表现，急当回阳救逆，不应当作痧证看。

第二个病案为患者因为痹证服草头药后出现类似干霍乱的中毒症状。所谓

"草头药"，多是民间流传，未经医生处方而自行配制的草药，部分是有毒的。根据患者所患为痹证、服药后"心闷不可耐，舌麻不能言"、用绿豆水可解毒等情况，推断草头药中可能含乌头、附子之类的药物。

第三个病案是进食蚕蛹之后，出现中毒症状。从患者先是被误诊为"绞肠痧"判断，患者发病季节应该在夏季。江南一带所养蚕为"晚蚕"，或称之为"热蚕""夏蚕"，蚕蛹多为辛温之品，有助阳的功效，但有小毒。用椒、蒜等烹制，阳热之性更盛，所以出现类似干霍乱的症状。王氏之所以"仿中马肉毒例"治疗，是因为古人认为蚕和马有相似之处。如陶弘景《名医别录》认为："僵蚕为末，涂马齿，即不能食草。以桑叶拭去，乃还食。此见蚕即马也。"《本草纲目》载："马与龙同气，故有龙马；而蚕又与马同气，故蚕有龙头、马头者。蜀人谓蚕之先为马头娘者以此。"古人认为，"中牛马毒，人乳饮之良"，故用人乳治疗。

以上三个病案，症状类似霍乱而非霍乱，故王氏特别提出，不能见到类似霍乱的症状，不加详察，就一概认为是霍乱，在诊疗疾病的时候，不可拘于一定眼目，思路应该更广，要四诊合参、详细了解病史，才不会犯误诊失治的错误。

【原文】己丑五月，天气骤热，先慈[1]陡患霍乱，肢冷自汗，脉微苔白，腹大痛，欲重按，是中虚有素，因热而受寒侵也。进大剂理中汤加桂枝、白芍，覆杯而愈。此所谓舍时从证也。

【注释】

[1] 先慈：指王氏的母亲。

【提要】本案述霍乱阳虚的证治。

【精解】王氏母亲夏季患霍乱后出现阳虚的表现，所以用理中汤加减治疗。患者提出这个病例意在提示，虽然在炎夏季节，也不一定均为感受邪热，也有阳虚之体，临床应仔细鉴别。虽然有"用热远热"之诫，但临床应根据具体情况具体分析，不为定见所拘。

【原文】丁酉八九月间，杭州盛行霍乱转筋之证，有沈氏妇者，夜深患此，继即音哑厥逆。比晓，其夫皇皇[1]求治，余诊其脉，弦细以涩，两尺如无，口极渴而沾饮即吐不已，足腓坚硬如石，转时痛楚欲绝，乃暑湿内伏，阻塞气机，宣降无权，乱而上逆也。为仿《金匮》鸡矢白散例，而处蚕矢汤一方，令以阴阳水煎成，候凉徐服，此药入口竟不吐，外以烧酒，令人用力摩擦其转戾坚硬之处，擦及时许，郁热散而筋结始软，再以盐卤浸之，遂不转戾，吐泻渐止。晡时复与前药半剂，夜得安寐，次日但觉困极耳，与致和汤数服而瘳。后治相类者多人，悉以是法出入获效，惟误服附子者，最难救疗。

此证火酒摩之时许，郁热散而筋渐舒，则转筋虽因火炽，必兼外寒郁遏而始反戾也。大抵霍乱寒热相搏者多，虽知其为寒为热，亦须反佐以治，盖即此理。_{谢城。}

【注释】

[1] 皇皇：同"遑遑"，指匆忙。

【提要】本案述用烧酒按摩治霍乱转筋。

【精解】本例患者属于热霍乱，后出现霍乱转筋，且足腓僵硬的症状尤为突出，内服蚕矢汤后，转筋并没有缓解，即用烧酒外敷，用力按摩足腓，经治疗后，转筋的症状缓解。霍乱转筋，多用蚕矢汤或《金匮要略》之鸡矢白散治疗。此案例，王氏用烧酒为辅料，按摩转筋之处，起到舒筋活络、促进血行的作用，再配合药物治疗，转筋的症状消失。提示在霍乱转筋发生的时候，除可以采用内服药物的治疗，外用按摩等法也不失为一种选择。

西医学意义上的霍乱，也会发生腓肠肌、腹直肌痉挛的症状，多是在剧烈吐泻之后，水电解质紊乱，如钠、钙、镁等离子大量流失，出现肌肉异常收缩所致，治疗方法以补充水电解质为主。

谢城认为，霍乱转筋是"外寒郁遏而始反戾"。从中医传统认识来看，霍乱转筋多是津液大伤，筋脉失养所致，如《黄帝内经》载"诸转反戾，水液浑浊，皆属于热"，多从热立论。夏季暑热当令，湿气偏盛，人多贪凉喜冷，故虽属热霍乱，也有夹寒者，或内有暑湿而兼有外寒。寒主收引，在患热霍乱出现转筋之时，会加重筋脉拘急的症状。

【原文】郑凤梧年六十余，秋间患霍乱，凛寒厥逆，烦闷躁扰，口不甚渴。或以为寒，余察脉细欲伏，苔白而厚，乃暑湿内蕴未化也。须具燃犀之照[1]，庶不为病所蒙。因制燃照汤与之，一饮而厥逆凛寒皆退，脉起而吐泻渐止，随以清涤法而愈。

【注释】

[1] 燃犀之照：典出《异苑》，"晋温峤至牛渚矶，闻水底有音乐之声，水深不可测。传言下多怪物，乃燃犀角而照之"。比喻能明察事物，洞察奸邪。

【提要】本案述热霍乱似寒霍乱的证治。

【精解】患者秋间患霍乱，并且出现凛寒、厥逆、口不渴等类似寒霍乱的症状，但王氏诊察发现，患者脉细欲伏、苔白而厚，应为暑湿未完全化热，即用燃照汤治疗，邪去而气机通畅，里外通和，厥逆、凛寒等症状消失。后暑热之象渐现，用清凉涤暑的方法治疗而痊愈。

本案的发病季节为秋季，秋凉已肃，燥金当令，易于形成寒邪。患者初起表现为"凛寒厥逆，烦闷躁扰，口不甚渴""苔白而厚"，但经过燃照汤治疗之后，症状明显缓解，说明仍是暑湿。患者之所以出现"凛寒厥逆"，是暑湿内蕴，外郁于肌表，阳气不能外达，表气不舒所致，并非寒邪束表，"烦闷躁扰"则是暑湿内蕴，扰及心神的表现，"口不甚渴"是暑湿尚未完全化热，津伤不甚的表现。本案比较复杂，所以王氏认为"须具燃犀之照，庶不为病所蒙"，而"燃犀之照"则来自于扎实的理论功底和丰富的临床实践经验。

【原文】一贵妇年少体瘦，初秋患霍乱转筋，舌绛目赤，大渴饮冷，脉左弦强而右滑大，此肝胃之火素盛而热复侵营也。以白虎汤去米、草，加生地、蒲公英、益母草、黄柏、木瓜、丝瓜络、薏苡，一剂知，二剂已。丹溪云：转筋由于血热，此证是矣。

【提要】本案述邪入营分之霍乱转筋的证治。

【精解】患者形体偏瘦，"瘦人多火"，体质上偏于阴液不足，霍乱吐泻，更伤其津液，而津血同源，营气通于心，津伤甚则暗耗营血，血不养筋。患者舌绛、目赤，是营血分有热；脉左弦强，是肝火偏盛，肝火盛则肝阴不足，右脉滑大；大渴饮冷，是胃热偏盛。所以，患者是肝胃火盛而营血暗耗。与典型的营分证"口渴而不欲饮"不同的是，患者"大渴饮冷"，是津液损伤更严重的表现。邪势正盛，当以祛邪为第一要义，故去白虎汤中具有补益作用的粳米、甘草，加黄柏、木瓜、丝瓜络、薏苡仁等清热利湿，通络缓急，加生地黄、蒲公英等凉血清营解毒，加益母草养血活血。

"丹溪云：转筋由于血热。"此处的血热，应该理解为邪热消烁津液，或及营血，导致筋脉失养，即热极生风证，与温病血分证耗血动血之"耗血"有相似之处，但不一定见到明显的出血。

【原文】一丁姓者患霍乱，苔色白薄而不渴，但觉口中黏腻。彼自知医，欲从寒湿治。余曰：中焦原有寒湿，所以不渴。然而黏腻，岂非暑入而酿其湿为热乎？以胃苓汤去甘、术，加苡仁、川连、半夏、枇杷叶，二剂而瘳。

【提要】本案述素有寒湿又患热霍乱的证治。

【精解】患者所患霍乱为热霍乱，但素体有寒湿内蕴，虽感受暑湿之邪，内湿与外湿相合，临床表现热象也不明显。口中黏腻，是热的表现，如《温热论》载："再舌上白苔黏腻，吐出浊厚涎沫，口必甜味也，为脾瘅病。乃湿热气聚与谷气相搏，土有余也，盈满则上泛。"患者感受暑湿，素体又有寒湿，湿浊偏盛，用胃苓汤去苍术以芳香化湿，加薏苡仁、黄连、半夏、枇杷叶等辛开苦降，清化湿浊。本案的治疗加用佩兰化湿亦可，即叶天士所说"当用省头草芳香辛散以逐之则退"。

【原文】钱某患霍乱，自汗，肢冷，脉无。平日贪凉饮冷，人皆谓寒证，欲用大剂热药。余曰：苔虽白，然厚而边绛，且渴甚，头大痛，不可因寒凉致病，而竟不察其有暑热之伏也。遂以五苓去术，加黄连、厚朴、黄芩、竹茹、木瓜、扁豆，服后脉稍出，汗渐收，吐利亦缓。即去肉桂、加桂枝、滑石、甘草，头痛吐利皆止，苔色转黄，随用清暑和中而愈。

【提要】本案述素体寒湿内蕴，暑热内伏霍乱的证治。

【精解】患者贪凉喜冷，损伤脾胃阳气，脾胃气伤，则失司而水湿内停。感受暑湿之后，湿浊郁遏暑热于内，不得发越，所以舌苔白厚而舌边绛、口渴甚、头大痛；暑热在内，迫津外泄，则自汗；湿浊郁遏暑热于内，阳气不能外达，则肢冷。种种表现，均提示暑热内蕴而湿浊偏盛，故用五苓散加减，用黄连、厚朴、黄芩、竹茹、木瓜、扁豆清热涤暑化湿，湿浊得化，阳气渐舒，故脉稍出，暑热得清，则汗亦收。随着湿浊清利，热势渐伸，苔色转黄，用清暑之法而痊愈。

【原文】一少年体肥畏热，因酷暑，午餐酒肉后，以席铺砖地而卧。觉即饱啖西瓜，至晚觉头重恶寒，夜分吐泻大作，四肢拘急，汗冷息微，时时发躁。黎明速余勘之，脉沉弱。予浆水散加吴茱萸、厚朴，投匕[1]即瘥，改授厚朴生姜半夏甘草人参汤，数服而愈。

【注释】

[1] 匕：即方寸匕的简称。方寸匕系古代量取药末的器具名，其形状如刀匕，大小为古代一寸正方，故名。一方寸匕金石药末约为 2 克，草木药末为 1 克左右。

【提要】本案述霍乱兼有表证的证治。

【精解】患者形体肥胖而怕热，且当值暑季，暴饮暴食，饱啖西瓜，在砖地上睡卧，发生暑湿内蕴而寒邪束表之霍乱，故用浆水散加吴茱萸、厚朴以温里化湿解暑，外散表寒，后用厚朴生姜半夏甘草人参汤而痊愈。

【原文】陆叟年七十余，仲秋患霍乱，自服单方二三日，呕吐虽已，利犹不止，且频频作哕，声不甚扬，面赤目闭，小便不通。医云：高年戴阳证原不治，且延已数日，纵投大剂回阳，亦恐不及。余视之，脉虽虚软，并无脱象，况舌赤而干，利下臭恶，气分伏暑，业扰及营，虑其络闭神昏，胡可再投热剂？闻所煎之药，桂气扑鼻，试之必死。迫令将药倾泼，遂以紫雪三分，用竹茹、枇杷叶、通草、丹参、连翘、石菖蒲、桔梗、黄芩、芦根煎汤，候凉调而徐服。次日复诊，目开哕止，小溲稍行。于前方裁紫雪，加石斛、苡仁，服二剂利减，能啜米饮矣。随用致和汤，十余服而瘳。

【提要】本案述霍乱营热阴伤的辨治。

【精解】患者高年，阴津本已不足，又患霍乱，经过治疗之后，呕吐停止而腹泻仍在，阴津大伤。霍乱的病位在中焦脾胃，吐泻之后，胃之津气亦伤，胃气上逆，出现频频作哕，但为虚证，故声音低微。津气两伤而邪热亢盛，故面赤目闭，津亏而小便生化乏源，故小便不通。患者面赤而目闭，且发生于剧烈吐泻之后，非常像津气两伤之戴阳证，但脉虽虚软，并不散乱，舌红（绛）赤而干，是邪热扰及心营。之所以称之为气分伏暑，是因为患者在夏季感受暑湿，逾时而发，因此称作"伏暑"。用紫雪丹清心、凉营、开窍，竹茹、枇杷叶、通草、丹参、连翘、石菖蒲、桔梗、黄芩、芦根等滋阴、凉营、泄热，经治疗后神志苏醒，津液得复而小便稍行。患者神志已转清，故去紫雪丹，用石斛养阴，薏苡仁化湿，经治疗后痊愈。

一般而言，剧烈吐泻之后，不但津液大伤，气随津脱，阳气亦伤，导致虚阳浮越，出现面红如妆，舌胖嫩，脉浮大、按之空虚无力等表现，治疗当回阳救逆。本案患者"频频作哕，声不甚扬，面赤目闭，小便不通"，"脉虽虚软，并无脱象"，且舌红（绛）赤而干，是邪热入营，所以用清心凉营、开窍泄热的方法治疗后痊愈。

戴阳证与邪热入营的鉴别点在于：前者虽然面红赤，但多伴见气短、呼吸迫促、大汗淋漓、倦怠懒言等虚证的表现，且脉散乱无力，甚至急促；后者也可以出现面赤，但同时伴见身热夜甚，烦躁，甚至神昏，舌质红绛，脉细数。

【原文】戊戌夏，倪怀周室新产数日，患呕吐泄泻，时时自汗，人皆危之。余曰：此非真霍乱也。然较真霍乱尤险，以其犯产后三禁，而脉微欲绝，亟宜峻补，迟恐无济也。予东洋参、龙、牡、芪、术、木瓜、扁豆、茯神、石英、酒炒白芍、橘皮为剂，四服而瘥。

新产后用参、芪大补，而又当盛夏之时，非有真知灼见者，不能也。诚以天下之病，千变万化，原无一定之治，奈耳食之徒，惟知执死方以治活病，岂非造孽无穷，亦何苦人人皆欲为医，而自取罪戾耶？钱塘周镳光远。

此证正惟产后，放胆参、芪，犹人所能及，须看其余药，一一合拍，盖得效不仅在参、芪也。至此方可云峻补，然惯服补剂者，必嫌其轻。加鹿角、五味等，必贻害矣。古来多少佳方，为妄人加减，贻害者何限？谢城。

【提要】本案述产后出现吐泻的证治。

【精解】本案比较特殊。患者为新产妇，多血窦空虚，容易感邪。夏季感受暑湿之邪后，患者出现吐泻症状，并且频频汗出、脉微欲绝，提示气阴两伤尤其严重。《景岳全书》卷三十九载产后三禁"谓不可汗，不可下，不可利小便"，是说产后气血本亏，如若再予发汗太过，则亡阳伤气，予攻下太过，则亡阴伤血，予利小便太过，则损伤津液。患者剧烈吐泻，又时时汗出，故王氏说"非真霍乱也。然较真霍乱尤险"，且见"脉微欲绝"之亡阳证，急用东洋参（即高丽参）、龙骨、牡蛎、黄芪、白术、石英、白芍等回阳救逆，敛阴固脱，木瓜、扁豆、茯神化湿。谢氏认为可用鹿角、五味子，可以参考。

【原文】王某久患吐血，体极羸弱。沈琴痴拉余治之，甫得渐愈，乃庚子夏酷热之时，陡患霍乱转筋，大汗如雨，一息如丝，人皆谓无生理矣。余不忍轻弃，勉用西洋参、枇杷叶、龙、牡、蚕沙、木瓜、扁豆、苡仁、滑石、桑叶、石斛、豆卷，地浆煎服之，良愈。调理旬日，仍服滋补以治宿恙。

【提要】本案述宿疾合并霍乱的证治。

【精解】患者久患吐血，即所谓"亡血家"。亡血家多气血津液亏虚，所以患者身体极羸弱。又患霍乱，剧烈吐泻，已经出现"大汗如雨，一息如丝"的亡阴症状。"有一分津液，便有一分生机。"急则治标，用西洋参、龙骨、牡蛎等回阳救逆敛阴；枇杷叶、蚕沙、木瓜、扁豆、薏苡仁、滑石、大豆黄卷、地浆等清暑化湿；桑叶、石斛滋阴息风解痉。缓则治本，患者霍乱治愈后，则缓治其宿疾。

现代多用枇杷叶治疗痰热咳嗽，而王氏认为其"可杜暑湿时疫"（参见"治法篇"之"策应")。大豆黄卷，即用黑大豆发芽，长到寸许，取皮，阴干使用，具有"除胃中积热，消水病胀满"的作用，温病中多用其清暑化湿。

【原文】倡女蔼金，年二十七，患时疫颇危，余为治瘥矣。忽又求诊，云患急痧。及察其脉甚细，而按之数紧，神极萎顿，吁吁而喘，泛泛欲呕，眉锁春山，泪含秋水，腮红腹痛，舌润，口和，肢楚欲捶，指尖不冷，似房劳太过，寒袭奇经之男劳复[1]也。然大病方瘳，或不因是，知其性情通脱，因微询曰：夜来勿过劳乎？渠谓以君善治隐曲，敢尔乞怜。既得其情，但求援手，余闻而矜之，遂以胡桃肉、破故纸、龙、牡、鹿角霜、菟丝、覆盆、枸杞、茯苓、小茴、当归、韭子为方。一剂知，二剂已。若贸贸然竟作干霍乱治，当何如耶？干霍乱而误投此法，又当何如耶？

临证如神，叙证如绘，佛心仙手，其言蔼然。而一片灵光，传之纸上，效颦不易，洵是天才。仁和胡耀曾荣甫。

【注释】

［1］男劳复：指伤寒、温热病瘥后，余邪未清，因过度劳累复发者。《三因极一病证方论·劳复证治》载："伤寒新瘥后，不能将摄，因忧愁思虑，劳神而复，或梳沐洗浴，作劳而复，并谓之劳复。"本文所谓"男劳复"，是疾病新瘥后，房劳过度而出现的病变。

【提要】本案述房劳过度合并痧证的证治。

【精解】患者大病新瘥，元气未完全恢复，又房劳过度，耗其精，复感寒邪，袭于奇经，出现肢体酸楚疼痛、脉细、按之数紧、神极萎顿、吁吁而喘、泛泛欲呕、腮红腹痛、舌润、口和、指尖不冷，以温补奇经散寒为主，用重浊、血肉有情之品以填补肾精。用胡桃肉、破故纸、龙骨、牡蛎、鹿角霜、菟丝子、覆盆子、枸杞子、茯苓、小茴香、当归、韭菜子等。

【原文】戚媪者，年六十余矣。自幼佣食于杭州黄莲泉家，忠勤敏干，老而弥甚，主仆之谊，胜于亲戚也。壬寅秋，患霍乱转筋。余视之，暑也。投蚕矢汤，两服而瘥。三日后，忽倦卧不能反侧，气少不能语言，不食不饮，莲泉惶惧，就近邀一老医诊之，以为霍乱皆属于寒，且昏沉欲脱，定附子理中汤一方。莲泉知药猛烈，不敢遽投，商之王君安伯。安伯云：且勿服也。若谓寒证，则前日之药，下咽即毙，吐泻安能渐止乎？莲泉大悟，仍着人飞刺[1]，招余往勘。余曰：此高年之体，元气随吐泻而虚，治宜用补。第余暑未清，热药在所禁耳。若在孟浪之家，必以前之凉药为未当，今日温补为极是。纵下咽不及救，亦惟归罪于前手寒凉之误也。设初起即误死于温补，而举世亦但知霍乱转筋是危险之病，从无一人知此证有阴阳之异，治法有寒热之殊，而一正其得失者。况一老年仆媪，非贤主人，亦焉肯如是之悉心访治乎？此病之所以不易治而医之所以不可为也。今莲泉见姜附而生疑，安伯察病机之已转，主人恺恻[2]而心虚，客亦多才而有识，二美相济，遂使病者跳出鬼门关，医者卸脱无妄罪。幸矣！幸矣！乃以高丽参、麦冬、知母、葳蕤、木瓜、扁豆、石斛、白芍、苡仁、甘草、茯苓等，服六剂，始能言动，渐进饮食，调理月余而健。蒉斋谓余云：此余热未清，正气大虚者之治法。更有不因虚而余焰复燃者，须用炼雄丹治之。

是证以半痴之学问，莲泉之厚德，安伯之见识，三美相济，始能起九死于一生。世之执死方治活病，视仆婢如草芥，不分皂白，信口雌黄者，读此能无愧死耶？光远。

【注释】

[1] 飞刺：刺，名片。飞刺，这里是迅速通知的意思。

[2] 恺恻（kǎi cè 凯册）：意思是对受苦难的人表示同情，心中不忍。

【提要】本案述霍乱治疗后出现虚证的治疗。

【精解】患者发生霍乱，经蚕矢汤治疗后，症状消失，可推断此霍乱为湿热所致，并非寒湿。霍乱吐泻之后，本来就容易伤气耗津，且年高之人，耗气伤津更甚，所以吐泻症状消失后，出现"倦卧不能反侧，气少不能语言，不食不饮"之症。这是气阴两虚的表现，如果误认为寒证，妄投大热之品，无异于火上浇油，而助邪势，即叶天士所谓"炉烟虽熄，灰中有火"，宜改用益气养阴、化湿清热之品，患者得以康健。本案提示在治疗霍乱时，应根据病情灵活选方，勿拘泥于"死方"，否则将贻误患者性命。

在治疗霍乱时，医者既要见识高超，以救助患者生命为要，患者家属也要选择良医，做到医者医术高超、患者家属惜人性命、观者独具灼识的"三美相济"，才可能取得比较好的疗效。

【原文】周光远先生归杭定省，七月十八夜，患霍乱转筋甚剧，仓卒间误服青麟丸钱许，势益甚。侵晓[1]召余诊，脉微弱如无，耳聋目陷，汗出肢冷，音哑肉脱，危象毕呈，药恐迟滞，谓其太夫人先浓煎参汤，亟[2]为接续，随以参、术、苓、芍、附、桂、干姜、扁豆、木瓜、苡仁、莲实为方。终剂。即各证皆减。盖气分偏虚之体，不禁吐泻之泄夺，误饵苦寒，微阳欲绝，故以真武、理中合法以复脾肾之阳。诘朝[3]再视，脉起肢和，即裁附、桂、干姜，加黄芪、石斛，服旬日痊愈。凡吐泻甚而津液伤，筋失其养，则为之转。故治转筋者，最要顾其津液，若阳既回，而再投刚烈，则津液不能复，而内风动矣，此寒霍乱之用附、桂，亦贵有权衡，而不可漫无节制，致堕前功也。

余此番之病，危同朝露，若非半痴，恐不能救，尝闻张柳吟先生云，使病者听半痴论病之无微不入，用药之无处不到，源源本本，信笔成章，已觉疾瘳过半。古云：檄愈头风[4]，良有以也。光远。

案中议论极精微，凡用药皆宜具此权衡，方无过当之言。否则药虽中病，而服之不止，反受其害，不但热药耳。定州杨照藜素园。

霍乱之霍，即霍疾之义，谓乱之最速者也。尝见体素丰腴之人，一病半日，仅存皮骨，其伤人之速可知。盖霍乱脾土先伤，脾主肌肉也。谢城。

【注释】

［1］侵晓：天色渐明之时，拂晓。

［2］亟（qì 气）：急迫的意思。

［3］诘朝：早晨。

［4］檄愈头风：《典略》载："琳作诸书及檄，草成呈太祖，太祖先苦头风，是日疾发，卧读琳所作，翕然而起曰：'此愈我病。'"

【提要】本案述霍乱出现阳气损伤的治疗。

【精解】霍乱吐泻之后，既会导致津液受伤，亦会导致阳气随津液而大伤。霍乱出现"脉微弱如无，耳聋目陷，汗出肢冷，音哑肉脱"，是明显的津气两伤的表现，有阳气暴脱的危险。此时，应当加用辛温之品回阳、温阳，不能再用苦寒之品，以免更伤阳气。本案与前案参看可以发现，霍乱的治疗中，益气养阴、清热化湿、回阳救逆等治法的使用，必须结合患者的实际情况，灵活运用，不可执一法而治诸证。

霍乱出现转筋，应以顾护津液为主，所谓"柔则养筋"，不能用刚烈之品，如附子、干姜、肉桂等，即使在必须使用的时候，也不可过剂，否则更伤其阴。阴液亏耗，筋脉失养，则可引动内风。

【原文】陈艺圃亦知医，其室人于仲秋患霍乱转筋，自诊以为寒也。投热剂，热益甚，招朱椒亭视之，亦同乎主人之见也。病尤剧，乃延余勘，曰：此寒为外束之新邪，热是内伏之真病，口苦而渴，姜附不可投矣。与河间法，人皆不信，再与他医商之，仍用热剂，卒至口鼻出血而死。

霍乱一证，近来时有，而医皆不甚识得清楚，死于误治极多。半痴特著专论，辨析简当，实今日医家首要之书，以其切于时用，不可不亟为熟读而研究也。光远。

【提要】 本案述热霍乱复用辛温之品的后果。

【精解】 本案为热霍乱误用热剂，使得热盛破血妄行，出现口鼻出血亡故的案例。口鼻出血导致气随血脱，推断出血量应该比较大、来势比较猛。从临床实际来看，一般鼻子出血，极少出现气随血脱，而吐血则可能会出现大量出血，导致气随血脱。本案所说的口鼻出血，可能是消化道出血量比较大而从口鼻涌出，或者是呼吸道出血量比较大，表现为口鼻出血。

"寒为外束之新邪，热是内伏之真病"，这里的"新邪"，应当理解为"表邪"，为寒邪；"热是内伏之真病"，是湿热内蕴。本案为湿热内蕴，复感受寒邪，实为表里同病，同温病学中所说的"新感""伏邪"应当区别开来。

【原文】 甲辰五月下旬，天即酷热异常，道路卒死者甚多，有腹痛者，有不痛者。人率以香燥痧丸投之，辄无效。盖香燥反以益热，而此证并非阴寒湿毒之邪，即古所谓中暍也。不出户庭之人，亦有病此者，必其人阴分素亏，内热较甚，或居处饮食之失宜也。往往延医不及，医多不识其病，虽死身不遽冷，亦有口鼻流血者，是暑从吸入，直犯心脏也。时余居钱塘之毛儿桥[1]，尝禀先慈，令家人慎起居，薄滋味，乃六月初二日午膳后，季杰弟妇，腹忽微痛，平日贪凉，自谓受寒也。私嘱女仆沽烧酒饮之，即狂瞀不安。先慈知之，命仆从四路速余回，日甫昳[2]也，病者已口鼻出血死矣。其时新产妇人死者尤多，以阴血大去，暑热易侵。而昧者不知因时制宜，尚扃[3]其窗户，幂[4]以帘帏，环侍多人，饮以糖酒故也。粗工亦不察天时人禀之不齐，动辄生化汤，虽热象已显，犹误信产后宜温之俗说，而不知因证制方之活法，以致覆杯而毙者比比。或问当此热地如炉，恶露不行而腹痛者，生化汤既不可服，宜用何方？余谓六一散最佳。既行瘀血，又能清热也。设暑热重感，虽石膏、犀角，对证皆为良药，古人何尝禁用？余案中治愈诸条，皆可参阅，然难与浅人言也。

【注释】

[1] 毛儿桥：桥名，在浙江省杭州市白堤上，自唐以来已有此名。或言本名宝祐桥，又名段家桥。

〔2〕昳（dié迭）：太阳偏西。

〔3〕扃（jiōng冂）：从外面关门的闩、钩等。

〔4〕幂：覆盖。

【提要】本案述热霍乱忌用香燥辛温之品及产妇患霍乱的治疗。

【精解】热霍乱为湿热为患，当利湿清热，误用香燥之品，反倒助长热势，更伤阴液。"热地如炉，伤人最速"，暑湿之邪可直犯心包，出现口鼻出血之证，更应忌用香燥。

产妇血窦空虚，最容易为邪气所侵，感受暑湿之邪，直犯心包，导致死亡。传统认为，"产前宜凉，产后宜温"，但如果产妇感受暑湿、湿热病邪，热势较盛，切不可拘泥于"产后宜温"之说，当清热、涤暑、化湿，同时注意活血化瘀。

【原文】盔头巷姚氏妇，妊已临月，腹中陡痛，家人谓其欲娩，急煎参汤以助其力，服后痛益甚，忙唤稳婆至，妇已浑身赤斑，喘逆昏狂，始知受暑，顷刻云亡。宝祐坊曹氏妇，亦怀妊临月，腹痛，家人以为将产而煎参汤，迨汤成痛已止，察其情景，知不即娩，然炎威甚烈，汤久存欲坏。其姑云，妇既未娩，岂可服参以滞胎气，我体素弱，常服补剂，参汤定亦相宜，遂饮之。甫下咽，即觉气闷躁扰，霎时危殆，逾刻而终。后丙午、壬子、丙辰，皆酷热伤人，不胜缕述。古人以燥热为暑，故曰流金烁石，况人非金石之质乎？惜世人多不察耳。不但酷暑时胎前产后之腹痛，当细审其有无别故也。

【提要】本节述夏季孕妇腹痛误服参汤的案例。

【精解】妊娠腹痛，原因比较复杂，有胎元不固者，有胞脉、胞络阻滞或失养，有感受外邪而致气血运行不畅者，亦有临近分娩而出现生理性腹痛者，应当详细辨别其原因，不可一概认为是分娩前出现的生理性腹痛而投补剂。若是外邪所侵导致气血运行不畅而出现的腹痛，用独参汤等大补之品，无疑助长邪势，使病情加重，甚至死亡。

中医治疗疾病，用药遵循"用热远热"的原则。夏季暑热当令，"流金烁石"，如果用独参汤等大温大热之品，犹如火上浇油，反会消烁津液，导致阴液枯竭而亡。案中宝祐坊曹氏妇之姑，虽然素体羸弱，并未有感邪之象，但在夏季服用大热之独参汤，也可导致津液亡脱而亡。

夏季究竟能不能使用独参汤？当根据具体情况分析。"夏暑发自阳明"，暑热之邪最易耗气伤津，如果津气损伤特甚，甚至出现身热骤降、大汗淋漓、喘喝欲脱的危重证候，当用独参汤、生脉饮等益气敛阴固脱。如果孕妇出现腹痛、津气欲脱的危重表现，独参汤也可使用，即遵循"有故无殒亦无殒"的原则。不仅仅是孕妇，如果是其他人群夏季感受暑热之邪，出现津气欲脱或是亡阴之象，也可以用独参汤益气敛阴固脱。

【原文】潘红茶方伯[1]之孙翼廷，馆于外氏，酷热异常，因啜冷石花一碗，遂腹痛痞闷，四肢渐冷，上过肘膝，脉伏自汗，神困懒言。方某诊谓阳虚阴暑，脱陷在即，用大剂姜、附、丁、桂以回阳，病者闻之，益形馁愦。其叔岳许杏书茂才[2]，骇难主药。适族人许芷卿茂才过彼，遂与商之。芷卿云：此药岂容轻试，而病象甚危，必延半痴决之。时已乙夜，余往视，面色垢滞，苔腻唇红，是既受暑热，骤为冷饮冰伏，大气不能转旋，故肢冷脉伏，二便不行。所谓闭证也，何脱之云。亟取六一散一两，以淡盐汤搅之，澄去滓，调下紫雪一钱。翼日再诊，脉见痛癰，溺行肢热，口干舌绛，暑象毕呈，化而为疟，与多剂白虎法而瘳。丙午举于乡，杏书多才尚义，与余称莫逆，庚申春，闻其骂贼而死，呜呼荣矣。

认证既确，治法用辛香以通冰伏之气，用意又极精妙，真可为万世法程。素园。

【注释】

[1] 方伯：出自《礼记·王制》，原指一方诸侯之长，后泛指地方长官。

[2] 茂才：即秀才。

【提要】本案述暑热所致闭证的治疗。

【精解】暑热之邪，伤人最速，致病不分表里渐次。暑热内蕴，郁闭阳气于内，形成闭证，即暑厥之证。《黄帝内经》云："暑当与汗皆出，勿止。"本案患者感受暑热之邪，暑热外透则邪势衰减，但又进食生冷，形成寒湿而冰伏邪气，邪热不能发越而愈发郁闭于内，形成闭证。与一般的厥证四肢冰冷不过肘膝不同的是，本案患者四肢冰冷，上过肘膝，同时伴有脉伏、自汗、神困懒言，与脱证极为相似，所以前医拟用大剂辛温之品以回阳救逆。但王氏通过观察发现，患者面色垢腻而呆滞，舌苔腻而口唇红，故断为闭证，用六一散清暑化湿，紫雪丹清热开窍。紫雪丹中羚羊角、犀角、沉香、丁香等辛香之品可起到透邪的作用。待冰伏之邪得除，暑热之象渐露，又用辛寒清气的白虎汤大清气分邪热，病情得以痊愈。

本案的启示是，在暑热致病中，脱证与闭证的鉴别尤为重要。两者的治法迥然不同，前者当固正救脱，后者当开窍醒神。闭证多表现为神志不清、神昏谵语或昏聩不语、舌蹇肢厥、舌红或舌红绛，脉细数等；脱证多表现为身热骤降、汗多气短，或四肢逆冷、体倦身疲、脉散大等。一般来说，闭证中出现肢厥、冷不过肘膝，脱证中出现四肢逆冷、冷过肘膝，但也不能绝对化，如本案患者"四肢渐冷，上过肘膝"就是一个比较特殊的表现。在这当中，舌象的鉴别尤为重要。闭证的舌象为舌红绛，或舌质红而苔黄腻；脱证的舌象为舌光红少苔或者是舌淡而润。总之，脱证和闭证的鉴别应当结合四诊，综合分析判断，才不致犯虚虚实实之诫。

【原文】室人徐氏素无病，胃亦强，且善作劳。丙午八月朔夜，犹灯下针黹[1]，伴余勘书。夜分忽泻二次，晨起为余梳发未毕，又泻一次。因诊之，脉七至而细促不耐按，略无病苦，此脉病人不病，殆不始于今日，不可救药也。未便明言，即令安歇，密禀先慈。函致乃兄友珊，请医商治，既而泻颇缓。且食山东挂面一小碗，先慈谓余太矜持[2]矣。余方踌躇，面即吐出，灌以参药亦不受，泻较紧，午刻医来，亦云无法，然尚能以乳哺女，而既吸之后，乳即瘪而不起矣。形亦渐削，汗亦渐多，脉亦渐脱，音亦渐嘶，戌刻遽[3]逝。斯人也性极贤淑，且隔屏一听，即知客之贤否，一旦抱此绝证，知者无不悼惜，乃中气卒然溃散，绝无仅有之候也。

【注释】

[1]黹（zhǐ止）：用针做的活，特指除单纯用针缝的以外的活，如刺绣、编结等。

[2]矜持：拘谨，拘束。此处作过分谨慎解。

[3]遽（jù巨）：匆忙之意。

【提要】本节述饮食不慎致胃气溃败的案例。

【精解】王氏之妻罹患霍乱，忽然出现泄泻，说明体内清浊相干，此时患者即使能够进食，也应进食清淡易消化的食物，如米汤之类养胃气之品。患者进食挂面之后，加重了脾胃的负担，更伤脾胃，最终导致胃气衰败而亡。

霍乱患者进食挂面之后出现病情的加重而死亡，是否说明霍乱患者不能进食挂面？笔者认为，应该理解为在霍乱的治疗过程中，饮食应当谨慎，以不增加脾胃的负担为前提，饮食物以清淡易消化为宜。

【原文】戊申秋仲，张春桥令弟陡患腹痛。适饱啖羊肉面条之后，初作痧治，继作食治，痛愈甚而大渴，然啜饮辄吐，二便不行。又作寒结治，其痛益加，呻吟欲绝，已交四日。余诊脉弦数，苔干微黄，按腹不坚，非痧非食，特肝火郁而不宣耳。以海蛇一片，荸荠八两，煎至蛇烊频灌，果不吐，将余汁煎栀、连、茹、楝、知、芩、延胡、旋覆、柿蒂、枇杷叶为剂，吞当归龙荟丸。投已，即溲行痛减，次日更衣，不劳余药而瘳。

【提要】本案述热饮食不节出现腹痛的治疗。

【精解】患者出现腹痛，又进食甘温且难以消化的羊肉面，伤及胃气，影响到脾胃的运化功能，清浊相干，出现呕吐。故用荸荠与海蛰同煎治疗。荸荠与海蛰同煎，称为"雪羹汤"。王氏在《温热经纬》中多用其治疗温病后期，肺胃阴虚之证。此案患者苔干微黄，提示阴液已伤，故用雪羹汤复其阴液。脉弦数，有肝火内郁之象，故加用清肝泻火之品。

雪羹汤除用来治疗霍乱后期阴液损伤之外，临床上还可用于热病后期肺胃阴虚、气阴两伤之证，如肺部感染后期，出现干咳少痰，或痰少而黏不易咳出，或者咯吐少量泡沫样黏痰，兼见口干、舌红少苔者，通常可收到比较好的疗效。

【原文】朱留耕忽于饱食后，大吐而厥，冷汗息微，厥甫回而腹痛异常，乃翁湘槎以为急痧霍乱之候也。速余往勘，脉至弦缓，口极苦渴，二便不行，乃痰滞而热伏厥阴，肝气无从疏泄也，予雪羹、萸、连、栀、楝、旋、茹、橘核、元胡、苁蓉为剂，加芦菔汁和服，一剂痛减，再服便行而愈。

【提要】本案述夹食腹痛的治疗。

【精解】患者饱食之后出现呕吐、身厥，脉弦而缓，弦主肝病、主痰饮，缓主湿，并且口苦、口渴，故辨为热盛于厥阴肝经，兼有痰饮，治疗当清热疏肝，化痰生津。故予雪羹汤滋阴化痰，吴茱萸、黄连、栀子、川楝子、旋覆花、竹茹、橘核、元胡等清热疏肝化痰，肉苁蓉润肠通便，芦菔汁既可化痰，又可通腑气，故服后腹痛减轻。

【原文】痧证霍乱夹食者，必先去食，伤寒亦然，秦氏论之详矣。然竟有病始饱食之余，初非因食为患者，半痴尝云：既无枵[1]腹待病之理，岂可专以攻消为治，故临证必审问慎思而明辨之，庶免颠顶贻误之弊。上二案，病皆起于食后，朱证已得大吐，不从食治，人或能之，张证不吐不泻，腹痛日甚，虽明眼临之，不免眩惑，乃半痴独以非痧非食断，竟投匕果瘕，已非人所能及矣。余门人沈南台，癸丑冬患病，亦啖羊肉面条而起，势濒于危，得半瘕治愈，至四十余日，始更衣，则尤奇也，用药如用兵，岂徒读父书者之可为哉！仁和赵梦龄菊斋。

【注释】

［1］枵（xiāo 消）腹：枵，本义指木根，此处作空虚解。枵腹，即空腹的意思。

【提要】本条述霍乱夹食及相关证候的鉴别与治疗。

【精解】治疗霍乱夹食时当先去食积，伤寒夹食的治疗也一样。但有些患者饱食之后出现腹痛，或伴有呕吐、腹泻，类似于霍乱夹食，诊疗时当加以鉴别。鉴别的要点仍然立足于四诊，尤其是脉诊、舌诊等。

【原文】陈妪年已七旬，辛亥秋，患霍乱转筋甚危。亟延余诊，已目陷形消，肢冷，音飒[1]，脉伏无溺，口渴汗多，腹痛苔黄，自欲投井。因先取西瓜汁命与恣饮，方用石膏、知母、麦冬、黄柏、芩、连、竹茹、木瓜、威灵仙，略佐细辛分许，煎成徐服，覆杯而瘥。

医者能知少加细辛之何故，则可以言医矣。素园。

此方得效，可见辨证之的。若无汗而渴者，又当别论。谢城。

【注释】

［1］音飒（sà 萨）：飒，原意为凋零。音飒，此处作声音嘶哑解。

【提要】本案述霍乱转筋的治疗。

【精解】患者由于剧烈吐泻，出现了津液严重不足的表现，除转筋之外，还有目眶凹陷、四肢冰冷、口渴、汗出，甚则出现指螺干瘪的"洗衣工手"的表现，当急补津液。西瓜汁，甘寒清暑化湿，又可生津，大量食用可以起到迅速补充津液的作用。再用石膏等清热化湿，木瓜、威灵仙等舒经通络而缓急。使用少量细辛的意图，大概可以从两个方面理解：其一是如《本草新编》所言，"细辛气清而不浊，故善降浊气而升清气"；其二是"此热药入寒剂，盖取反以佐之之义也"。

霍乱转筋治疗的关键在于滋养阴液。由于剧烈吐泻，津液大伤，筋脉失却濡养，故出现挛急之象。急当滋养阴液，缓急止痛。"肝苦急，急食甘以缓之"，故用西瓜汁、麦冬等甘寒之品滋养阴液，木瓜、威灵仙缓急止痛，黄芩、黄连、黄柏、竹茹化湿。临床上见到湿热发痉的病例，首用滋养阴液之品以濡养肝筋，再用酸寒之品以缓急止痛，再则祛湿清热，方可收效。

【原文】姊丈李华甫继室，陡患霍乱，而兼溺血如注，头疼如劈，自汗息微，势极危殆，速余诊视。脉甚弦驶^[1]，此肝火内炽，暑热外侵。以犀角、木通、滑石、栀子、竹茹、薏苡、银花、茅根、菊叶为大剂，和入藕汁，送当归龙荟丸，而吐泻即已，溺血亦减，惟小溲时，头犹大痛，必使人紧抱其头，重撤其巅，始可略耐。当是风阳僭^[2]极，肺胃不清也。以苇茎汤去桃仁，加白百合、白薇、元参、小蓟、蒲公英、竹叶、西瓜翠衣、莲子心为方，和入童溺，仍令吞龙荟丸，服旬日痊愈。

【注释】

［1］驶：这里当快速解。

［2］僭（jiàn 剑）：指超越本分，这里作邪势强盛解。

【提要】本案述霍乱兼肝火内炽的治疗。

【精解】霍乱病位虽在脾胃，亦可波及他脏。霍乱吐泻，大量阴津亡失，不能潜阳，则肝阳偏旺，又暑热病邪消烁津液，炼液成痰，导致肝火内炽而痰热内生。头为诸阳之会，足厥阴肝经上行颠顶，肝火偏旺，上冲于头目，则出现头痛，用苇茎汤加减治疗，合当归龙荟丸清肝，和入童便，以导热下行。

【原文】陈楚珍仲媳，陡患霍乱。云昨晚曾食冷鱼，夜分病作，想因寒致病也。然脐间贴以回阳膏而不效，故敢求诊。余按脉滑数，右甚，口渴苔黄，令揣胸下，果坚硬而痛，曰：吐泻虽多，食尚恋膈，非寒证也，回阳膏亟宜揭去，以菖、枳、苏、连、芩、桔、茹、牛、海蜇、芦菔为剂，一服而瘳。

【提要】本案述霍乱食滞成痞的治疗。

【精解】患者有霍乱病史，又进食冷鱼，很容易被认为是寒证，但是用回阳膏（方见《重订通俗伤寒论》，组成为香附，或用吴茱萸、公丁香、上桂心、硫黄、当门子）后病情并未改善，可推知并非寒证。结合脉滑数、右脉尤甚，口渴苔黄，可诊为热证，扣诊发现胸下（当为上脘）坚硬，是进食冷鱼后食滞胃脘所致，用枳、苏、连、芩、桔、茹、海蜇、芦菔等行气以消痞。文中"牛"，或为半夏之"半"之误。

【原文】妇兄吴菉园，癸丑仲夏，陡患发热呕吐，茎缩腹痛。亟招余诊，脉弦软而数，苔色黄腻，宜清厥阴蕴热，非痧也。予楝、茹、连、斛、栀、柏、银花、通草、丝瓜络为方，一剂知，数剂愈。

【提要】本案述热盛肝肾阴伤的治疗。

【精解】患者吐泻发热，津液亏耗，进而导致肝肾阴亏，出现茎缩的表现，提示真阴耗竭，为危重证候。脉弦软而数，也是肝肾阴伤的表现。治疗当滋补肝肾之阴，但舌苔黄腻，单纯滋阴则增湿，故清热化湿与滋阴并进。

【原文】沈峻扬令妹，年逾五旬，体极瘦弱，始则数夜不能眠，忽一日目张不能阖，泪则常流，口闭不能开，舌不能伸，语难出声，饮不下咽，足冷便秘，筋瘛而疼，身硬不柔，胸膈板闷，或谓暑痧重感，虑即虚脱。余视之，苔黄不渴，脉来弦细软涩，重按如无，然神气不昏，身不发热，非暑痧也。二便艰涩，咽膈阻闷，非脱证也。殆由情志郁结，怒木直升，痰亦随之，堵塞华盖，故治节不行，脉道不利也。但宜宣肺，气行自愈。以紫菀、白前、兜铃、射干、菖蒲、枇杷叶、丝瓜络、白豆蔻为方，一剂知，四剂愈。

证者，证也，如断案之有证据也。然证有真有伪，有似是而非，以致恒为所眩，如此案辨暑脱，则得其证矣。素园。

证极危而方甚轻，其效乃如神，全由辨证之的。谢城。

【提要】本案述肝火亢盛，痰热郁闭上焦的治疗。

【精解】患者的临床表现为"语难出声，饮不下咽，足冷便秘，筋瘛而疼，身硬不柔，胸膈板闷"，非常类似于暑痧重证，但苔黄不渴，脉弦细软涩，重按如无，神气不昏，身不发热，提示并非暑痧。患者素体羸弱，发病前数夜不能眠，结合脉证，应为情志郁结而肝气不舒。肝木偏旺，化火刑金，肺为华盖之官，主宣发肃降，肺气不降，故"胸膈板闷"，即所谓"诸气膹郁，皆属于肺"。治疗当以宣肺行气为主，肺降气亦降。用紫菀、白前、兜铃、射干、菖蒲、枇杷叶、丝瓜络、白豆蔻宣肃肺气，兼以化湿。

【原文】蒋敬堂令堂，年七十四，陡患呕泻，身热腹痛，神思不清。或以为霍乱，或虑其虚脱。迎余诊之，脉微弱而数。曰：暑脉自虚，不可以高年而畏脱，辛散痧药，则不免耗伤其津液。爰定苓、连、滑、斛、茹、柏、银花、竹叶、橘皮、枇杷叶之方，冬瓜汤煎，一剂而热退神清，再剂霍然。敬堂慷慨多情，知医施药，余契友也。庚申春，闻其争先拒贼，竟以被戕，惜哉！

【提要】本案述暑热伤津的治疗。

【精解】夏季出现陡然吐泻，很容易认为是霍乱，但患者脉微弱而数，是暑热伤津的表现。年高之人，吐泻之后，伤津特甚，治疗当清暑益气生津。暑多夹湿，在清暑之时，兼以化湿，故用黄芩、黄连、滑石、竹茹、黄柏、金银花、竹叶、橘皮、枇杷叶、冬瓜以清暑化湿，石斛以滋阴。阴伤之体，最忌用辛散之品，否则易耗伤津液。

【原文】徐德生家一婢，年十七矣。陡患腹痛，稍一言动，则痛不可支，以为急痧中恶，遍治不应。飞请余往，尚以丹雄鸡强伏其心下，然神色如常，并不吐泻，脉来牢涩，苔色腻黄，乃多食酸甘而汎阻也。询之果然，以桃仁、红花、生蒲黄、灵脂、香附、延胡、芍药、海蛇、芦菔为方，送龙荟丸，遂愈。

【提要】本案述多食酸甘出现腹痛类似痧证的治疗。

【精解】患者突然出现腹痛，痛不可支，与痧证有类似之处，但是以痧证论治之后，病情并未缓解，且患者神色正常，并没有吐泻等症状，当知并非痧证。牢脉主气血瘀滞，涩脉也是气血凝滞不通的表现。舌苔黄腻，主湿热内蕴，过食甘则增湿，过食酸则"味过肝气以津，脾气乃绝"，导致湿热内盛，气血凝滞，不通则痛。故用大量活血通络之品以行气活血止痛。文中以雄鸡放患者心下，是古人用以判断急证中恶病情轻重的一种方法。

【原文】陈堂令郎子堂，甲寅春，连日劳瘁奔驰之后，忽然大便自遗，并非溏泻，继言腹痛，俄即倦卧不醒，及唤醒，仍言腹痛，随又沉沉睡去，或以为痧，或以为虚，邀余决之。身不发热，二便不行，舌无苔而渴，脉弦涩不调，非痧非虚，乃事多谋虑而肝郁，饥饱、劳瘁而脾困，困而食滞于中也。予槟、枳、橘、半、楂、曲、菔、楝、元胡、海蛇，服二剂，痛移脐下，稍觉知饥，是食滞下行矣。去楂、曲，加栀、芍，服一剂，更衣而愈。

此证不难于认食滞，而难于认肝郁，且当劳倦后见嗜卧证，不以为痧，必以为虚，而兼用参、术以顾脾胃，如此则肝愈不舒，而变证作矣。半痴用药至轻，而奏效至捷，良由手眼双绝。素园。

余尝问半痴曰，既肝郁于上，而食不下行矣，何以干矢自遗而不觉乎？半痴谓胃与大肠，原一气相贯，惟其食滞于胃而不化，似与大肠气不相贯。故广肠宿粪出而不觉。经云：中气不足，溲便为之变，是亦变也。所谓不足者，非言中气虚也。以中气为病所阻，则不足于降浊升清之职，故溲便为之改常也。余闻而折服其善读古书，宜乎临证之神明变化，令人莫测也。因思霍乱之吐泻无度，干霍乱之便秘不行，皆变也，皆中气为病

112

所阻，而不足于降浊升清之职也。设泥不足为虚，则诸霍乱皆当补中气为治矣，于是益叹半痴阐发经旨为不诬。菊斋。

此说与前释邪之所凑，其气必虚之说，可以互证。谢城。

【提要】本节述肝郁而大便自遗的病机与治疗。

【精解】肝之疏泄，不仅能调畅气机，还能促进脾胃的运化，调节中焦气机的升降。脾以升为健，胃以降为顺，脾胃升降相因，对饮食物的消化吸收、大肠的传导尤为重要。肝气郁滞，木不疏土，则脾胃运化失常，导致大肠传导失常，表现为大便秘结或泄泻。本案患者，出现大便"自遗"，实际上为大便溏泄。以方测证，大便应该臭如败卵，并伴有肠鸣、腹痛等症状。临床出现倦卧不醒，多为虚证，但患者"脉弦涩不调"，却又不是虚证，应为肝郁，所以王氏说"不难于认食滞，而难于认肝郁"，治疗的重点仍在疏肝理气，健脾和胃，恢复脾胃气机的升降。

《黄帝内经》载："中气不足，溲便为之变。"王氏对此的理解是比较深入的。中气不足，不可单纯地认为是"虚"，可以分为虚、实两个方面，但无论是虚还是实，均可造成中焦气机升降失司，引起大肠传导、小肠泌别清浊功能的异常。辨治时当区分虚与实，实则泻之，虚则补之。

【原文】姜秋农疟泻初瘥，遽劳奔走，陡患霍乱转筋，面臂色紫，目陷音嘶，胸闷苔黄，汗多口腻，神疲溲秘，脉细而弦。余以沙参、蚕矢、苡仁、竹茹、半夏、丝瓜络、木瓜、车前子、扁豆叶，阴阳水煎，送左金丸一钱，外以吴萸一两研末，调涂涌泉穴。服后吐泻渐止，噫气不舒，呃忒胁疼，汗减口燥，脘下拒按，脉软而弦，以素多肝郁也。去沙参、蚕矢、木瓜、车前、左金，加紫菀、郁金、楝实、通草、枇杷叶，二帖。溲行呃止，苔退足温，腰胀腿痛，手紫渐淡，去郁、菀、通、楝，加沙参、石斛、兰叶、藕、鲜稻露，亦二帖。脉和胀减，啜粥口咸，体素阴亏也，去半夏、扁豆叶，加归身、花粉、橘皮，又二帖。大解行而安谷，腰酸少寐，为易西洋参，加麦冬、羊藿以调之。数帖后，又加枸杞、杜仲而愈。

此本虚标实之证，须看其先后用药之法。琴仙。

此证颇急，浅术必至张皇失措，半痴游刃有余，治标而不犯其本，用药与病机宛转相赴，于此服其识之老。素园。

【提要】本案述霍乱转筋的治疗。

【精解】霍乱转筋的治疗以清热化湿、滋阴增液、舒筋活络、缓急止痛为主，前面几个医案也多有提及。但该患者出现了许多变化：①吐泻之后，胃气大伤而上逆，兼有肝郁，治以清肝和胃，降逆止呃。②阴伤之象显露，即去清肝之品，加滋阴生津之品。③阴伤特甚，阴损及阳，则滋阴以温阳。

【原文】仲韶弟主于叶氏，乙卯新秋，陡患洞泻如注，即浑身汗出如洗，恹恹一息。霄夜速余往勘，脉来沉细，身不发热，俨似虚寒之证，惟苔色黄腻，小溲全无，乃湿热病也。予桂苓甘露饮加厚朴，投匕而瘳。

【提要】本案述洞泻的治疗。

【精解】本案的可借鉴之处在于患者洞泻之后，虽然大汗出、脉沉细、不发热，状若津伤之亡阳证，却用化湿清热之法来治疗。所谓洞泻，就是腹泻不止，像开了一个洞一样，关不起来了，形容泻下之剧烈。"吐泻之余，定无完气"，剧烈吐泻，不仅伤阴，还可伤气，甚至还可以造成阳气无所依附而骤然亡脱，这是疾病发展的一般规律，也为医者所熟知。此例患者，虽然大汗出、脉沉细、不发热，但苔色黄腻，为湿热内蕴，并非虚寒证，以清热化湿之剂来治疗而痊愈。王氏记载此案意在告诫医者，治病不单要知其常，也要达其变。

【原文】丙辰仲夏，游武林，仁和胡次瑶孝廉北上未归，令正孙孺人[1]，陡患肢麻昏晕，以为急痧，速余视之。面微红，音低神疲，睛微赤，苔色微黄，足微冷，身微汗，胸微闷，脉微弦。乃本元素弱，谋虑萦思，心火上炎，内风随以上僭，岂可误作痧闭，妄投香散之药哉？以人参、龙、蛎、菖、连、石英、麦冬、小麦、竹叶、莲子心为方，两啜而瘳，寻[2]予平补善其后。次瑶醇谨博学，与余交最深，久欲卜居[3]结邻而未果，庚申之变，率妻妾登舟，将来海昌，城闭不能出，与贼遇，并一幼女殉节于河，可哀也已。

【注释】

[1]孺人：古时称大夫的妻子，明清时为七品官的母亲或妻子的封号。也用对妇人的尊称。

[2]寻：不久。

[3]卜居：选择地方居住。

【提要】此案述肝阳化风而状若急痧的辨治。

【精解】夏季最容易出现痧证，患者突然出现四肢麻木、眩晕，很容易误诊为痧证，但患者面赤、目睛红赤、舌黄、脉弦等表现，又与痧证不符。患者正气素来不足，又思虑过度，暗耗心血，心血不足以养心、潜肝，心肝火偏亢，阳气内动而化风，出现手足麻木、面红，治疗以平肝潜阳为主，故用龙骨、牡蛎等潜阳，黄连、莲子心、竹叶等清泻心肝之火。

【原文】季杰之妾，秋夜陡患霍乱，腹痛异常，诊其脉细数而弦，肢冷畏寒，盖覆甚厚，询其口不渴，而泻亦不热，然小溲全无，吐者极苦，舌色甚赤。新凉外束，伏暑内发也。绛雪[1]、玉枢丹灌之皆不受。泻至四五次，始觉渐热，而口大渴，仍不受饮，语言微蹇[2]。余令捣生藕汁徐灌之，渐能受。随以芩、连、苡、楝、栀、斛、桑、茹、蒲公英煎服，痛即减，吐泻亦止。改用轻清法而愈。

【注释】

[1] 绛雪：即绛雪丹，见卷四药方篇。

[2] 蹇：当作"謇"，言语不利之义。

【提要】本案述伏暑初发的证治。

【精解】所谓伏暑，即夏季感受暑热或暑湿之邪，内伏于里，至秋冬季而发病的一种伏气温病，多由外邪引动而发。在发病部位上有发于气分和发于营分的深浅之分。本例发于秋季，复感寒邪。畏寒当理解为恶寒，是新凉外束之表证的表现。表证消失后，患者"始觉渐热"，里热渐露，故用大剂苦寒之品以清热。

【原文】丁巳秋，三侄寿和甫六岁，陡患凛寒身热，筋瘈面红，谵妄汗频，四肢厥冷，苔色黄腻，口渴唇红，时邪夹食也。以枳实栀豉汤加菖蒲，及冬干芦菔叶。煎成，调入玉枢丹五分灌之。次日谵瘈皆减，而腹痛吐泻，邪欲转霍乱以外泄也。余尝谓不但伤寒可转霍乱，而温热暑湿，皆可转霍乱也。治当迎刃而导之，于前方加苏叶一分，黄连二分，同炒，煎服。连吐三五次，泻六七次，痛即减。第三日神始爽慧，然去疾莫如尽，再服原方一剂，遂愈。凡小儿之病，因于食滞者多，胃不和则卧不安，阳明实则谵瘈。若吐泻乃病之出路，而世人动辄以惊风药治之，每致偾事，昧者更惑于巫瞽[1]，而祭非其鬼，尤可嗤[2]也。余居淳溪七载，家人虽屡患大证，未尝一用巫瞽，亦未伤人，乡人目以为异。庚申秋，季杰之病甚危，寿萱侄求签于观音，大凶，其妾欲事祈祷，余力止之，卒以治愈。附识之，以戒我后人。

【注释】

[1] 瞽（gǔ古）：瞎眼。

[2] 嗤：讥笑。

【提要】本案述外感夹食滞的治疗。

【精解】小儿之病，易实易虚，容易夹食。患儿外感夹食，邪热亢盛则出现瘛疭，舌苔黄腻为食积化热、湿热内蕴之象，治疗后神昏谵语、瘛疭消失，表现为吐泻，是湿热内阻，气机失常的表现，故治以连苏饮。

"不但伤寒可转霍乱，而温热暑湿，皆可转霍乱"，这里的霍乱泛指吐泻交作的病证。"阳明实则谵瘛"，是说热盛于阳明，热极生风，消烁津液，导致筋脉失养。"实"，可以是阳明无形邪热亢盛，也可以是食积化热，热极生风，也可以是湿热内阻，浸淫筋脉。"吐泻乃病之出路"，是说在一些外感疾病中，尤其是湿热类外感病中，吐泻也是泄邪的一种途径。如患者出现泄泻，湿热之邪就可能通过大便排出体外，如中医治疗中的下法等；通过呕吐，也可起到排出湿浊之气的作用，如瓜蒂散涌吐等。但在实际运用中不可拘泥，应视具体情况而定。如果患者吐泻之后，病情减轻，症状改善，生命体征平稳，可以理解为泄邪的途径；反之，如果病情加重，甚至出现神昏、谵语、脉散大无力或散乱、面色苍白、大汗淋漓、身热骤退，却非佳兆。

【原文】辛酉秋，余息濮院，盛行霍乱转筋之证。一男子胸次拒按，余以芦菔子、枳实、槟榔等导之。一妪赤膊，不容盖覆，犹云五内如焚，目陷音嘶，苔黄大渴，而啜饮即吐，肢厥脉伏。市医令服姜汤一杯，幸不受。适余至，亟取冷雪水，命将小匙徐灌之，遂不吐。更以石膏、黄连、知母，泻其逆冲之火而愈。

【提要】本案述热霍乱的治疗。

【精解】热霍乱患者出现胸部拒按，是痰热阻于胸膈，故用莱菔子、枳实、槟榔清热化痰以消痞。案中女性患者赤膊，不容覆盖，伴苔黄大渴，是里热炽盛，故用冷雪水、石膏、知母、黄连等清泄里热。

本条应该是霍乱中出现痞证，主要由于痰热阻于胸膈，气机不畅而致，治疗可以用辛开苦降的小陷胸汤，加莱菔子、枳实等以行气化痰开痞。临床上治疗痰热互结的痞证，多用仲景之陷胸汤方加减。

【原文】钱某患霍乱，兼吐蛔十余条，而口干脉细，是暑伏厥阴，以犯中也。以连、梅、茹、楝、苡、斛、苏、苓清之而愈。

【提要】本案述热霍乱吐蛔的治疗。

【精解】治热霍乱吐蛔，除清热化湿之外，还需安蛔。中医安蛔之方，以乌梅丸最为著名，常加减以安蛔。

乌梅丸是中医治疗蛔厥的专方。该方具有缓肝调中、清上温下之功效。除用于治疗蛔厥外，还可用于治疗久痢、厥阴头痛，症见腹痛下痢、颠顶头痛、时发时止、躁烦呕吐、手足厥冷。

【原文】陈某患霍乱，而所下皆血，苔黄大渴，而舌色紫黯，乃暑毒深伏。起病时，又饮烧酒也。用犀角、益母、地丁、茅根、菖蒲、绿豆、银花、芩、连、黄柏、藕汁大剂灌之。皆投匕而瘥。

【提要】本案述霍乱便血的治疗。

【精解】霍乱一病，病多在气分，亦可深及血分。本案患者湿热化燥而入血，复饮烧酒，邪热化毒，灼伤肠络而便血，治疗当凉血散血，辅以止血。

湿热化燥导致便血的治疗，除清热凉血散血之外，还需要加用止血之品，除藕汁外，还可用地榆炭、棕榈炭、侧柏叶等，可以加强疗效。

【原文】一妇积虚患时症，汗出如浴，形脱声嘶，脉微欲绝，为亡阳之候。予附子理中汤加白芍、茯苓、木瓜、苡仁、蚕沙。而汗收脉起，随去姜、附，加黄芪，证渐平。去蚕沙，加橘、半，调补而安。刘氏妇患病，已两月不纳谷矣。忽吐泻转筋，舌光声哑，气液两亡也。亟以人参、炙草、石脂、余粮、龙、牡、斛、芍、木瓜、乌梅、冬虫夏草为方。服两剂，音开脉续，诸证皆平。伊亲沈则甫，按法调补而瘥。吴氏子患此，脉微弱，舌色淡红，口微渴，此本虚邪不盛也。宜清解药中，加参以扶正气，则甫亦如法施治而愈。

【提要】本案述霍乱亡阳、亡阴的治疗。

【精解】霍乱剧烈吐泻之后，最易亡阴或亡阳，及时发现病情的变化，迅速采取正确的治疗措施，是挽救患者生命的关键。其表现，除中医学中亡阴、亡阳的一般表现之外，还有其特殊的表现：①形脱，患者津液大量丧失之后，出现形体干瘪，甚至舟状腹。②声音嘶哑。③是转筋。④小便短少，或点滴全无。⑤指螺干瘪。⑥目眶凹陷。这些表现均提示津伤特甚，有亡阴或亡阳之虞。

【原文】今年三月间，吕君慎庵言一童子在邻嬉戏，陡然吐泻转筋，归家即毙。余以为偶然有此一证耳，既而闻患此证者渐多。四月初，有余杭纸客，在舟次病此，抵濮院，乞余诊，已舌卷囊缩，形脱神离，不可救药矣。口开苔黑，询中途并未服药。窃谓此病之盛行，多在夏秋暑湿之时，何以今春即尔？谛思其故，暑湿既可伏至深秋而发为霍乱，则冬伤于寒者，至春不为温病，亦可变为霍乱也。虽为温病之变证，而温即热也，故与伏暑为病，不甚悬殊。或曰：此揣度当然耳。仲圣但有五苓、理中治伤寒转霍乱法，未有治温病转霍乱之法，何耶？余谓古书传兵火之余，难免遗亡之憾，一隅三反，在读者之善悟焉。且细绎仲圣书，亦未尝不微露其意也。曰：太阳与少阳合病，自下利者，与黄芩汤。若呕者，黄芩加半夏生姜汤主之。张石顽注云：温病始发，即当用黄芩汤去热为主。若伤寒必传至少阳，热邪渐入里，方可用黄芩佐柴胡解之。盖黄芩汤乃温病之主方，即桂枝汤以黄芩易桂枝而去生姜，以桂枝主在表风寒，黄芩主在里风热，乃不易之定法。其生姜辛散，非温热所宜，故去之。此表里寒热之不可不知者也。周禹载注云：明言太少二阳，何不用二经药，非伤寒也。伤寒由表入里，此则自内发外，无表何以知太少二阳？或胁满，或头痛，或口苦引饮，或不恶寒而即热，故不得谓之表也。如伤寒合病，皆表病也，今不但无表，且有下利里证，伤寒协热利，必自传经而入，不若此之即利也。温何以即利？其人中气本虚，内伏已深，不能尽泄于外，势必下走利矣。

雄按：此论温邪外发未久，即可下走为利。本文更有若呕者句，岂非温病可转霍乱，早逗端倪于此乎？曩纂《温热经纬》，于此条下附注云：少阳胆木，夹火披猖，呕是上冲，利由下迫，何必中虚始利，饮聚而呕。半夏生姜，专开饮结；如其热炽，宜易连、茹。

杨素园先生评云：此注精当，非前人所及。今治温病转为霍乱者，似当奉此以为法也。慎庵闻之，极为折服，再质宗匠，还望有以教我。

愚意此证栀子似亦可用，轻者亦可不必黄连，未知是否？惟大枣太守，必宜去之。谢城。

【提要】本条主要论及霍乱的病因病机、传变和证治。

【精解】王氏认为，霍乱的病因既可以是盛行于夏季的暑湿病邪，或者是冬伤于寒而化热的伏寒，也可以由温热变生。霍乱的发病季节多在夏季或深秋。《伤寒论》中治疗的霍乱多是由寒转化的霍乱，即寒霍乱。温热导致的霍乱治疗以黄芩汤为主方。伤寒导致的霍乱与温热导致的霍乱发病与传变不同，前者由表入里传变，后者自内外发，且以里证为主。

就热霍乱而言，湿热阻滞气机，或化火入里，导致胆腑疏泄不利，胆火上干于胃，胃气上逆则发为呕吐，湿热下迫，则为下利。霍乱出现吐利，不能一概认作寒湿或中虚。吐利之证，属寒者，用半夏、生姜和胃降逆，若是湿热所致，则用黄连、竹茹清热燥湿和胃。

118

【原文】五月初三日，余抵上洋，霍乱转筋，已流行成疫。主镇海周君采山家，不调一客，借以藏拙，且杜酬应之劳也。初八日，绍武近族稼书家，有南浔二客，同患此证。一韩姓，须臾而死，一纪运翔，年十七，势亦垂危。采山强拉余往视曰：岂可见死而不救哉？然已手面皆黑，目陷睛窜，厥逆音嘶，脉伏无溺，舌紫苔腻，大渴汗淋，神情瞀乱，危象毕呈。时未交芒种，暑湿之令未行，仍是冬寒内伏，春令过冷，入夏犹凉，气机郁遏不宣，故欲变温病者，皆转为此证。与伏暑为患者，殊途同归，但不腹痛耳。以寒邪化热，究与暑湿较异也。亟令刺曲池、委中，出血如墨。方以黄芩为君，臣以栀、豉、连、茹、苡、半，佐以蚕矢、芦根、丝瓜络，少加吴萸为使，阴阳水煎，候温徐徐服之，遂不吐。次日，脉稍起。又两剂，黑色稍淡，肘膝稍和，反加睛赤烦躁，是伏邪将从外泄也。去吴萸、蚕矢，加连翘、益母草、滑石，而斑发遍身，苔始渐化，肢温得寐，小溲亦行，随与清搜化毒之药，多剂而瘥。采山因嘱余详述病因治法，刊印传布，名其方曰黄芩定乱汤。嗣治多人，悉以此法增损获效。如利泰一洞庭史客，素吸洋烟而患此证。与此方数帖后，反便秘目赤，渴、汗、昏狂。亦是久伏之邪，渐欲外越也。予竹叶石膏汤加减而瘳。其湿盛者，加茵陈、滑石；气实者，加枳、桔；饮阻食滞者，加厚朴、芦菔；肝郁气结者，加紫苏、楝实；口渴用茅根汤，或藕汁频灌。活法在人，不能缕述。绍武在屠甸市，得余此方，劝人合药施送，几及千料云。

此方加减有法，较前尤妥善也。谢城。

【提要】本案述用黄芩定乱汤治疗霍乱。

【精解】本案治疗的是霍乱的危重证候。本案特殊之处在于发病时间不在秋季，而是春夏之交的芒种时节。春夏之交，天气温热，湿热之令未行，此时出现霍乱多不是湿热所致。其病因多为冬寒内伏，伏邪自发，即《黄帝内经》所谓："冬伤于寒，春必温病。"患者面色及爪甲黧黑、目眶凹陷、四肢厥逆、声音嘶哑、脉伏无力、舌紫、大汗淋漓、神昏、小便短少，以上种种表现，提示热毒深重，津伤尤甚，患者有生命之虞，宜用大剂清热解毒化湿之品以清泄，用黄芩定乱汤。

【原文】夏至后仍无大热，而霍乱转筋不息，虽与芒种以前者同为伏邪所发，然证因略有不同，其病似较深一层，何也？按先曾祖《重庆堂随笔》云：温病、热病、湿温病，治不得法，皆易致死，流行不已，即成疫疠，犹之治盗不得其法，则贼党日众，变为流寇也。因热气、病气、尸气，互相软轇轕[1]，即成毒疠之气而为疫，岂真天地之间，另有一种异气哉？故疫之流行，必在人烟繁萃之区，盖人气最热。纪文达公[2]杂诗云：万家烟火暖云蒸，销尽天山太古冰。自注：迪化[3]自设郡县以来，婴儿出痘，与内地同，盖彼处气候极寒，今则渐同内地，人气盛也。纪氏此言，可谓独窥其微矣。上古无痘，至汉始有，今时罕有不出痘者。以生齿[4]日繁，地气日热，所以古人最重伤寒，今世偏多温热也。

雄按：此段名言，括尽近世病情，治时证已无蕴矣。而于此日上海病因，尤为贴切。地气既日热，秽气亦日盛，加以疫气、尸气与内伏之邪，欲化热病而不得者，卒然相触，遂致浊不能降，清不能升，挥霍闷乱，而为吐泻转筋之危证。是伏邪欲发，客邪外入，两邪交讧，肠胃乃乱。故气道立时闭塞，血脉因而瘀滞，四肢厥冷，手面皆黑。阳明多气多血之经，见证若是之骤者，非气血忽然枯槁也。夫人气以成形耳，气不流行，血肉即死。故初起亟宜开闭，俾气通血活，邪得外泄，则正自复。昧者，不知邪闭血凝、热深厥深之理，见其肢冷脉伏，既以为寒，又疑为脱，既不敢刺，更投热药，使邪无宣泄，愈闭愈冷，尚谓服此热药，一身尽冷，可见黍谷春回之不易，再遇此证，仍用此法，死者之冤，无可呼吁。虽有七窍流血而死者，亦不悔悟。亦有邪闭，则正气无以自容而外脱者。阳从上脱，则汗多而气夺，阴从下脱，则泻多而液亡。所谓内闭外脱也。欲其不外脱，必开其内闭，如紫雪、绛雪、行军散，皆开闭透伏之良方也。而飞龙夺命丹，即合行军、绛雪二方而加峻者，且有人中白引浊下行，尤具斩关夺命之能。上虞陈君香谷闻之，慨为制送，嘱余详叙方治刊布，因而救全不少，厥功伟哉。

【注释】

[1] 轇轕（jiāo gé 交隔）：纵横交错。

[2] 纪文达公：即纪昀，字晓岚，清代文学家、官员。

[3] 迪化：一作"乌鲁木齐"。

[4] 生齿：即人口。

【提要】本条论疫疠之气导致霍乱的原因、病机与治疗。

【精解】疫疠之气的形成，除与寒邪内伏有关之外，还与患者死亡后的尸气有关。导致疫疠之气流行的原因，除与地域有关外，还与人口稠密等因素有关。

霍乱的病机是"伏邪欲发，客邪外入，两邪交讧，肠胃乃乱"，主要是内有伏邪，再加外感，气机闭塞，血脉凝滞。治疗的关键在于恢复气机升降，促进气血流通，予邪气外泄之机。若霍乱出现内闭而无外脱证，治疗以开内闭为主；若出现内闭外脱证，则以开闭固脱为主。

【原文】自纪运翔之证治愈后，凡患此者，纷纷踵门求诊，情不能已，侥幸成功者颇多。然夏至以后，病由内外合邪，其势更剧，故必先以夺命丹开其闭伏，愈后变证不一，然随机而应，甚费经营，非比往年之霍乱，虽系危证，但得转机，即可霍然也。其故良由流离困苦，失志劳神，先有内伤，遂多曲折，故愈后调理，极宜详慎。而上海多懋迁[1]宦难之人，病得转机，往往大意。所谓病加于小愈，因而致堕前功者不少。如余杭褚子耘茂才，余亲家也。其使女患此，已身硬矣，适余往访知之，遂以香谷所赠夺命丹二分，嘱其灌入，顷刻活动，随予解毒活血汤，数服得生。嗣余往返崇明，闻其仍淹缠不健而亡。一壬大生烟铺伙友，余治愈后，已溺行能食，余热外泄，满面赤瘰，忽然神气瞀乱而死。一澧记钱铺石某，余为治愈，二便已如常矣。越数日，云：饮食不得下，戴眼[2]呃忒而逝。一绿荫书坊陶姓，业已向愈，忽然神情恍惚，药不及救，此丽云为余述者。又四明陈解香之弟，患此垂危，延余治愈，遂不服药月余，复来请勘，已咽痛碍进水谷，颐肿舌糜，牙关甚紧，痰嗽胁疼，溺赤管痛，便溏色酱，此余毒蕴隆，失于清解，遂致燎原若此。是限于贫困，养痈成患。而脉已弦紧数疾，莫可措手，久之果毙。并录为案以为贾旅告。或云：此地药肆甚忙，每致误付，病者误服骤变，彼此不知，医家、病家，皆须留意。嗣阅《冷庐医话》云：吾邑陈庄李氏子患霍乱，医定方有制半夏二钱，药肆中误以制附子与之，服后腹大痛，发狂，口中流血而卒。李归咎于医，医谓用药不误，必有他故。索视药渣，则附子在焉，遂控于官，罚药肆以金和息之。观此则或人之言尤信，然此案若病家良懦，隐忍而不言；医者惶窘，走避而不辨；或药渣弃无可证。则此狱虽皋陶[3]莫断矣。服药可不慎哉。

【注释】

[1] 懋迁：贩运买卖。

[2] 戴眼：瞪眼仰视。

[3] 皋陶：上古时期华夏部落首领，后世尊为"中国司法始祖"。

【提要】本条对霍乱治疗的得失进行总结。

【精解】本节内容较为繁乱，但主要体现了以下几个方面。①霍乱虽然属于危重的病症，但及时治疗，疾病仍有转愈的可能。②霍乱的治疗，应当延续，不能见到疾病好转，就停止治疗。③霍乱的治疗，虽然病情危急，但不能慌乱，要仔细辨证。④用药要谨慎，不可滥用药物，尤其是温燥之品。王氏认为，医生在诊疗疾病时，应当冷静、谨慎，综合判断病情，从芜杂的临床表现中，抓主要矛盾。

【原文】朱鸣岐，患下利转筋，医见肢冷，即投温补，而服药即吐，既而呃忒不已。温补加峻，病日以危，延至九朝，已万无生理，备后事矣。子耘主其家，嘱请余援。脉至左弦滑，右弱不应指，苔黄厚而腻浊，小水不行，脐上拒按，因谓曰：病原不重，误药致剧，命不应死，幸而得吐，否则早为泉下人也。予枳、桔、芩、连、茹、夏、苏、翘、芦根、枇杷叶、滑石，开痰行食，舒结通阳，两剂呃果止，而遍身赤斑。又两剂燥矢下，而苔化溺行，右脉渐振，随与清肃调养法而瘳。

勘朱证时，适子耘令弟子方茂才在座。曰：如此重证，君胡以为病原不重也？余谓世间重证，大半因误治而成，此证若初治得法，一二剂可愈也。奈举世以泻证、吐证、霍乱证、霍乱转筋证皆为寒证，往往不察病情，辄投热药，今见肢冷而右脉软弱，彼方以为虚寒的据。况服药即吐，呃忒随来，以霍乱转筋而见呃忒，何暇更问其余。皇皇然以为虚脱之象，故温补日以加峻。纵使一蹶不起，病家无怨，医者不悔也。每见此地市医临证，虽极轻之病，必立重案，预为避罪邀功之地，授受相承，伎俩如是，良可慨已。此外，如胸腹疼痛，疟疾哮喘，经阻产后等证，世俗亦多指为寒病，虽以热药杀之，而彼此不知者，而呃忒则尤多枉死焉。余尝治一角妓，患呃累日，破身太早，固是虚证，然血去阴伤，岂可反以温燥助热，遂致下焦不摄。素性畏药，余用一味鸡子黄，连进数服而安。

【提要】本条述霍乱吐泻后出现呃逆的治疗。

【精解】霍乱的病位在于中焦脾胃，胃为六腑之一，以降为顺，胃气上逆，则为呕吐、呃逆。呃逆的发生，有虚有实，有寒有热，有轻有重。胃气虚损，尤其是当呃逆出现在一些严重疾病的晚期时，多是胃气衰败的表现，预后多不良。如《灵枢·热病》云："热病汗不出，大颧发赤，哕者死。"在王氏所处的时代，认为泄泻证、吐证、霍乱证、霍乱转筋证诸证的性质皆属于寒证，因此认为热霍乱出现呃逆，也是寒证，用温补的方法治疗，最终导致胃阴进一步衰败而死亡。故王氏提出，霍乱中出现呃逆虽属重症，但只要辨证准确，也有挽救的可能。本案用开痰行食、舒结通阳的方法治疗，获得比较好的效果。

本案中，患者在服用温补药后出现呃逆，甚至加重，提示并非虚寒证，再结合其脉"左弦滑""苔化溺行"，可以推知其病证为痰热内阻，胃失和降，故用枳、桔、芩、连、茹、夏、苏、翘、芦根、枇杷叶、滑石等清热化痰，和胃降逆。因为药证相合，故服用2剂后呃逆停止。

【原文】吴竹溪时感将瘥，患呃三日，声闻于邻，人皆危之。予通腑行气法，便行痰吐而痊。

南浔朱君浦香，年五十六，自幼患童劳，继以吐血，三十外即绝欲，得延至此，而平素便如羊矢，其血分之亏如是。今秋陡患呃忒，连服滋镇温纳之药，势濒于危。陆定圃进士嘱延余诊，脉至弦滑搏数，苔黄厚而腻，口苦溺赤。遂力排众议，主大剂凉润，如雪羹、蒌仁、竹沥、枇杷叶、芦根、元参、紫菀、射干、兜铃、菖蒲等多剂，连下赤矢始瘳。如此衰年虚体，尚因痰热致呃，故虚寒之呃，殊不多见，而医者不知辨证察脉，率以丁香、姜、桂为不祧[1]之药，何哉？

【注释】

[1] 不祧：不改变、不迁移。

【提要】本条述外感与内伤病出现呃逆的治疗。

【精解】此两条意义相近，所以归于一起论述。

第一则病案，患者外感病将愈，出现呃逆，不是病情加重，是胃气不和的表现，因此用通腑行气法治疗。药后腑气得降，大便得通，痰浊得以排出而呃逆自止。

第二则病案，患者素患痨证，二十多年来，阴液阴血损伤，尤其胃肠津枯，所以大便如羊屎。久病之后出现呃逆，多是胃气衰败的表现，但患者脉至弦滑搏数，苔黄厚而腻，并未出现胃气衰败的舌脉，提示仍有实证，为虚实夹杂。虚为胃阴不足，实为痰热内阻，故用甘凉濡润之品滋阴，如雪羹、瓜蒌仁、芦根、元参等，再用清热化痰降逆之品，如瓜蒌仁、竹沥、枇杷叶、紫菀、射干、兜铃、菖蒲等，得效。

【原文】谢氏妇，怀孕五月，便泻四日，医投姜、附、桂、朴药一帖。遂四肢麻冷，气塞神昏，溺闭汗淋，大渴呕吐。急延余援，脉未全伏，先饮以酱油汤，吐渐止。随予参、连、芩、柏、茹、斛、银花、扁豆叶、蒲桃干、芦根、绿豆，以冬瓜汤煎，徐徐温服。外用炭醋熏之，各恙皆瘥。次日，脉弦滑，泻未止。以白头翁汤加参、草、银花、扁豆、蒲公英、蒲桃干、砂仁，两剂而痊。

【提要】本案述妊娠出现泄泻的治疗。

【精解】孕妇出现泄泻，有寒热之分，若一味认为是寒证，妄事温补，则变证丛生。谢氏妇，妊娠5个月，出现泄泻，服用辛温之品后，反而病情加重，可推断并非寒证。故王氏用清热利湿、益气养阴之法治疗，病情得以缓解，后用白头翁汤加清热涤暑之品而收功。

【原文】婺源詹耀堂子，年二十，患霍乱，服姜、桂数剂，泻不止。素吸鸦片，疑为虚漏，补之，泻益甚。始延余视，大渴而脉弦数。幸而起病不因暑热，然阴分素亏，虽饮冷贪凉，热药岂堪过剂，设无便泻以分其药力，则津液早枯矣。予白头翁汤合封髓丹，加银花、绿豆、石斛，一剂知，二剂已。

【提要】本案述阴虚泄泻的治疗。

【精解】清代鸦片流毒甚众，王氏的曾祖王学权在《重庆堂随笔》中力陈其害。张锡纯在《医学衷中参西录》中指出，烟客所患疾患大都有下元虚衰的病机，吸食鸦片导致患者"肾火愈炽"而"精华渐尽"。本案患者吸食鸦片，下元亏虚，阴液不足，加上经过霍乱和泄泻，阴伤更甚，只宜清热利湿，兼以坚阴固本，禁用热药温补，故用白头翁汤合封髓丹，加金银花、绿豆、石斛而得效。

【原文】余赴申时过石门，吴君仁山在濮院，承其关切曰：毗陵[1]张仲远观察，秀水杨啸溪孝廉，皆已自楚至申，句当[2]公事，君可往访也。余感其意，唯唯而谢，缘久闻张氏家学渊源，虽闺阁皆通翰墨，然向见其宛邻书屋医书数种，似偏尚温补者。曾与故人太仓王子能参军言之，子能亦善医。叹曰：人之才识学力，各有能至不能至，不可强也。王半山[3]不入相，即是伊川[4]一流，秋壑铃山，能甘淡泊，不适为风雅之人。阳明先生[5]勋业灿然，后人惜其多了讲学一事。若张氏者，何必谈医，世人信其学问，而并信其医，因而贻误者实多。余弟季旭，仲远之妹婿也，即为其所误。噫！言犹在耳，子能已下世十余年矣。乃啸溪为仲远来索余书，余推故不与。嗣闻仲远之子患霍乱，径投六君子汤一剂而亡，是泥于扶正却邪之说，犹之寇来不战，但知守城，卒以自毙耳。秋间仲远亦亡，后蒋寅昉大理信来，深以余求书不与为是。昔某侍郎督学吾浙，亦以上工自命，尝浼[6]邵位西枢部求书，余亦不与。所谓道不人谈免俗讥。备录为案，愿世人毋轻言医事，必量而后入也。

【注释】

［1］毗陵：今江苏省常州市。

［2］句当：处理。

［3］王半山：指宋代政治家、文学家王安石，罢相后退居江宁半山园，故称王半山。

［4］伊川：指宋代理学家程颐。

［5］阳明先生：指明代哲学家王守仁。

［6］浼（měi美）：恳求之意。

【提要】本条述为医之不易。

【精解】古人云："不为良相，即为良医。"古代从事医生行业的人多为尊崇儒家的读书人，俗语有"秀才学医，笼中捉鸡"之谓。在古代，读书人学医较其他行业的人，有一定便捷之处。但是儒学与医学毕竟是两个差别很大的专业，读书好的人，未必就是好医生，反过来，医生也未必就是好书生。中医史中，有很多著名的医药学家，都是参加科举考试失败而学医的，如李时珍、吴鞠通等，说明两者并不相通。王氏认为，医学与儒学并不一样，两者不可互相取代，这是对医生行业的尊重，是对生命的慎重。

【原文】钱塘姚欧亭协转，复宰崇明，闻余在沪，新秋嘱余弟敨庵比部持函聘余往游。以初夏偶患大泻，后苦脾约，更旬始一更衣，既而匝月一行，甚至月余一行，极其艰滞，而先硬后溏，汗出神惫。年逾六秩，步履蹇滞，虽广服人乳及润导诸药，率不效。间或纳食如梗，呕吐酸辣，六脉迟软，苔色白润，不渴，小便清长，腹无胀痛，此真中气不足，溲便为之变也，岂肠燥便秘，可以润药濡之哉。既不宜润，更不可下，以中虚开阖无权，恐一开而不复阖，将何如耶？亦不可升提，盖吐酸食梗，已形下秘上冲之势，又素吸洋烟，设一阖而竟不开，又将何如耶？爰以参、术、橘、半、旋、芍、鸡金、木瓜、枇杷叶为方，服六剂，更衣两次，解四弹丸。又三剂，解十五六丸。又三剂，下九丸而始畅，并不坚燥，亦无溏矢，毫不怯力，是药证已符，为留调理法而别。设或吐酸食梗，则暂用参、连、橘、半、旋、茹、苏叶、枇杷叶、紫石英以清肃镇息之。八月初，秋阳正烈，欧亭因公来申，久住舟中，从者皆病，况久虚初愈之体乎？初七日，忽然身热呕泻，哲嗣小欧别驾，急速余勘。白苔满布，神惫不支，腹痛汗频，音低溺涩。先予参、连、夏、朴、茹、滑、苡、苏、蚕沙、扁豆叶二剂，热退神清，而左脉仍弦，关上高，呕酸无寐，手足振惕，客邪虽解，土受木乘也。去滑、朴、蚕沙、扁豆叶，加茯神、蛤壳、紫菜、绿豆、白蔻仁，三剂。苔化能眠，知饥泻减，去蔻、蛤，加菖蒲、白术，五剂而瘥。霍乱之开阖失常，中枢为邪所乱也。此证之开阖无权，中虚不能主持也。一实一虚，正可互勘，至愈后之呕泻振惕，又为风暑乘虚扰中之霍乱证，故详列拙治，统质通方。

【提要】本案述素体中虚而患霍乱，出现开阖失常的治疗。

【精解】本案比较复杂，患者先有中虚不运再患霍乱。

中医认为，吸食鸦片者，多下元虚衰，"肾火愈炽"而"精华渐尽"。现代药理研究发现，鸦片中含有的吗啡，可以抑制大肠的蠕动，具有一定的中枢性止泻作用。患者长期吸食鸦片，出现"旬始一更衣，既而匝月一行，甚至月余一行，极其艰滞"，说明胃肠蠕动严重抑制。从中医角度而言，中气虚衰较为明显。中气不足，大便不通，浊气不降，则"吐酸食梗"，治疗以行气降逆化痰为主。

患者又以素来中虚之体患霍乱，湿热留于中焦，浸淫筋脉，波及经络，出现动风之象，治疗除清化湿热外，还需用人参、茯神等顾护中气，再加以化痰通络之品。

【原文】汪谢城孝兼，招勘婺源石雨田司马令慈，年近五旬，陡患霍乱转筋，苔黄大渴，神情烦躁，证属伏暑，脉颇不恶，而浑身冷汗，摇扇不停，已为阳越之象，不敢与方。寻即告殒，此凭证不凭脉也。次日，簏斋荐视朱君巽泉之尊人，年已六旬，患霍乱转筋，证不甚剧，问答音清，而脉微欲绝，亦决其不治，已而果然。此凭脉不凭证也。汪、金皆善医，皆以为余言为不谬。逾半月，簏斋于丙夜患此证，刺出黑血，侵晓速余往视，形脉两脱，大汗如淋，目陷音嘶，溺无苔腻。平素嗜饮少谷，好善忘劳，暑湿蕴中，正气溃散，勉投参药，竟不能救。惜哉！因挽以一联云：漂泊正无聊，感廿载神交，萍聚申江，将检残编求品鉴。考终原是福，径一朝仙去，风悽秋夜，那堪衰鬓丧知音。

【提要】本条述霍乱脉证不符的辨治。

【精解】本条有两个病案。第一个病案，患者证属霍乱，但脉"颇不恶"，脉与证不符，应当舍脉从证；后一病案，患者证候不明显，即"证不甚剧"，但脉微欲绝，当舍证从脉。两个病案均属危重证候，提示霍乱一证，比较复杂，常常脉证不符，需要医生慧眼识别。

【原文】次女定宜年二十，体实耐劳，适同邑戴氏。初旬，接女夫信云：女于八月二十三日，忽患痛泻，肢冷脉伏，崔某进附子理中汤加减，泻不止而苔黑唇燥，颇露热象。改投犀、斛、生脉等药，形渐脱。又用附桂八味汤，遂于二十九日舌焦如炭而逝。弥留时语婿曰：吾父在此，病不至是也。噫！据此病情，是伏暑也。戴氏为积德世医家，余囊刻业书十种，渠处皆有，竟使误药而亡，良可惨已。邮挽一联云：垂老别儿行，只因赡养无人。吾岂好游，说不尽忧勤惕厉底苦衷。指望异日归来，或藉汝曹娱暮景，濒危思父疗，虽曰死生有命，尔如铸错，试遍了燥热寒凉诸谬药，回忆昔年鞠育，徒倾我泪洒秋风。呜呼！良朋爱女，同病同日而亡，斯重订之役，尤不可已矣。并附挽言，一以志交情，一以志药误也。

【提要】本案为伏暑误诊为霍乱的病例。

【精解】伏暑与霍乱均可是暑热为患，症状极为相似，若不加以鉴别，常犯虚虚实实之误。常见的误治为热证用热药，徒伤真阴而亡。王氏为一代名医，而其妻子、女儿、良友均死于疫病，可见清代疫病危害之重。

【原文】霜降前，水北族侄棋偕，邀勘所亲蒋君循庵之媳，患霍乱转筋，交三日矣。厥逆目窜，膈闷无溺，苔黄苦渴，脉极弦细，屡进桂、附、姜、术，气逆欲死。予昌阳泻心汤加减，煎成徐服。外以吴萸研末，卤调，贴涌泉穴。服二剂，吐止足温。去苏朴，加楝、斛、蒲公英多剂，始痊。盖伏暑夹素盛之肝阳为病，误服温补，以致遽难廓清也。

【提要】本案述伏暑兼有肝阳偏盛的治疗。

【精解】伏暑的治疗以清热化湿为主，禁用温补之品，加之患者素体肝阳偏旺，误用温补，徒助肝阳，若肝阳上亢，则生厥逆。治疗以清热、化湿、平肝为主。

【原文】禾中方氏女，二十六岁，播迁三载，秋仲抵申。患吐泻，其戚钱伯声孝廉邀余视之，一药而瘥。既而患肿，因在旅寄，竟不调治。交霜降，肿忽消，不数日又患霍乱，即神气瞀乱，屋中盘走，口呼姊姊，乃姊强纳之卧，两目旋转不停，泪涔涔[1]下，牙关即紧，欲延余诊，竟不及也。伯声询故，余曰：此流离困苦，忧郁深沉，木土相乘，吐泻而肿，节交霜降，气肃肿消，郁无所宣，直凌脾胃，吐泻陡作，木火勃升，狂走目张，阳从上越。此情志内伤霍乱也，故告危如是之速。

【注释】

［1］涔涔：形容汗、泪、水等不断往下流的样子。

【提要】本案述情志内伤兼有霍乱的治疗。

【精解】患者为青年女性，由于战乱生活漂泊不定，心生忧郁，忧思不但伤脾，亦可导致肝郁，使脾伤更甚。患者患霍乱之后，脾气虚衰，肝木偏旺，木旺乘土，病情尤为严重，终不治而亡。

【原文】南浔沈春泉，年五十七，立冬前五日，食蟹面后，陡患霍乱转筋，所吐泻者皆水。初进桂附药，筋转益甚，周身微汗，神倦懒言，指渐冷，脉渐伏，时欲太息。更方，用牡蛎一两，龟板八钱，阿胶四钱，服后势较剧。延余视之，苔黄大渴，小便全无，泻出极热，心下拒按，伏暑夹食之证，不知何所见而予燥补涩腻之药，乃病家谓其品学书画甚优，故深信而不疑，竟以不起，可怜又可笑也。嗣闻其次郎，于立冬后亦患此证，医知伏暑，用黄连等药，吐泻已止。因脉未遽起，不知为伏热不清，改投附桂等三帖而亡，尤可哀已！

【提要】本案述霍乱误用燥补滋腻收涩之品。

【精解】伏暑霍乱的病因为暑湿内伏，患者食用蟹面后，又伤脾胃之气，病情较重。初起泻下如水，类似寒证，但桂附之类治疗后，转筋更加明显，出现神倦懒言、指冷、脉伏，提示并非寒证。正治当以清热利湿为主，但又误用牡蛎收涩，龟甲、阿胶等滋腻，"润之则病深不解"，终告不治。

【原文】上虞罗吉人，立冬前，患霍乱转筋，子耘知其阴分素亏，病由伏暑也。服药已得转机，数日后，渐有呃忒。延余视之，脉弦数，左甚，苔焦而渴，蜫蚍脘闷，便溏色酱，小便短赤，皆伏暑未清，气机阻塞之象。既失清肃，乃当脐尚帖回阳膏，屡嘱揭去而不从，后闻不起。此非败证，余深惜之。

【提要】本案述霍乱误用温补。

【精解】患者罹患霍乱，服药后病情有所好转，说明药证相符。虽然出现呃逆，是暑湿未清，应当继续清热化湿，但误认为阳气不足，使用回阳膏，徒增邪势，患者死亡。

【原文】南浔张二梅，年逾六旬，秋间患霍乱转筋，医见高年而厥逆多汗，拟进温补，张不敢服。但用平淡单方，及外治法而瘥。然从此大便不坚，时时自汗，遍身疮疥，畏热异常。延至立冬后，邀余诊之，脉甚滑数，口渴苔黄，便溺皆热，犹着袷[1]衣，是赋质偏阳，湿热内盛。幸而畏进温补，得以引年，与大剂清化法渐愈。又今年患疥者，举目皆是，所谓遍地疮痍，洵非虚语。外治之方甚多，而平善者罕效。更有治不得法，疮骤愈而变证，遽陨其生者，毒陷内讧也。子耘传一方颇佳，以麻黄一两，川椒五钱，蛇床子五钱，斑蝥七枚，雄猪油或地沥青熬透去渣，另用明矾、黄柏各一两，蓖麻子、大枫子各四十粒，共研末，调入油内，绢包，擦患处，能拔蕴毒伏邪，未出旬日可愈，无后患。此与火酒摩转筋之义正同，勿以药猛而訾[2]之，故附录于此。

【注释】

[1] 袷（jiá 颊）衣：意思为夹衣。

[2] 訾（zī 姿）：说人坏话。

【提要】 本案述阳盛之体患霍乱的治疗。

【精解】 叶天士在《温热论》中说："面色白者，须要顾其阳气，湿胜则阳微也，法应清凉，然到十分之六七，即不可过于寒凉，恐成功反弃，何以故耶？湿热一去，阳亦衰微也；面色苍者，须要顾其津液，清凉到十分之六七，往往热减身寒之，不可就云虚寒，而投补剂，恐炉烟虽熄，灰中有火也。"指出湿热证的治疗当兼顾患者的体质，霍乱治疗也一样。患者素体阳旺，"脉甚滑数，口渴苔黄，便溺皆热，犹着袷衣"，治疗当禁用温补，以免助火，所以用大剂清化而愈。

王氏提出的外用方中有斑蝥，毒性比较大，外用对皮肤、黏膜有很强的刺激作用，能引起皮肤发红、灼热、起疱，甚至腐烂，故不宜久敷和大面积使用，使用的时候应当谨慎。

【原文】 无征不信，有法可师，爰采群书，南针是仰。然病情之幻伏，犹故情之谲觚[1]，似是而非，云非恰是，千态万状，莫可端倪。谬以身经，附为梦影。盖时移事易，境似炊粱[2]，而比烛拟槃，痴同扪籥[3]，或竹头木屑[4]，亦大匠所需，敢质通方，毋嗤琐陋，故列医案第三。

【注释】

[1] 谲觚：谲诡。

[2] 炊粱：指黄粱一梦的典故。

[3] 比烛拟槃，痴同扪籥：典出《东坡小品·日喻》，"生而眇者不识日，问之有目者。或告之曰：'日之状如铜槃。'扣槃而得其声。他日闻钟，以为日

也。或告之曰：'日之光如烛。'扪烛而得其形。他日揣籥，以为日也。日之与钟、籥亦远矣，而眇者不知其异，以其未尝见而求之人也"。比喻认识比较片面、不正确。

〔4〕竹头木屑：出自《晋书·陶侃传》，比喻可利用的废物。

【提要】本条述第三卷写作的原因。

【精解】王氏通过在第三卷列举大量治疗霍乱的病案，包括治愈的、未治愈的、误治的病案，示人以霍乱的复杂性和难治性。

卷下

第四 药方篇

药性

【原文】原蚕沙 诸霍乱之主药也。

黄芩 温病转霍乱之主药。凡吐下而热邪痞结上焦，胸次不舒者，并可与黄连、半夏同用。

石膏 暑热霍乱之主药。凡吐利而苔黄大渴者，并宜用之。外夹风寒者，佐以紫苏、桂枝、香薷、生姜之类；内夹痰滞者，佐以厚朴、半夏、菖蒲、橘红之类；下兼寒湿者，佐以防己、细辛、海桐皮、威灵仙之类。

滑石 湿热霍乱之主药。热甚者，佐石膏；湿甚者，佐茵陈。

【提要】以上是治疗霍乱的主要药物。

【精解】蚕沙有祛风除湿、和胃化浊的功效，为治疗霍乱之主要药物。王氏认为，由温病转为霍乱，邪在少阳，故以黄芩为主药。传统上认为，黄芩善清上焦之火，黄连清中焦之火，黄柏善清下焦之火。因此热邪痞结上焦，胸次不舒，黄芩可与黄连、半夏同用，辛开苦降以行气消痞。

"夏暑发自阳明"，暑热为患而成霍乱，病位多在阳明胃，故用石膏辛寒清气。夏季天气炎热，人多贪凉喜冷，且天暑下迫，地湿上蒸，故在外易感受寒邪,而内则暑湿内蕴。外夹风寒,用紫苏、桂枝以外散风寒;内夹痰浊食滞,以厚朴、半夏、石菖蒲、橘红等化痰消积。寒湿在下,以温经、通络、散寒为主。

滑石,性寒而善于通利,既能清热,又能利小便而涤暑,是治疗湿热霍乱的常用药。其常与生甘草相伍,成六一散。热势较盛者,加石膏以清热,湿盛加茵陈以利湿。

【原文】薏苡仁　霍乱转筋溺秘者之主药也。

木瓜　霍乱转筋溺不秘者之主药也。

香薷　夏令浴水,迎风而霍乱之主药也。

扁豆　中虚而暑湿霍乱之主药也。

西洋人参　虚人霍乱之主药也。

枳、桔、芦菔子　停食霍乱之主药也。

栀、豉、石菖蒲　秽浊霍乱之主药也。

楝实、黄柏、桑叶、丝瓜　霍乱而肝火盛者之主药也。

茅根、地丁、益母、蒲公英　霍乱而血分热炽之主药也。

竹茹、石斛、芦根、栀子、枇杷叶　霍乱呕哕之主药也。

厚朴、芦菔、大腹皮　霍乱胀满之主药也。

茵陈、连翘、绿豆皮、丝瓜络　霍乱身黄之主药也。

通草、车前、海金砂　霍乱无溺之主药也。

绿豆、银花、竹叶、黄连　霍乱误服热药之主药也。

旋覆、紫菀、麦蘖、芦菔子　霍乱误补之主药也。

人参、龙骨、牡蛎、甘草、石脂、余粮　霍乱大虚欲脱之主药也。

桂枝　伤寒转霍乱之主药也。

紫苏、藿香、生姜、厚朴、白豆蔻　霍乱因外寒之主药也。

吴茱萸、乌药、砂仁、高良姜　霍乱因内寒之主药也。

人参、白术、炙甘草、莲子　中虚而寒湿霍乱之主药也。

丁香、木香、川椒、神曲　瓜果、鱼蟹、生冷伤中霍乱之主药也。

干姜、附子、肉桂、硫黄　阳虚中寒而霍乱,及寒霍乱误服寒药之主药也。

【提要】以上为治疗霍乱常见症状的主要药物。

【精解】本条列举的药物,实际上可以分为五大类。①治疗霍乱的主药,按照寒热性质来分,又可以分为两大类,热霍乱用栀子、菖蒲、豆豉,寒霍乱用吴茱萸、乌药、砂仁等。②治疗霍乱兼证的药物，如兼内外寒、黄疸、腹满等。③治疗霍乱中出现特殊症状的药物，如转筋用薏苡仁、木瓜等。④扶正的药物，如人参、白术等。⑤霍乱误治后纠正的药物，如旋覆花、紫菀等。文中列举了霍乱不同症状的治疗药物，选择这些药物的依据是这些药物的常用功效，临床可根据具体情况加以选用。王氏对药物的选择是十分灵活的，遵循"有是证用是药的"原则。

方剂

【原文】**卧龙丹**　治诸痧中恶，霍乱五绝，诸般卒倒急暴之证。

西牛黄　飞金箔各四分　梅花冰片　荆芥　羊踯躅各二钱　麝香当门子五分　朱砂六分　猪牙皂角一钱五分　灯心炭二钱五分

九味共研细，瓷瓶密收，毋使泄气，以少许搐鼻取嚏。垂危重证，亦可以凉开水调灌分许。并治痈疽发背，蛇蝎蜈蚣咬伤，用酒涂患处。

按：羊踯躅，俗名闹羊花，辛温大毒，不入汤剂，只可用以取嚏，近目即昏翳。今肆中卧龙丹，以此为君药，又去牛黄而加蟾酥，减轻灯心炭，而冰、麝不过略用些须耳。故药力大逊，甚不可恃。好善者必自配制也。按：冰片近日有一种洋冰，以樟脑升提者，性热，万不可用。

又

西黄六分　梅片　当门子　北细辛各一钱　牙皂　羊踯躅各二钱　灯心炭一两

七味制如上法，主治亦同。

【提要】本条论述卧龙丹的组成、制作方法及功效。

【精解】卧龙丹主治霍乱出现猝然晕倒的病证。方中用麝香、冰片、牛黄开窍醒神；金箔、灯芯草、朱砂镇心安神；荆芥辛香以祛风避秽；猪牙皂、羊踯躅辛散取嚏，疏通气机而开窍。全方实际上就是通关散之加减方，可以起到急救的作用，但现临床鲜用。

【原文】**立效丹**　治同上。

朱砂三两　明雄黄　蓬砂各一两八钱　梅冰　当门子各九钱　火硝六钱　荜茇　牛黄各三钱

八味共研细，瓷瓶紧收，勿令泄气，每用分许，芦管吹入鼻内。若卒倒气闭重证，则七窍及脐中均可放置，立苏。凡暑月入城市，抹少许于鼻孔，可杜秽恶诸气。

开关散 治番痧臭毒，痛如绞，气闭神昏欲绝之证。

灯心炭一两 羊踯躅三钱 北细辛 杜蟾酥 牙皂各二钱 牛黄 梅片 当门子各一钱

八味共研细，瓷瓶紧装，毋令泄气，每少许吹鼻，得嚏即生。

速效丹 治诸痧手足麻木，牙关紧急，目闭不语，胸背有红点，或咽肿心痛，及风餐露宿，寒暑杂感，危急之证。

北细辛 牙皂各三钱五分 朱砂二钱五分 广木香 陈皮 桔梗 贯众 薄荷叶 防风 制半夏 甘草各二钱 枯矾一钱五分 白芷一钱

十三味，共研细末，瓷瓶紧装，每用三分，吹入鼻孔。寒湿内盛而病重者，开水调服一钱。加入苏合香二钱尤妙。按：痧药方，药品珍贵者多。惟此价廉，用以搐鼻，颇亦有效。故人徐君亚枝尝合大料，交余在渟溪施送累年，乡人无不感颂。

【提要】以上诸条论述治疗霍乱猝然晕倒方药的组成、制作方法和功效。

【精解】霍乱出现猝然晕倒的病证，多是秽浊之气上蒙清窍，清浊相干，气机紊乱。

机窍失运多为危急证候，治疗当以豁痰开窍为法。此时患者多牙关紧闭，水谷难入，药物亦无法饮用，故多采用外治法。以上诸方都是外治的方法，用药可分为3类。①醒脑开窍，如麝香、冰片、牛黄、朱砂等。②豁痰化浊，如荜拨、蟾酥等。③调气机之品兼以开窍，如猪牙皂、细辛、羊踯躅等。现代临床已经很少使用以上方药，但其对治疗仍有指导意义，值得借鉴。

【原文】**甘露消毒丹**天士 治暑湿霍乱，时感痧邪，及触冒秽恶不正之气，身热倦怠，胀闷肢酸，颐肿咽疼，身黄口渴，疟痢淋浊，泄泻疮疡，水土不服诸病，但看病人舌苔淡白，或厚腻，或干黄者，疫邪尚在气分，悉以此丹主之。凡医临证，亦当准此化裁，自可十全为上。

飞滑石十五两 绵茵陈十一两 淡黄芩十两 石菖蒲六两 川贝母 木通各五两 藿香 连翘 射干 薄荷叶 白豆蔻各四两

十一味，不可加减，生晒研细末，瓷瓶密收，每服三钱，开水温服，日二。或以神曲糊丸如弹子大，调化服亦可。此丹治湿温时疫，着效亦神，累年同人合送，价廉功敏，无出此方之右者。一名普济解疫丹。

【医案举隅】

郑某，男，17岁，1993年12月1日初诊。

［病史］患者自诉咳嗽月余，西医诊断为支气管炎，服中西药物治疗罔效。刻下咳声连绵，咯吐白色黏痰甚多，胸闷头重，身倦肢懒，伴有颐肿，耳中流出黄色渗出物，舌红、苔白腻，脉浮濡。询其致病之原，因升学考试，功课繁重，心中急躁，睡眠不佳，又患感冒而发病。

［诊断］刘老观其舌苔白厚，脉又浮濡，脉证合参，辨为湿咳，三焦气郁化热。

［方药］白蔻仁10克，藿香10克，茵陈15克，滑石15克，通草10克，菖蒲10克，黄芩8克，连翘10克，浙贝母14克，射干10克，薄荷（后下）2克，桔梗10克，杏仁10克，前胡10克。

嘱其忌食油腻厚味助湿之品。

二诊：服至7剂，咳嗽明显减轻，胸闷体疲亦大有好转。现痰未全净，大便偏干，提示有湿浊化热之象。

［治法］利湿清热，从三焦祛驱邪外出。

［方药］上方减前胡、桔梗，加竹叶10克、水红花子10克。

三诊：咳嗽基本痊愈，颐消，耳不流水，见其苔尚有白腻，乃用化湿和中之方，巩固疗效而愈。

陆拯. 刘渡舟医案医话100则［M］. 杭州：浙江科技出版社，2020：85.

按语：本案为支气管炎，患者咳痰颇多，有胸闷、身倦、颐肿、耳中流出黄色渗出物、舌红苔白腻。颐肿、耳中流出黄色渗出物为湿热酿毒，攻于上焦，胸闷、身倦为湿热阻于中焦，气机失常，故用甘露消毒丹清热利湿解毒。服药后症状明显改善，但仍有痰，且大便变干，既有湿热化燥之象，又有肺气痹阻之征，故二诊用前胡、桔梗、水红花子轻开肺气，肺气一降，津液输布正常，则痰湿不能内生，肺与大肠相表里，肺气一降，腑气亦通，大便亦可通畅。三诊时患者仍有少许痰，用化湿和中之品以善后。

【原文】太乙玉枢丹一名解毒万病丹 治诸痧霍乱，诸疫疠气，喉风五绝，尸疰鬼胎，惊忤癫狂，百般恶证，及诸中毒，诸痈疽，水土不服，黄胆鼓胀，蛇犬虫伤，内服外敷，功难殚述，洵神方也。

山慈姑去皮，洗净，焙 川文蛤即五倍子，捶破，洗，刮内桴 千金子即续随子，去油，取净霜，各二两 红芽大戟洗，焙，一两 当门子三钱

五味，先将慈、蛤、戟三味研极细末，再入霜、香研匀。糯米汤调和，干湿得宜，于辰日净室中，木臼内杵千余下，每料分四十锭，故亦名紫金锭。再入飞净朱砂、飞净明雄黄各五钱尤良。或以加味者杵成薄片，

切而用之，名紫金片。每服一钱，凉开水调下。孕妇忌之，又不可与甘草药同进也。

【医案举隅】

王寿和，甫六岁，徒患凛寒身热，筋瘛面红，谵妄汗频，四肢厥冷，苔色黄腻，口渴唇红。孟英曰：此时邪夹食也。以枳实栀豉汤加菖蒲及冬干芦菔菜，煎成汤，调入玉枢丹五分灌之。

次日，谵、瘛皆减，而腹痛吐泻，邪欲转霍乱以外泄也。孟英谓："不但伤寒可转霍乱，温热暑湿皆可转霍乱也。"治当迎刃而导之。于前方加苏叶一分、黄连二分，同炒煎服。连吐三五次，泻六七次，痛即减。

第三日，神始爽慧，然去疾莫如尽。再服原方一剂，遂愈。凡小儿之病，因于食滞者多。胃不和则卧不安，阳明实则谵瘛。凡吐泻，乃病之出路，而世人动辄以惊风药治之，每致偾事。

王孟英原著，周振鸿重按. 回春录新诠［M］. 长沙：湖南科学技术出版社，1982：222.

按语： 本案患者感受湿热之邪，蒙蔽清窍，湿热浸淫经络，出现瘛疭。王孟英认为是湿热兼夹食积，所以用玉枢丹以豁痰开窍，加用枳实栀豉汤清热除烦，宽中行气。经治疗后谵语、抽搐都有所缓解。但二诊时患者腹痛吐泻，将转为霍乱，用苏叶黄连汤化湿清热，先安未受邪之地。

【原文】太乙紫金丹 治霍乱痧胀，岚瘴中恶，水土不服，喉风中毒，蛇犬虫伤，五绝暴厥，癫狂痫疰，鬼胎魇魅，及暑湿温疫之邪，弥漫熏蒸，神明昏乱，危急诸证。

山慈姑　川文蛤各二两　红芽大戟　白檀香　安息香　苏合油各一两五钱　千金霜一两　明雄黄飞净　琥珀各五钱　梅冰　当门子各三钱

十一味，各研极细，再合研匀，浓糯米饮。杵丸绿豆大，外以飞金为衣，每钱许，凉开水下。

按：一瓢云：此方比苏合丸而无热，较至宝丹而不凉，兼玉枢丹之解毒，备二方之开闭，洵为济生之仙品，立八百功之上药也。又按，昔人所云太乙丹能治多病者，即上二方也。今俗传太乙丹，不知创自何人，药品庞杂，群集燥热，惟风餐露宿藜藿人寒湿为病者，服之颇宜，若一概施之，误人匪浅。

行军散 治霍乱痧胀，山岚瘴疠，及暑热秽恶诸邪，直干包络，头目昏晕，不省人事危急等证，并治口疮喉痛，点目去风热障翳。搐鼻，辟时疫之气。

西牛黄　当门子　真珠　梅冰　硼砂各一钱　明雄黄飞净，八钱　火硝三分　飞金二十页

八味，各研极细如粉，再合研匀，瓷瓶密收，以蜡封之。每三五分，凉开水调下。

千金丹一名人马平安散　治同上。

明雄黄　硼砂　硝石各一两　朱砂五钱　梅冰　当门子各二钱　飞金一百页

七味，各为细末，合研匀，瓷瓶紧装，每二三分，凉开水下。或嗅少许于鼻内，或加牛黄。洄溪云：此秘方也。

紫雪　治痧胀秽毒，心腹疞痛，霍乱火炽，躁瞀烦狂，及暑火温热，瘴疫毒疠诸邪，直犯膻中猝死，温疟发斑，狂易叫走，五尸五疰，鬼魅惊痫，急黄蛊毒，麻痘火闭，口舌生疮，一切毒火邪火，穿经入脏，蕴伏深沉，无医可治之证。

黄金百两，石顽云：须赁金铺中炼过叶子煮之，方有性味，而止用十两。薛公望云：不用亦可。洄溪云：如用飞金万页研入，尤妙　寒水石石顽云：如无真者，以元精石代之　磁石醋煅　石膏　白滑石各三斤。石顽：止用各五两

四石共捣碎，用水一斛石顽：一斗，连金煮至四斗石顽：五升，去滓，入下药：

犀角屑　羚羊角屑　青木香切　沉香研，各五斤，石顽：止用五钱，按：斤字恐是两字之讹　丁香一两，石顽：止用一钱。洄溪曰：可用二两　元参切　升麻各一斤，石顽用一两六钱　甘草八两，石顽用生者八钱，洄溪用炙

八味，入前药汁中，煮取一斗五升石顽：一升五合，去滓，入下药：

朴硝十斤，石顽用芒硝一两　焰硝四斤，石顽用三两，洄溪：余制此二硝，止用十之一

二味，入前药汁中，微火上煎。柳木篦搅不住手，候有七升石顽：七合半。投在木盆中半日，欲凝，入下药：

朱砂研细，水飞净，三两，石顽五钱　当门子研，一两二钱五分，石顽一钱二分

二味，入前药中搅匀，勿见火，寒之二日。候凝结成霜紫色，铅罐密收，每服三四分至一钱，量用，新水调灌。

按：《鸡峰方》无磁石、滑石、硝石，二角只用各十两，丁、沉、木香各五两，升麻六两，朴硝二斤，麝香却用三两，余六味分两同。《医通》云：此方即《千金》元霜加甘草、丁香、朱砂三味，遂易紫雪之名，余以其香味易散，故减小其制，窃谓宜从张氏配合为是。

【医案举隅】

丁亥闰五月廿二日，某。暑温误表，致有谵语，邪侵心包，热重面赤，脉洪数，手太阴证为多。宜辛凉芳香，以清肺热，开心包。阳有汗，阴无汗，及颈而还，极大证也。

生石膏一两　连翘（连心）三钱　丹皮三钱　飞滑石六钱　银花三钱　桑叶三钱　细生地五钱　知母（炒）三钱　甘草二钱　苦桔梗三钱

煮三杯，分三次服。外服紫雪丹。

吴瑭. 吴鞠通医案［M］. 北京：人民卫生出版社，1960：7.

按语： 暑热之邪最易内陷手足厥阴经，以暑气通于心、暑邪耗气伤津之故，多表现为神昏、动风之象。治疗用紫雪丹清心开窍，息风定痉，以救急治标，再用金银花、连翘、石膏等清解暑热以治本。

【原文】碧雪 治热极火闭，痧胀昏狂，及霍乱误服热药，烦躁瞀乱，及时疫愦乱，便秘发斑，一切积热，咽喉肿痛，口糜龈烂，舌疮喉闭，水浆不下等证。

寒水石　石膏　硝石　朴硝　芒硝　牙硝　青黛　甘草

八味等分，先将甘草煎汤去滓，纳诸药再煎。以柳木篦不住手搅，令消熔得所，却入青黛和匀，倾入砂盆内，候凝结成霜，研细密收。每钱许，凉开水下。上焦病以少许含化咽津。不能咽物者，芦筒吹入喉中，齿舌病抹患处。

【医案举隅】

乙丑十月廿二日，广，廿四岁。六脉洪大之极，左手更甚。目邪视，怒气可畏，两臂两手卷曲而瘈疭，舌邪向不语三四日，面赤身热，舌苔中黄边白，暑入心包胆络，以清心胆之邪为要，先与紫雪丹。

连翘（连心）五钱　羚羊角三钱　竹茹三钱　金银花五钱　暹罗犀角三钱　丹皮三钱　麦冬五钱　细生地五钱　桑叶三钱　天冬三钱　鲜荷叶（去蒂）一张

煮四杯，分四次服。又碧雪丹一两，每服三钱，凉开水调服。以神清热退为度，现在热厥。

廿三日，肝热之极，加天冬凉肝于前方内。

加天冬三钱，其碧雪丹仍照前常服。

吴瑭. 吴鞠通医案［M］. 北京：人民卫生出版社，1960：5.

按语： "邪"，即斜，下同，原文如此。本案为暑热病邪深入心包络，闭窍动风。用碧雪散以清热开窍，息风止痉，再用清心开窍、清肝息风之品，如犀角、连翘、桑叶等。

【原文】绛雪—名八宝红灵丹　治霍乱痧胀，肢厥脉伏，转筋昏晕，瘴疠时疫，暑毒下痢等证，并治喉痹牙舌诸病，汤火金刃诸伤，均搽患处。

朱砂　牙硝各一两　明雄黄飞　硼砂各六钱　礞石煅，四钱　梅片　当门子各三钱　飞真金五十页

八味，择吉日净室中各研极细，再研匀，瓷瓶紧收。熔蜡封口，毋使泄气，每一分，凉开水送下，小儿减半。以药佩带身上，可辟疫气，牛马羊瘟，以此点其眼即愈。

【医案举隅】

王季杰妾，秋夜陡患霍乱，腹痛异常。诊其脉，细数而弦，肢冷畏寒，盖覆甚厚。询其口不渴，而泻亦不热，然小溲全无，吐者极苦，舌色甚赤。（孟英）曰：此新凉外束，伏暑内发也。以绛雪、玉枢丹灌之皆不受。泻至四五次，始觉渐热，而口大渴，仍不受饮，语言微蹇。孟英令捣生藕汁徐灌之，渐能受。随以芩、连、苕、楝、栀、茹、桑、斛、蒲公英煎服，痛即减，吐泻亦止。改用轻清法而愈。

王孟英原著，周振鸿重按. 回春录新诠［M］. 长沙：湖南科学技术出版社，1982：216.

按语：本案患者感受暑热之邪，伏于体内，为外邪引动而发病，变为霍乱。患者初起兼有表证，治疗当解表清里。用大剂化湿清热之品而获效。

【原文】飞龙夺命丹　治痧胀疬痛，霍乱转筋，厥冷脉伏，神昏危急之证，及受温暑瘴瘟，秽恶阴晦诸邪，而眩晕痞胀，瞀乱昏狂，或卒倒身强，遗溺不语，身热瘛疭，宛如中风，或时证逆传，神迷狂谵，小儿惊痫，角弓反张，牙关紧闭诸证。

朱砂飞，二两　明雄黄飞　灯心炭各一两　人中白漂煅，八钱　明矾　青黛飞，各五钱　梅冰　麻黄去节，各四钱　真珠　牙皂　当门子　硼砂各三钱　西牛黄二钱　杜蟾酥　火硝各一钱五分　飞真金三百页

十六味，各研极细，合研匀，瓷瓶紧收，毋令泄气，以少许吹鼻取嚏，重者，再用开水调服一分，小儿减半。

按：此丹芳香辟秽，化毒祛邪，宣气通营，全体大用，真有斩关夺隘之功，而具起死回生之力也。

【医案举隅】

褚子耘使女患此，已身僵矣。孟英以夺命丹二分，嘱其灌入，顷刻活动，随以解毒活血汤，数服得生。

王孟英原著，周振鸿重按. 回春录新诠［M］. 长沙：湖南科学技术出版社，1982：233.

按语：患者患霍乱，热毒炽盛，邪热练血为瘀，吐泻之后，津液不足，脉道失充，血流不畅，亦为瘀血，故用夺命丹解毒活血而获效。

【原文】炼雄丹 治暑秽痧邪，直犯包络，神明闭塞，昏愦如尸，及霍乱初定，余热未清，骤尔神昏，如醉如寐，身不厥冷，脉至模糊者。皆燥热无形之气，蒙蔽膻中，如人在烟尘瘴雾中行，治失其宜，渐渐燥闷而死，此非牛黄清心、犀角地黄等方可疗，此丹主之。

极明雄黄一分，研极细 提净牙硝六分

研细，同入铜勺内，微火熔化拨匀，俟如水时，急滤清者于碗内，粗渣不用，俟其凝定收藏，此丹灶家秘制也。

按：此法见《游宦纪闻》，陈平伯载此方，黄多而硝少。素园纠其误，谓黄多硝少，何能熔化？今依杨定雄一硝六为率。

木通一钱 通草三钱

陈雨水按：冬雪水似更良一碗，煎出味，去滓，再以陈雨水九碗，与药汁和匀，每次用药水一碗，磨入犀角三分，挑入炼雄三厘调匀，徐徐冷灌。能于三日内服尽十碗药水，必有清痰吐出数碗而愈。簋斋尝亲验矣。

【医案举隅】

戚媪者，年六十余矣。自幼佣食于杭州黄莲泉家，忠勤敏干，老而弥甚。壬寅秋，患霍乱转筋。余（孟英）视之，暑也。投蚕矢汤，两服而瘳。

三日后，忽蜷卧不能反侧，气少不能语言，不食不饮，莲泉惶惧，就近邀一老医诊之，以为霍乱皆属于寒，且昏沉欲脱，定附子理中汤一方。莲泉知药猛烈，不敢遽投，商之王君安伯。安伯云：且勿服也。若谓寒证，则前日之药，下咽即毙，吐泻安能渐止乎？莲泉大悟，仍着人飞剌招余往勘。余曰：此高年之体，元气随吐泻而虚，治宜用补。第余暑未清，热药在所禁耳？（先清后补，缓急之间，此中须大学问）。若在孟浪之家，必以前之凉药为未当，今日温补为极是。纵下咽不及救，亦惟归罪于前手寒凉之误也。设初起即误死于温补，而举世亦但知霍乱转筋是危险之病，从无一人知此证有阴阳之异，治法有寒热之殊，而一正其得失者。此病之所以不易治，而医之所以不可为也。今莲泉见姜附而生疑，安伯察病机之已转，乃以朝鲜参、麦冬、知母、葳蕤、木瓜、扁豆、石斛、白芍、苡仁、甘草、茯苓等，服六剂，始能言动，渐进饮食，调理月余而健。此余热未清，正气大虚者之治法。更有不因虚而余焰复燃者，须用炼雄丹治之。

王孟英原著，周振鸿重按. 回春录新诠［M］. 长沙：湖南科学技术出版社，1982：228.

按语：本案为老年患者患霍乱，经治疗之后，又出现"倦卧不能反侧，气少不能语言，不食不饮"的变证，医生多误认为寒证，用附子理中汤治疗。王氏认为是吐泻之后，余湿未化，兼有正气亏虚，治疗以涤除余邪，兼以扶正，故用高丽参、麦冬、石斛、白芍、甘草、茯苓等以扶正，知母、葳蕤、木瓜、扁豆、薏苡仁等以化余湿。王氏指出，炼雄丹用于病情复发而正气未衰者比较合适。

【原文】**三圣丹**　治寒湿为病，诸痧腹痛，霍乱吐泻。

木香一两，不见火　明雄黄二两　明矾三两

共研细末，以鲜荷叶、橘叶、藿香叶各二两捣汁，丸绿豆大，每服九分。重者，再服。

蟾酥散　治暑月贪凉饮冷，食物不慎，兼吸秽恶，成痧胀腹痛，或霍乱吐泻。

杜蟾酥烧酒化　朱砂飞，各五钱　明雄黄飞　茅山苍术土炒焦，各一两　丁香　牙皂各三钱　当门子一钱

七味，各研极细，蟾酥打丸，凤仙子大，辰砂为衣，放舌底化下。重者二三丸。洄溪云：此秘方也。

又　治同上。

杜蟾酥烧酒化开　明雄黄水飞，各三钱　丁香　木香　沉香各二钱　茅山苍术土炒焦，四钱　朱砂飞，一钱五分　当门子一钱　西牛黄三分

九味，各研极细，择上吉日，净室中合研匀，同蟾酥，加糯米粽尖五个，捣千余下，丸如椒子大，晒干，盛于瓷碗内，再用朱砂一钱五分，烧酒调涂碗内，盖好，用力摇一二千下，则光亮矣。密收瓷瓶内，每三粒。轻者，一粒；重者，五粒，泉水下。

姚氏蟾酥丸　治同上。

杜蟾酥烧酒浸烊，如无杜酥，可以东酥加倍　明雄黄研　朱砂飞，各二两　木香晒　丁香晒　茅术炒　滑石飞，各四钱　当门子一两

八味，各研极细，和入蟾酥杵匀，丸黍米大，每药丸就四两，以火酒喷湿，盖在碗内，加入飞净朱砂六钱，竭力摇播，以光亮为度。

眉批：本方去木香、滑石、当门子，名截疬丸，治疬甚效，方亦较稳。

又一名通灵万应丹　治同上，而力较峻。

杜蟾酥九钱，烧酒化　锦纹大黄晒干，六两　朱砂飞　明雄黄飞　明天麻焙干　麻黄去节，焙，各三两六钱　甘草去皮微炒，二两四钱　丁香六钱　当门子三钱　茅术米泔水浸，切焙，三两

十味，各为细末，以糯米粥浆和，杵丸芦菔子大，朱砂为衣。每七九纳舌下少顷，阴阳水下。若研细吹鼻，亦可取嚏。

霹雳散　治阳虚中寒，腹痛吐泻，转筋肢冷，汗淋苔白，不渴，脉微欲绝者。

附子浓甘草汤煎去毒　吴茱萸泡去第一次汁，盐水微炒，各三两　丝瓜络烧酒洗，五两　陈伏龙肝二两，烧酒一小杯收干　木瓜　络石藤七钱，煎汁炒干，一两五钱　丁香蒸晒，一两

六味，共为极细末，分作十九服，外以醋半酒杯，盐一钱五分，藕肉一两五钱，煎滚，瓦上炙存性研，每服加三厘，每病止须用半服，参汤下。

按：确系寒证，此散固佳，若未辨阴阳，而用热药，以为外治，尚无大害，内服之药，极宜审慎，勿轻试也。

回阳膏　治同上。

生香附或用吴茱萸亦可，一两八钱　母丁香一两二钱　上桂心八钱　倭硫黄五钱　当门子四钱

五味，共研极细，瓷瓶密收。每二三分安脐中，以膏药封之，一时即愈，孕妇忌贴。

按：霍乱转筋，既有寒暑之分，亦有寒暑杂感而成者。更有暑伏于内，而寒束于外者，故服药最宜审慎。况利多亡阴，津液大夺，虽可投热药者，亦恐刚烈劫阴，终于不救。此方药虽猛峻，而仅取其气由脐入腹，自能温通脏腑，以逐寒邪，不致伤阴，诚为善策。惟口渴苔黄，下利极热者，显为阳证。虽见肢冷脉伏，亦勿妄贴此膏，更张其焰也。

以上诸方，虽分别热证、寒证之治，而和平猛厉，用得其宜，并皆佳妙。然非仓卒可办者，故列诸前茅。冀仁人君子，量力制备，刊明药味证治，广为传播。俾医家病家，一览了然，不但将死者可以生，而不死者亦不致误药以丧其生，利济之功，不其伟哉。方下兼及别证治例者，既不敢没良方之大用，且以推广施药之仁怀也。

【医案举隅】

罗吉人，立冬前，患霍乱转筋，某知其阴分素亏，病由伏暑，服药已得转机。数日后，渐有呃忒。孟英视之：脉弦数左甚，苔焦而渴，龈衄、脘闷，便溏色酱，小便短赤。皆伏暑未清，气机阻塞之象。既失清肃，当脐尚贴回阳膏。屡嘱揭去不从，后闻不起。

王孟英原著，周振鸿重按. 回春录新诠［M］. 长沙：湖南科学技术出版社，1982：235.

按语： 霹雳散用于霍乱转筋属于寒证者，取其气由脐入腹，温通脏腑，以逐寒邪之功。患者原有阴分亏虚，又经霍乱吐泻，出现舌苔焦黄而口渴，为阴伤之象，而脘中微闷，便溏色黄，提示仍有余湿留滞，应当清化余湿。但患者肚脐贴回阳膏，方中多为辛温大热之品，反而助湿增热，无疑抱薪救火，火上浇油。因为误用，所以患者最终不治而亡。

【原文】黄芩汤《伤寒论》治温病变霍乱之主方，用者因证加减。

黄芩三两　炙草　芍药各二两　大枣十二枚

水一斗，煮取三升，去渣，温服一升，日再，夜一服。

黄芩加半夏生姜汤《伤寒论》

原方加半夏半升，生姜三两。

按：冬伤于寒，至春发为温病，有或利或呕之兼证，皆少阳犯阳明也。故仲圣以黄芩清解温邪，协芍药泄迫血之热，而以甘、枣、夏、姜奠安中土，法至当矣。其温病转为霍乱，果由中虚饮聚而伏邪乘之者，仍宜以此法治之。如火势披猖，上冲下迫，或脉数口渴，或热深厥深，则无藉乎奠中涤饮，当从事于泻火清中，举一反三，在人善悟也。

【医案举隅】

倪六十，面垢，舌白，心下脘中凄凄痛窒，至圊复便不爽，此水谷之湿，内蒸为热，气道阻闭，上热下冷。若外受客邪，即过募原，必有寒热矣。淡黄芩、川连、淡竹叶、槟榔汁、白芍、厚朴、广陈皮。

叶天士. 临证指南医案［M］. 上海：上海科学出版社，1959，478.

按语： 黄芩汤出自《伤寒论》。患者面垢，为热在上焦，舌白、心下和脘部出现疼痛、大便溏而不爽，为寒在下，故用黄芩汤加减治疗。方中黄芩、黄连、竹叶苦寒以清上，厚朴、槟榔辛苦温以燥中焦。

【原文】栀子豉汤《伤寒论》 治温热暑疫，转为霍乱之主剂。

栀子十四枚　香豉四合，绵裹

水四升，先煮栀子，得二升半，内豉，煮取升半，去滓，分二服。

按：此伤寒吐剂也。然古方栀子生用，故能涌吐，今皆炒黑用之，虽不作吐，洄溪谓其涤热除烦之性故在也。而余之治热霍乱，独推以为主剂。盖栀子苦寒，善泄郁热，故《肘后方》以之治干霍乱矣。豉经蒸腐，性极和中。凡霍乱多由湿郁化热，夹秽浊恶气，而扰攘于中宫。惟此二物，最为对证良药。奈昔人皆不知察也。且二物之奇，匪可言罄，如偶以银花、竹叶清暑风，配以白蔻、菖蒲宣秽恶，湿甚者，臣以滑、朴，热胜者，佐以芩、连，同木瓜、扁豆则和中，合甘草、鼠粘而化毒，其有误投热药而致烦乱躁闷者，亦可借以为解救，厥功懋矣。而古今之治霍乱者，从不引用，岂非一大阙典耶？

【医案举隅】

（江应宿）治都事靳相庄，患伤寒十余日，身热无汗，怫郁不得卧，非躁非烦，非寒非痛，时发一声如叹息之状，医者不知何证，迎余诊视，曰：懊侬怫郁证也。投以栀子豉汤一剂，十减二三，再以大柴胡汤，下燥屎，怫郁除而安卧，调理数日而起。

江瓘. 名医类案［M］. 北京：人民卫生出版社，2005：78.

按语：栀子豉汤为治疗热郁胸膈，心中懊侬不安的名方。患者"怫郁不得卧，非躁非烦，非寒非痛，时发一声，如叹息之状"，正是心中懊侬的表现，故用栀子豉汤治疗而取效。

【原文】白虎汤《伤寒论》　治暑热炽盛而为霍乱者。

石膏一斤　知母六两　甘草炙，二两　粳米六合

水一斗，煮米熟汤成，去滓，温服一升，日三服。

按：治霍乱，粳米须用陈仓者，或用生苡仁亦妙。

【医案举隅】

吴光禄患伤寒，头痛腹胀，身重不能转侧，口内不和，语言谵妄。有云表里俱有邪，宜以大柴胡汤下之。李曰：此三阳合病也，误下之，决不可救，仍以白虎汤。连进两服，诸证渐减。更加花粉、麦冬，两剂而安。

魏之琇. 续名医类案［M］. 北京：人民卫生出版社，2005：87.

按语：白虎汤的主症为"四大"，本案患者，身重不能转侧、口中不和，为邪热炽盛于阳明的表现，故用白虎汤辛寒清热。

【原文】白虎人参汤《伤寒论》　治证如前，而元气已虚者。

原方加人参三两。

按：白虎汤神于解热，妙用无穷。加人参，则补气以生津；加桂枝，则和营而化疟；加苍术，则清湿以治痿。变而为竹叶石膏汤，则为热病后之补剂。余因推展其义，凡暑热霍乱之兼表邪者，加香薷、苏叶之类；转筋之热极似寒，非反佐莫能深入者，少加细辛、威灵仙之类；痰湿阻滞者，加厚朴、半夏之类；血虚内热者，加生地、地丁之类；中虚气弱者，加白术、苡仁之类；病衰而气短精乏者，加大枣、枸杞之类，无不奏效如神也。

【医案举隅】

住三角街梅寄里屠人吴某之室，病起四五日，脉大身热，大汗，不谵语，不头痛，惟口中大渴。时方初夏，思食西瓜，家人不敢以应，乃延予诊。予曰：此白虎汤证也。随书方如下。

生石膏一两　肥知母八钱　生甘草三钱　洋参一钱　粳米一小杯

服后，渴稍解，知药不误，明日再服原方。至第三日，仍如是，惟较初诊时略安，本拟用犀角地黄汤，以其家寒，仍以白虎原剂，增石膏至二两，加赤芍一两，丹皮一两，生地一两，大小蓟五钱，并令买西瓜与食，二剂略安，五剂痊愈。

曹颖甫．经方实验录［M］．上海：上海科学技术出版社，1979：22.

按语：患者"脉大身热，大汗，不谵语，不头痛，惟口中大渴"，为邪热盛于阳明，虽然没有背微恶寒的表现，但大热、大汗出后，不但津伤，也有气伤，予白虎加人参汤辛寒清热，益气养阴。服用原方后，患者病情变化不大，仅仅口渴改善，说明辨证并不完全准确。若温病热入营分，营热上潮于口，也可以出现口渴而不欲饮。本案患者出现口渴、身热、大汗，证候和白虎汤证相似，但用白虎汤后效果不明显，说明邪热并非仅在气分，当为气营两燔之证，故用白虎汤加赤芍、牡丹皮、生地黄、大蓟、小蓟等清热凉营解毒之品而愈。以方测证，当有舌绛苔黄等表现，但曹氏为经方大家，对温病多有成见，或许不加记载而已。

【原文】竹叶石膏汤《伤寒论》　治中虚暑热霍乱，及霍乱已定，而余热未清，虚羸少气者。

竹叶二握　生石膏一斤　半夏半升，洗　人参三两　麦门冬一升　粳米半升　甘草炙，二两水一斗，先煮六味，取六升，去滓，内粳米，煮米熟汤成，去米，温服一升，日三。

按：《集验》云，此方加生姜，治呕最良。余谓治霍乱，宜用地浆煎更妙。

【医案举隅】

刘渡舟医案

张某，女，25 岁。

［病史］因患乳腺炎，经手术后，发热在 38.5~39.5℃ 之间。西医认为是手术后感染，注射各种抗生素无效。后用"安乃近"发汗退热，然旋退旋升，不能巩固。症见呕吐而不欲饮食，心烦，口干，头晕，肢颤。查：切其脉数而无力，舌质嫩红苔黄。

［诊断］败血病，气阴两伤，犹以胃液匮乏为甚，而又气逆作呕，不能进食，则正气将何以堪？

［治法］清热扶虚，而气阴两顾，方为合法。

［方药］生石膏 30 克，麦冬 24 克，党参 10 克，炙甘草 10 克，粳米 1 撮，竹叶 10 克。

此方仅服 4 剂，则热退呕止，而胃开能食。

董建华. 中国现代名中医医案精粹（第 2 集）［M］. 北京：人民卫生出版社，2010：363.

按语：本案患者手术后出现发热，且发热缠绵不解，兼有呕吐、心烦、口干等表现，不仅邪热内盛，又有气阴耗伤，兼胃气受损，故用清补之剂竹叶石膏汤治疗。方中党参、麦冬、粳米益气生津，石膏、竹叶清解气热。

【原文】桂苓甘露饮河间　治暑热夹湿之霍乱。

桂去皮　白术　猪苓各五钱　茯苓去皮　泽泻各一两　寒水石　石膏　甘草炙，各二两，一方甘草一两五钱　滑石四两

九味为末。每三钱，温水或新汲水，或生姜汤，量证调下。小儿每服一钱。

按：此方，一名桂苓白术散。一方不用猪苓，或云去猪苓加人参，名桂苓白术散。

【医案举隅】

张某，女，31 岁，1954 年 8 月 26 日就诊。

［病史］时值长夏，伏暑夹湿，外感高热三日不解，头痛，目眩，烦渴，

纳呆，胸痞恶心，小便赤涩而短，便下溏泄。舌淡苔白腻，脉浮滑有力。

［诊断］暑热外袭，内伤脾胃，气化失司。

［方药］予桂苓甘露饮加味调之。处方：茯苓30克，滑石30克，炒白术15克，泽泻15克，桂枝10克，石膏30克，寒水石10克，知母10克，猪苓15克，藿香12克，甘草10克，水煎服。

二诊（8月30日）：服药3剂，身热退而未尽，便泻已减，余症已除，脉浮数。

［方药］仍宗原意，原方加佩兰10克、贯众10克，续服。

9月5日，患者欣言相告：续服3剂，病臻痊可。

柳少逸．柳吉忱诊籍纂论［M］．北京：中国中医药出版社，2016：143.

按语：长夏之际，天暑下迫，地湿上蒸，人处交气当中，最容易感受湿热。湿热为患，阻滞气机，蒙扰清阳，则出现目眩、烦渴、纳呆、胸痞恶心等。治疗当利湿清热并举，用桂苓甘露饮。二诊后，身热渐退，余湿未尽，用佩兰以化湿，贯众以清热，后病除而收功。

【原文】六一散即益元散，一名天水散　河间

桂府腻白滑石六两　甘草炙，一两

二味为末。每三钱，温水或新汲水调下，日三。夹表邪者，以葱白五寸，豆豉五十粒，煎汤调下。本方加黄丹，名红玉散；加青黛，名碧玉散；加薄荷，名鸡苏散；加朱砂，名辰砂益元散。

【医案举隅】

李某，男，20岁。

［病史］患者感受暑湿，突发吐泻，前医误用大黄连，以致吐泻不止，懊烦闷乱。一昼夜吐泻达60余次，精力疲敝，两手发厥，水浆不能入口。脉沉细而迟，舌绛尖红，苔白腻如积粉。

［治法］清暑化湿。

［方药］青蒿穗、京半夏、淡豆豉各9克，佩兰、茵陈、鲜生地各12克，陈皮、川黄连、豆蔻仁各3克，苍术、广木香、鲜藿香各6克，甘露消毒丹9克，鲜荷叶1张。

二诊：服2剂后，吐止，泻大减，两手不厥，舌转淡红，苔化。

［方药］原方去陈皮、苍术、豆豉、川黄连、消毒丹、荷叶、藿香、生地黄，加山栀、石菖蒲、六一散各9克，厚朴3克。

连服4剂痊愈。

王渭川. 王渭川临床经验选［M］. 上海：上海科学技术出版社，1979：49.

按语： 六一散是治暑专剂，常用于暑热夹湿内蕴之证。患者感受暑湿，突发吐泻，治疗以六一散尚嫌力单，故加用清热化湿之品，如青蒿、茵陈、佩兰等。经治疗后，暑湿渐去，故弃陈皮、苍术、豆豉、川黄连、消毒丹、荷叶、藿香、生地黄等，加入山栀、石菖蒲、六一散、厚朴，加强清热利湿的作用。

【原文】葱豉汤《肘后》　治霍乱发斑。

葱白一握　香豉三合

水煎，入童子小便一合，日三服。

按：石顽云：本方药味虽轻，功效最著，凡虚人风热，伏气发温，及产后感冒，靡不随手获效。余谓胎前外感，何尝不是妙剂？芦根、竹叶、苏叶、黄芩，可以随证佐入。

【医案举隅】

王某，男，7岁，1958年12月24日初诊。

［病史］发热咳嗽已3天，体温高达41℃以上，夜益甚，气粗无汗，手足发凉，时有妄语，烦躁不安，唇红目赤，微咳嗽，似眼泪汪汪，耳根微凉，舌赤苔黄腻，脉象浮数。

［诊断］脉证虽属冬温，有欲出麻疹之候。

［治法］辛凉宣透。

［方药］生麻黄一钱，杏仁二钱，生石膏三钱，甘草一钱，桔梗一钱五分，僵蚕二钱，前胡二钱，莱菔子（炒）二钱，香豆豉四钱，葱白二寸，水煎服。

二诊：越二日，前方已服完2剂，麻疹初透，但仍未彻，色黯，目赤，鼻衄，腹痛下利，微有喘咳，舌赤，苔黄，脉数。

［诊断］此肺胃热甚，下迫大肠。

［治法］清宣解毒。

［方药］鲜苇根五钱，牛蒡子一钱五分，黄芩一钱，桑皮二钱，前胡一钱五分，淡竹叶二钱，生石膏三钱，生甘草一钱，金银花二钱，连翘二钱，淡豆豉四钱，葱白二寸。连进2剂。

三诊：病已7日，疹透热退，目赤全退，喘平利止，惟午后尚微热，稍有呛咳。

［诊断］此余热未尽，胃阴未复之象。

［治法］宜清热生津，以善其后。

［方药］北沙参二钱，麦冬二钱，生石膏三钱，淡竹叶二钱，甘草一钱，

枇杷叶三钱。

服2剂，余热亦清而痊愈。

蒲辅周．蒲辅周医案［M］．北京：人民卫生出版社，2005：124.

按语： 本例初起即高烧妄语，为表热虽盛，里热已露，表闭无汗以致肢冷气促，治法亦乘其势，急开其表，俾邪有外出之路。古人对于表里郁闭，三焦壮热无汗主以三黄石膏汤，疹出表通而下利随作，又急于宣透诸药中加黄芩一味，苦寒直降以泻其里热，所以三诊疹透热退。后期阴伤，故用沙参、麦冬等清养肺胃之阴。叶天士《三时伏气外感篇》载："此证初因发热喘嗽，首用辛凉清肃上焦，如薄荷、连翘、牛蒡、象贝、桑叶、沙参、栀皮、姜皮、花粉。若色苍，热胜烦渴，用石膏、竹叶辛寒清散，痧疹亦当宗此……"概括了本病的治则。蒲辅周老先生精通温病，很好地体现了叶氏的这一治疗法则。

【原文】四苓散《温疫论》 治湿盛霍乱，胸闷溺涩而渴者。

茯苓　猪苓　泽泻　橘皮

水煎服

按：吴氏五苓去桂，而治胃中湿热，最为有见，且以橘皮易术，则无实中之弊，而有利气之功，当变而变，斯为善用古法。欲平霍乱者，宜知所趋向矣。吴又可《温疫论》解理透辟，用药灵活，为病家不可不阅之书。素园。

【医案举隅】

原明忠医案

吉某，男，42岁，1978年11月13日初诊。

［病史］1个月前夜间乘坐卡车，感觉阴囊部受凉，2天后两侧睾丸抽缩疼痛有发热感，于午后夜间加重，热敷后减轻。在医院外科诊治，检查两侧睾丸均肿大，以左为著。诊断为慢性睾丸炎。用青链霉素治疗半月多，无效，又服中药（不详）仍无效。患者两侧睾丸抽掣疼痛，午夜重，影响睡眠，睾丸及阴茎均发凉，喜热敷，两下肢浮肿发凉。面色黄白，形体偏瘦。舌尖稍红，苔薄白中心隐黄而润，脉象弦。

［诊断］寒疝，证属肝肾寒湿，水湿停滞。

［治法］温肝肾，利水湿。

［方药］方选四苓散加味。广木香9克，川楝子15克，小茴香6克，茯苓20克，泽泻10克，肉桂6克，猪苓10克，刺蒺藜10克，海藻20克，吴茱萸5克，木瓜6克。

二诊： 上方药进8剂，睾丸发凉消失，抽掣痛减轻，脉象仍弦。

三诊： 原方药又进8剂，左睾抽痛消失，右睾抽痛减轻，下肢浮肿消失。查左睾肿已消退，右睾肿好转，但出现尿道痛。

[方药] 以原方加大黄6克，意在清尿道湿热，化瘀消肿。

四诊： 又进药4剂，尿痛消失，查右睾肿消退，附睾仍肿大，活动量大时疼痛。

[方药] 继服上方药4剂，并以盐炒热敷患处，每晚敷2小时，连续用7天。

后又用原方加橘核仁20克。进药8剂，查右侧附睾肿已消退，诸症消失而愈。

随访1年余，未见复发。

董建华. 中国现代名中医医案精粹（第1集）[M]. 北京：人民卫生出版社，2010：9.

按语： 本案患者受凉后出现睾丸疼痛、肿大，热敷之后症状减轻，并有下肢发凉等表现，辨证属于肝肾寒湿，水湿停滞，因此选用利湿的四苓散加用小茴香、肉桂、吴茱萸等温暖下焦之品，以温补肝肾，通利水湿。初诊后症状缓解。后加用消肿散结之橘核，症状消失。

【原文】**平胃散**《局方》 治湿盛于中，霍乱吐泻。

苍术去粗皮，米泔浸，四两　紫厚朴去皮，姜汁炒　陈皮去白，各三两二钱　甘草炙，二钱

四味为末。每服二钱，水一盏，姜一片，煎七分服。转筋者加木瓜。本方加藿香、半夏，名金不换正气散。

【医案举隅】

田某，男，65岁，1965年1月9日初诊。

[病史] 胃脘疼痛已多年，经常发病。这次疼痛1月余。痛甚时不欲食，冒清酸水，胃胀，左胁气窜至胃脘，致心下堵塞难受，得矢气较舒。询其病因，常饮冷水，饮食不节，犯病往往因受凉或食生冷而引起。脉弦有力，舌淡苔白腻。

[诊断] 寒湿中阻，肝胃失调。

[治法] 温散寒湿，调和肝胃。

[方药] 炒苍术一钱半，厚朴一钱半，陈皮一钱半，炙甘草八分，吴茱萸一钱，法半夏二钱，生姜二钱，茯苓二钱。服3剂。1剂两煎，共取400ml，分3次温服。

二诊（1月13日）：服1剂药后疼痛即止，第2剂药后胃脘舒适，欲食。脉转缓和，舌正苔减。

[方药] 原方加麦芽二钱，再服。

继汤药之后，以香砂平胃丸，每日两次，每次二钱，温开水送下，以资巩固。

中医研究院. 蒲辅周医疗经验 [M]. 北京：人民卫生出版社，1976：98.

按语：本案为患者饮食不节，导致中阳损伤而寒湿内蕴，并有肝郁气滞的表现，证属寒湿中阻，肝胃失调，治以温散寒湿，调和肝胃。以平胃散合左金丸加减。患者无胃热，则去苦寒之黄连，后以香砂养胃丸口服。平胃散在本书中虽然为治疗寒湿霍乱之方，临床上也用来治疗寒湿或湿浊内阻，气机阻滞之证，疗效比较好。

【原文】**藿香正气散**　治湿蕴于中，寒袭其外，而为霍乱吐泻者。

厚朴　陈皮　桔梗　白术　半夏各二两　大腹皮一本作苍术，或用槟榔亦可　白芷　茯苓　苏叶　藿香各三两　甘草炙，一两

十一味为粗末。每三钱，姜三片，枣一枚，煎服。《兰台轨范》此方无白术，似更妥。谢城。

按：上二方，皆治风寒外感，食滞内停，或兼湿邪，或吸秽气，或伤生冷，或不服水土等证，的是良方。若温暑热证，不兼寒湿者，在所切禁。今人谓其统治四时感证，不审病情，一概滥用，误人不少。用治霍乱，姜枣宜裁。

【医案举隅】

姜某，女，37岁。

[病史] 素易腹泻，食稍不慎，尤其生冷油腻或牛乳之后，即行腹泻。检查：结肠镜提示结肠炎；胃镜提示浅表性胃炎（Ⅰ级）伴糜烂。此次又因感寒饱食腹泻又作，日五六行，便前腹痛里急，且夹黏液便，便后缓解。服西药后痛泻去，黏液消失，但腹泻次数增多，竟达日八九行，为水样便喷射而出，予西药和保济丸、正天丸、藿香正气丸，均未果。诊之：怕风身重，无汗，口淡，纳减，胃脘痞胀，小便短少，色不赤，舌质淡胖、苔腻而厚，脉浮细左寸关弱。

[诊断] 此风寒夹湿在表未能尽去，太阴脾虚不能健运之证。

[方药] 藿香正气散合五苓散加减。藿香15克，苏叶10克，桂枝10克，陈皮10克，厚朴15克，法半夏10克，苍术10克，炒白术12克，茯苓20克，

泽泻 20 克，猪苓 10 克，防风 10 克，羌活 10 克，炙甘草 5 克，生姜 3 片，大枣 3 枚。3 剂，水煎服，每 4～5 小时服 1 次，2 天服完。

二诊：泄泻止，余症几平，舌淡胖，苔薄腻，脉弦细。

[方药] 六君子汤缓图竟收全功。党参 10 克，茯苓 10 克，炒白术 10 克，炙甘草 5 克，陈皮 5 克，法半夏 5 克，生麦芽 15 克，生稻芽 15 克，煨葛根 15 克，干姜 2.5 克，木香（后下）2.5 克，大枣 2 枚，6 剂，水煎服。

杨志一．杨志一医疗经验选［M］．北京：中国中医药出版社，2014：215.

按语：本案患者以腹泻为主症。而腹泻之因，责之脾胃虚弱，寒湿内阻，治疗当以温化寒湿、健脾止泻为主。用藿香正气散以芳香化湿，理气和中。藿香正气散临床运用比较广泛，可以治疗多种胃肠道疾病，现代多用来治疗急性胃肠炎或四时感冒属湿滞脾胃，外感风寒者。

【原文】半夏厚朴汤—名四七汤。《金匮》治情志不舒，痰湿阻气而成霍乱者。

半夏一升　厚朴三两　茯苓四两　干苏叶二两　生姜五两

水七升，煮取四升，分温四服。

按：此方既主七情不适之郁痰证，亦治寒湿不化，风感外侵，食滞不消，误投滋补，因而病剧者，无不所向辄捷。

【医案举隅】

王某，女，37 岁，1994 年 8 月 29 日初诊。

[病史] 患者性格内向，素日寡言少语，喜独处而不善与人交往。因家庭琐事烦思忧虑，导致情绪不稳，时悲时恐，悲则欲哭，恐则如人将捕之状。更为痛苦者，自觉有一胶冻块物哽噎咽喉，吐之不出，咽之不下。心慌、胸闷、头目眩晕、失眠、食少、恶心呕吐、大便日行两次、舌苔白、脉沉弦而滑。

[诊断] 肝胆气机不疏，痰气交郁于上之"梅核气"病。

[治法] 疏肝解郁，化痰开结。

[方药] 柴胡半夏厚朴汤。柴胡 16 克，黄芩 6 克，半夏 15 克，生姜 10 克，党参 8 克，炙甘草 8 克，大枣 7 枚，厚朴 14 克，紫苏 8 克，茯苓 20 克。

服药 7 剂，咽喉哽噎消失，情绪逐渐稳定，诸症渐愈。继服逍遥丸疏肝补血，以善其后。

陆拯．刘渡舟医案医话 100 则［M］．杭州：浙江科技出版社，2020：86.

按语：《金匮要略》载："妇人咽中如有炙脔，半夏厚朴汤主之。"后世多用半夏厚朴汤治疗"梅核气"。梅核气多由七情郁结，痰气交阻所致。肝喜条达而恶抑郁，脾胃主运化，转输水津，肺司通调水道之职。若情志不遂，肝气郁结，肺胃宣降失常，津液输布失常，聚而成痰，痰气相搏阻于咽喉，则咽中如有"炙脔"，吐之不出，咽之不下；肺胃失于宣降，胸中气机不畅，则见胸胁满闷，或咳或呕。苔白润或白滑，脉弦缓或弦滑，均为气滞痰凝之证。治宜行气散结，降逆化痰。患者素日寡言少语，喜独处而不善与人交往，情绪不稳，时悲时恐，悲则欲哭，恐则如人将捕之状，为肝胆气机不舒。自觉有一胶冻块物哽噎咽喉，为痰气郁结于咽喉，故用柴胡半夏厚朴汤疏肝解郁，化痰散结。

【原文】六和汤　治夏月虚人外感风寒，内伤生冷之霍乱吐泻，而身发热者。

香薷二钱　人参　茯苓　甘草炙　扁豆　厚朴制　木瓜　杏仁去皮尖　半夏各一钱　藿香　砂仁炒研，各六分　生姜三片　大枣一枚

水煎服。

【医案举隅】

刘伦正医案

刘某。

［病史］自幼业农，生活辛苦，猝然中暑夹食，陡霍乱。手足冰冷，吐泻转筋，大渴喜饮，腹不疼痛，目反白眼，下泻臭秽。

［诊断］两手无脉，舌苔垢腻，边白中黄，此中热霍乱也。口大渴不止，泻有臭味，热无疑也。若是寒证，胳臂里面外面俱冷，渴不欲饮，目眶塌陷，无反白眼之象，有抽筋无转筋之理，腹必大疼。虽寒热均能使腹疼痛，然热痛时疼时止，寒痛大疼不止。又热证手足冷，爪甲红色；寒证手足俱冷，爪甲不红，重则青黑色难治。此证寒有热，皆在夏令，必要辨证明确，始可对症发药也。

［方药］用六合汤加桃仁、红花、金银花。方以金银花、扁豆解暑毒，藿香清夏，赤苓消暑气为君，杏仁、川厚朴下气宽胸为臣，佐以桃仁、红花活血通络，木瓜舒筋平肝，使以甘草，调和诸药，西洋参略扶正气。

杜藿香二钱，卷川朴二钱，光杏仁三钱，清半夏三钱，陈木瓜二钱，西洋参一钱，生扁豆三钱，光桃仁钱半，红花钱半，赤苓三钱，济银花五钱，甘草一钱，荷花露一两（冲）。

初服一剂药不纳，患者合家恐慌，预备后事。余曰：再煎服第二剂，可保有效。遂连服2剂，六脉皆现，后用清理而愈。

罗和谷，杜少辉，曾令真，等. 伤寒温病医案［M］. 北京：中国医药科技出版社，2015：684.

按语：患者所患霍乱比较复杂，并非单纯寒热可分，而是有寒有热，治疗也当寒热并用。用六合汤加桃仁、红花、金银花。方以金银花、扁豆解暑毒，藿香清夏，赤苓消暑气为君，杏仁、川厚朴下气宽胸为臣，佐以桃仁、红花活血通络，木瓜舒筋平肝，使以甘草，调和诸药，西洋参扶助正气。之所以用桃仁、红花等，是因为患者疼痛比较明显，以桃仁、红花活血通络。虽然第一剂效果不显，但继续服用之后痊愈。此案说明，在临床上辨证、立法、处方正确，或许短时间内效果不显，但只要坚持服药，必将收功。

【原文】香薷饮《局方》 治暑月乘凉饮冷，阳气为阴邪所遏，头痛发热，恶寒烦躁，口渴腹满之霍乱。

香薷—斤　厚朴姜汁炒　白扁豆各半斤

三味为粗末。每五钱至一两，水煎，冷服。

【医案举隅】

熊廖笙医案

郑某，男，1岁。

[病史] 暑月外感，发热不解已逾旬。其父谙西医，身为主治大夫，自用各种消炎药治疗，热持久不退。时予在中医院辅导西医临床实习，因询予中医解热法。予问其孩病系何缘由。因曰：因暑热盛，置小床于窗下，临风熟睡，翌晨即发病，高热无汗，小便色黄，体温高达39℃，指纹青紫。予曰：此外有表寒，因当风而卧也，内蕴暑热，受盛夏炎热之气也。治之甚易，得汗出，病即解。

[治法] 宜表里双解，外散表邪，内清里热为治。

[方药] 拟香薷饮加味微辛轻解之。花香薷3克，扁豆6.3克，川厚朴3.3克，川黄连1.53克，飞滑石3.3克，甘草1.53克，金银花3.3克，连翘3.3克，焦栀子1.5克。1剂，水煎，分3次微温服。

药后汗出热解，不烦余药。

董建华. 中国现代名中医医案精粹（第2集）[M]. 北京：人民卫生出版社，2010：9.

按语：香薷饮为治疗夏季感冒之专方。夏季天气炎热，人多贪凉喜冷，坐卧当风，感受暑热的同时，多半有风寒外束，或兼夹湿邪。夏季暑热炽盛之时，患者贪凉而当风熟睡，次日发病。高热无汗、小便色黄，为暑热内蕴之象，而指纹青紫，则为表寒外束，其治疗要处理好解表散寒、清热解暑、利湿三者之间的关系，用新加香薷饮合六一散以清化暑湿、外散表寒。

【原文】**黄连香薷饮**《活人》治同上。

原方加姜汁炒黄连四两。

【医案举隅】

孙某，男，52 岁，1993 年 7 月 25 日初诊.

[病史] 患者头胀痛 1 周。1 周前因在工地作业，当时气候炎热，裸胸赤臂，淋雨后发病。头痛伴全身酸楚沉重，胸闷纳差，口渴而不欲饮，大便溏，尿短黄，苔厚腻微黄，脉濡数。

[诊断] 暑湿头痛。

[治法] 清暑化湿。

[方药] 黄连香薷饮化裁。黄连 10 克，香薷、厚朴、藿香、佩兰、蔓荆子、半夏、茯苓、滑石各 15 克，荷叶、薄荷、竹叶、竹茹、羌活、独活各 10 克，薏苡仁 30 克，水煎服。

再配合针刺风池、太阳、头维、丰隆、中脘、三阴交、中渚、太冲，用泻法。中脘为腑会及胃之募穴，丰隆为胃之络穴，与三阴交相配可健脾化湿，再辅风池、太阳、头维而祛风胜湿。配手少阳之输中渚、肝之原穴太冲，疏气机，通络止痛，使上之浊邪下行，则头痛自愈。

针药并治 3 次，头痛大减，热退食增。再继续治疗 3 次，症除，照常上班，病全痊愈。

张琪. 张琪医疗经验选 [M]. 北京：中国中医药出版社，2005：42.

按语：黄连香薷饮为香薷饮之变方，具有清热祛暑之功效。主治伤暑，大热烦渴，舌红，苔黄腻，脉濡数。临床应用时，可根据暑和湿的偏重，加强清暑或化湿的力量。本案中，患者淋雨后全身酸楚疼痛，为寒湿郁于卫表之象，而胸闷纳差、口渴而不欲饮、大便溏、尿短黄、苔厚腻微黄、脉濡数，则为暑湿内蕴，治以清暑化湿，以黄连香薷饮化裁，加用荷叶、滑石、竹叶、茯苓等清暑化湿，用藿香、佩兰等芳香化湿，患者有头痛伴全身酸楚沉重，以羌活、独活、蔓荆子解表。临床在使用经典方剂时，应灵活地根据患者的病情进行加减。

【原文】**左金丸** 治霍乱转筋，肝火内炽，或吐青绿苦水者。

川连六两 吴茱萸取陈而开口者，一两

二味同煮干为细末，米饮糊丸，绿豆大。每三钱，陈木瓜五钱，煎汤下。吐酸味者，竹茹、生苡仁各三钱，煎汤下。

按：张雨农司马见余采此方，极为首肯。云：尝在都城，见杜石樵少宰，亦用此药，治愈多人也。

【医案举隅】

上虞陈茂才，患头痛，三日一发，发则恶寒，多药不效，饮食渐减。或拟大剂姜、附；或议须投金石。葛仲信嘱其质于孟英，察其脉弦，重按则滑，曰：热暑深入厥阴也，温补皆为戈戟。与：左金（丸）加（川）楝、（白）芍、（山）栀、桑（叶）、羚（羊角）、丹（皮）、菊（花）、橘（叶）为剂，兼吞当归龙荟丸，三服而减，旬日即瘳。

王孟英原著，周振鸿重按. 回春录新诠［M］. 长沙：湖南科学技术出版社，1982：68.

按语： 患者出现头痛，发则恶寒，从医生拟用姜、附等辛温之品推断，此处的"恶寒"，应为后世所说的"畏寒"，为阳虚之象，脉当沉弱或沉迟。王氏诊脉发现，患者脉弦，重按则滑，当不是虚寒，而是邪热深伏厥阴之象，弦为厥阴之脉，滑主热重，所以王氏说"热暑入厥阴"，故用左金丸加清热凉肝的川楝子、桑叶、羚羊角、牡丹皮、菊花等以清热凉肝。

左金丸具有泻肝火、行湿、开痞结之功效，主治肝火犯胃，嘈杂吞酸，呕吐胁痛，筋疝痞结，霍乱转筋。后世临床多用于治疗食管炎、胃炎、消化性溃疡等属肝火犯胃之证，症见呕吐吞酸、胁痛口苦、舌红苔黄、脉弦数，为用方要点。若吞酸重者，加乌贼骨、瓦楞子以制酸止痛；胁痛甚者，可与四逆散、金铃子散合用以加强疏肝理气之功。

【原文】黄芩定乱汤梦隐 治温病转为霍乱，腹不痛而肢冷脉伏，或肢不冷而口渴苔黄，小水不行，神情烦躁。

黄芩酒炒　焦栀子　香豉炒，各一钱五分　原蚕沙三钱　制半夏　橘红盐水炒，各一钱　蒲公英四钱　鲜竹茹二钱　川连姜汁炒，六分　陈吴萸泡淡，一分

阴阳水二盏，煎一盏，候温徐服。转筋者，加生苡仁八钱，丝瓜络三钱；溺行者，用木瓜三钱；湿盛者，加连翘、茵陈各三钱。

【医案举隅】

纪运翔，年十七。五月（患）霍乱，势亦垂危。孟英往视，然已手面皆黑，目陷睛窜，厥逆音嘶，脉伏无溺，舌紫苔腻。大渴汗淋，神情瞀乱，危象毕呈。时未交芒种，暑湿之令未行，仍是冬寒内伏，春令过冷，入夏犹凉，气机郁遏不宣，故欲变温病者，皆转为此证。殊途同归，但不腹痛耳。以寒邪化热，究与暑湿较异也。亟令刺曲池。委中，出血如墨。方以黄芩为君，臣以（山）栀、（豆）豉、（黄）连、（竹）茹、（薏）苡、半（夏），佐以蚕矢、芦根、

丝瓜络，少加吴茱萸为使，阴阳水煎，候温，徐徐服之，遂不吐。

次日，脉稍起，又两剂，黑色稍淡，肘膝稍和，反加睛赤烦躁，是伏邪将从外泄也。去吴萸、蚕矢，加连翘、益母草、滑石，而斑发遍身，苔始渐化，肢温得寐，小溲亦行。随予清搜化毒之药，多剂而痊。名其方曰"黄芩定乱汤"。嗣治多人，悉以此法增损获效。有史客，素吸洋烟而患此证，与此方数贴后，反便秘目赤，渴汗昏狂，亦是久伏之邪，渐欲外越也。与竹叶石膏汤加减而瘳。

此外，湿盛者，加茵陈、滑石；气实者，加枳（壳）、桔（梗）；饮阻食滞者，加厚朴、莱菔；肝郁气结者，加紫苏、楝实。口渴，用茅根汤或藕汁频灌。

王孟英原著，周振鸿重按. 回春录新诠［M］. 长沙：湖南科学技术出版社，1982：215.

按语：黄芩定乱汤主治温病转为霍乱，腹不痛而肢冷，脉伏；或肢不冷，而口渴苔黄，小水不行，神情烦躁。转筋者。因其邪热炽盛，故用栀子、豆豉、黄连、竹茹等清热，加生薏苡仁八钱、丝瓜络三钱；尿行者，用木瓜三钱；湿盛者，加连翘、茵陈各三钱《古今名医临证金鉴·腹泻痢疾卷》载："黄芩定乱汤主治湿热之邪壅遏中焦，病热暴急，吐泻交作。当见泻下臭秽、头痛烦渴、小便短赤、舌红苔黄等症。"可以参考。

【原文】**燃照汤**《霍乱论》治暑秽夹湿，霍乱吐下，脘痞烦渴，苔色白腻，外显恶寒肢冷者。

飞滑石四钱　香豉炒，三钱　焦栀二钱　黄芩酒炒　省头草各一钱五分　制厚朴　制半夏各一钱

水煎，去滓，研入白蔻仁八分，温服。苔腻而厚浊者，去白蔻，加草果仁一钱，煎服。

【医案举隅】

郑凤梧，年六十余，秋间患霍乱，凛寒厥逆，烦闷躁扰，口不甚渴。孟英诊之，脉细欲伏，苔白而厚，乃暑湿内蕴未化也。须具燃犀之照，庶不为病所蒙。因制燃照汤与之，一饮而厥逆凛寒皆退，脉起而吐泻渐止。随以清涤法愈之。

王孟英原著，周振鸿重按. 回春录新诠［M］. 长沙：湖南科学技术出版社，1982：212.

按语：燃照汤为治疗热霍乱之主方，其使用指征为吐泻交作、脘腹痞满、

口渴喜饮、舌苔白腻。本案中患者霍乱吐下，津液大伤，故脉细，暑湿内蕴，故苔白而厚，虽然未见黄苔，但烦闷燥扰，提示仍有热象，治疗当清热燥湿。本方的主药为草果和厚朴。吴又可认为，草果能除伏邪，厚朴能破戾气之所结，两者合用，起到化湿泄浊的作用。但两味药物比较温燥，有化火伤阴之弊，在临床运用当中，要注意舌苔的变化，如舌苔转薄，急当调整两者的用量，以防助火。

【原文】连朴饮《霍乱论》治湿热蕴伏而成霍乱，兼能行食涤痰。

制厚朴二钱　川连姜汁炒　石菖蒲　制半夏各一钱　香豉炒　焦栀各三钱　芦根二两

水煎温服。

【医案举隅】

李振华医案

胡某，男，24岁，1984年8月初诊。

[病史] 1984年7月下旬，因饮食不洁而引起发热，体温高达40℃，曾在某医院按"上呼吸道感染"治疗未效，又按"急性胃肠炎"治疗亦不效。1984年8月收住中医科。现患者发热，白昼热不扬，夜间加重，高达39℃，恶寒，无汗，身重酸楚，口干不欲饮，恶心呕吐，心烦懊侬，脘闷纳呆，腹痛拒按，大便日2~3次，呈水样便，无里急后重。舌红苔白腻，脉濡略数。化验检查示白细胞不高。大便常规：黏液便，脓球3~4，红细胞0~1。余无异常。

[诊断] 湿热中阻，复感外邪。

[治法] 清热化湿，兼以疏解。

[方药] 仿王氏连朴饮化裁。川黄连6克，川厚朴10克，炒栀子10克，豆豉10克，生薏苡仁18克，缩砂仁10克，云茯苓15克，香薷10克，忍冬花24克，青连翘12克，六一散（布包）15克，羚羊角粉（冲）0.9克。

二诊：上方药连进3剂，体温下降至37.6℃，已不恶寒，但表情淡漠，腹微痛，大便日5次，为稀便。稍有恶心但未吐，懊侬已除。口干、身重、酸楚均有好转，仍或纳呆胸闷。舌淡红，苔薄白略腻，脉弦细略数。

[诊断] 热势已敛，湿邪仍盛。

[方药] 依原方去香薷、羚羊角粉，加藿香梗12克。

此时血培养为伤寒杆菌。

三诊：上方药已继服1周，体温已恢复正常，腹痛腹泻止，食欲佳，诸症息平。唯近日来感心悸头晕，睡眠不佳。舌淡红，苔薄白，脉弦细稍数。

［诊断］系心阴不足，心营余热所致。

［方药］以生脉散加味调理善后。太子参 15 克，天麦冬各 10 克，五味子 10 克，生地黄 10 克，肥玉竹 30 克，茯神木 12 克，柏子仁 12 克，当归 15 克，紫丹参 12 克，粉甘草 5 克。

服上方药 2 周，体温一直正常，心悸除，睡眠安，精神好，食欲增，复查血培养无细菌生长，病获痊愈。

董建华. 中国现代名中医医案精粹（第 1 集）［M］. 北京：人民卫生出版社，2010：23—24.

按语： 本案中患者发热，白昼热不扬，夜间加重，为湿热内蕴的发热特点，恶寒、无汗、身重酸楚，提示湿热束于肌表，口干不欲饮、恶心呕吐、心烦懊恼、脘闷纳呆、腹痛拒按、舌红苔白腻，为湿热中阻，治疗当清热化湿并举。连朴饮具有清热化湿、理气和中之功效。主治湿热霍乱，上吐下泻、胸脘痞闷、心烦躁扰、小便短赤、舌苔黄腻、脉滑数。临床常用于治疗急性胃肠炎、肠伤寒、副伤寒等证属湿热并重者。

【原文】蚕矢汤《霍乱论》 治霍乱转筋，肢冷腹痛，口渴烦躁，目陷脉伏，时行急证。

晚蚕沙五钱　生苡仁　大豆黄卷各四钱　陈木瓜三钱　川连姜汁炒，二钱　制半夏　黄芩酒炒　通草各一钱　焦栀一钱五分　陈吴萸泡淡，三分

地浆或阴阳水煎，稍凉，徐服。

【医案举隅】

丁酉（岁），八九月间，杭州盛行霍乱转筋之证。沈氏妇者，夜深患此，继即音哑厥逆。比晓，孟英诊其脉，弦细以涩，两尺如无，口极渴而沾饮即吐不已，足胫坚硬如石，转时痛楚欲绝，乃暑湿内伏，阻塞气机，宣降无权，乱而上逆也。为仿《金匮》鸡矢白散例，处蚕矢汤一方，令以阴阳水煎成，候凉徐服，此药入口竟不吐，外以烧酒，令人用力摩擦其转戾坚硬之处，擦及时许，郁热散而筋结始软，再以盐卤浸之，遂不转戾，吐泻渐止。晡时复与前药半剂，夜得安寐。

次日但觉困极耳，与致和汤数服而痊。

后治相类者多人，悉以是法出入获效，惟误服附子者，最难救疗。

王孟英原著，周振鸿重按. 回春录新诠［M］. 长沙：湖南科学技术出版社，1982：211.

按语： 本案患者为感受暑湿，变生霍乱。病程中出现转筋、声音嘶哑、厥

逆，均提示津液损伤太甚，急当清化湿热。方中蚕沙祛湿，尤善化胃肠之湿浊，为君。黄连、黄芩、栀子清热燥湿，为臣。半夏、吴茱萸降浊止吐，大黄豆卷、薏苡仁、木瓜宣化畅中，利湿舒筋，共为佐，通草渗湿热，亦为佐使之用。

【原文】**解毒活血汤**_{梦隐} 治温暑痧邪，深入营分，转筋吐下，肢厥汗多，脉伏溺无，口渴腹痛，面黑目陷，势极可危之证。

连翘 丝瓜络 淡紫菜_{各三钱} 石菖蒲_{一钱} 川连吴萸水炒，二钱 原蚕沙 地丁 益母草_{各五钱} 生苡仁_{八钱} 银花_{四钱}

地浆或阴阳水，煮生绿豆四两，取清汤煎药，和入生藕汁，或白茅根汁，或童便一杯，稍凉徐徐服。

【医案举隅】

一人，孟英治愈后，已溺行能食。余热外泄，满面赤瘰，忽然神气瞀乱而死。

一人，孟英治愈，二便已如常矣。越数日，云饮食不得下，戴眼呃忒而逝。

一人，业已向愈，忽然神情恍惚，药不及救。

陈解香弟。患此垂危，孟英治愈，遂不服药，月余复来请勘，已咽痛碍进水谷，颐肿牙糜，牙关甚紧，痰嗽胁痛，溺赤管痛，便溏色酱。此余毒蕴隆，失于清解，脉已弦紧数疾，莫可措手。并录以告贾旅者。

王孟英原著，周振鸿重按. 回春录新诠［M］. 长沙：湖南科学技术出版社，1982：233.

按语：解毒活血汤同名方很多，比较有名的是《医林改错》中之解毒活血汤，方用连翘、葛根、柴胡、当归、生地黄、赤芍、桃仁、红花、枳壳、甘草，治疗瘟毒吐泻转筋初得者。与王氏之方治疗的侧重点有所不同，本书解毒活血汤以清热化湿解毒为主，适用于湿热俱盛之霍乱，而王清任之方，则以清热解毒、凉血散瘀为主，化湿的力量比较弱。

【原文】**驾轻汤**_{《霍乱论》} 治霍乱后，余邪未清，身热口渴，及余热内蕴，身冷脉沉，汤药不下而发呃者。

鲜竹叶 生扁豆_{各四钱} 香豉炒 石斛_{各三钱} 枇杷叶刷，二钱 橘红盐水炒 陈木瓜_{各一钱} 焦栀_{一钱五分}

水煎温服。

【医案举隅】

杨德馨医案

李某，40 余岁。

[病史] 患者因暑湿夹秽，扰乱肠胃，导致上吐下泻、腹痛转筋、目陷肢厥、口渴尿无、音嘶汗多、烦躁不宁。

[诊断] 六脉皆伏，脉症合参，乃时行霍乱之急病也。

[方药] 初仿王梦隐蚕矢汤加减，清暑利湿以和其中。

服一剂，泻止、汗止、音清，脉息已起，惟尿闭呃逆，照原方去米仁、豆卷、条黄芩，加石菖蒲、川朴、芦根、滑石。

小便利，口渴止，饮食进，惟脉微数，胸闷发呃，此是胃气不和余热未清耳。

后服驾轻汤，3 剂痊愈。晚蚕沙五钱（包煎），生薏苡仁八钱，大豆卷三钱，陈木瓜三钱，条黄芩一钱，鲜竹茹三钱，法半夏二钱，丝通草钱半，红灵丹一分（冲），左金丸钱半，拌滑石六钱（包煎）。

阴阳水煎，稍凉徐服。

连服驾轻汤 2 剂而痊。

生扁豆四钱，淡香豉四钱，鲜石斛三钱，鲜枇杷叶五钱（去毛抽筋），广橘红一钱，焦山栀一钱，陈木瓜一钱，鲜竹叶四钱。

罗和谷，杜少辉，曾令真，等. 伤寒温病医案［M］. 北京：中国医药科技出版社，2015：688.

按语： 驾轻汤主要用于治疗霍乱后期余邪未清，身热口渴及余热内蕴，身冷脉沉，汤药不下而发呃者。方中用山栀、竹叶清除余热，以生扁豆、枇杷叶、木瓜、橘红化湿醒胃，起到清除余热、化湿醒脾和胃的作用。

【原文】昌阳泻心汤梦隐 治霍乱后，胸前痞塞，汤水碍下，或渴或呃。

石菖蒲 黄芩酒炒 制半夏各一钱 川连姜汁炒，五六分 苏叶三四分 制厚朴八分 鲜竹茹 枇杷叶刷，各三钱 芦根一两

天雨水急火煎，徐徐温服。小溲秘涩者，加紫菀。此方甚巧，谢城。

按：此泻心汤证也，何必另立方治？以暑热秽浊之邪，与伤寒不同，故五泻心皆圆枘方凿之格，漫为引用。岂徒无益已哉？兹以菖蒲为君，辛香不燥，一名昌阳者，谓能扫涤浊邪，而昌发清阳之气也。合诸药以为剂，其奏蠲痰泄热、展气通津之绩，已历试不爽矣。

【医案举隅】

朱文毓医案

患者。

[病史] 丁卯八月初旬霍乱吐泻，面青肢厥，即就医院打盐水针。初四日延诊。霍乱吐泻转筋，西术施针势定。饮水嗳气，时呕痰浊，连宵失眠。素体阴虚，暑邪伤中，以致清浊混淆。余热波及经隧。两足烘热，得敲始松。左脉沉闷不起，右脉滑大。

[诊断] 肝气失疏，暑热蕴伏。

[治法] 清暑降胃，化痰疏气。

[方药] 竹茹二钱，鲜金斛二钱，宋半夏二钱，通草一钱，枳实八分，赤苓神三钱，紫菀二钱，郁金三钱，川连六分，苏叶五分，辰滑石三钱，金铃子二钱，枇杷叶五片，竹叶三十片，鲜菖蒲叶二四片，茅根二两。

另血珀三分，辰砂一分，研末，冲服。

二诊（初五）：霍乱所重在泻出米泔，全是身中津液，故消瘦。泻以针止，而吐不定，烦闷失眠，昨药未能全受。暑热甚炽，脉大而数，左沉亦起，苔色白者转黄，音声尚腻。询知病前身热，未有汗解，现剧吐亦无汗出。

[诊断] 暑邪内蕴，枢机失展。

[方药] 以黄连香薷饮、昌阳泻心汤出入。竹茹二钱，鲜金斛七钱，晚蚕沙四钱，连心翘二钱，黑山栀二钱，辰滑石六钱，陈香薷五分，川连七分，子芩二钱，川贝母三钱，宋半夏三钱，木通八分，紫菀二钱，鲜菖蒲十四片，鲜竹叶三十片，鲜荷叶一角，茅芦根二两。

另西血珀四分，麝香三厘，犀黄二厘，雄精一分，研末，冲服。

三诊（初六）：呕吐已减，略有便溏，烦闷口渴，数夜未眠，有时灼热无汗，有起伏之象。脉象数大，热退则缓，苔色满黄。必得汗出漐漐，邪热外达，烦闷自退。

[治法] 再清暑达邪，理气化痰，直清心胃之热，冀其胃和而可安寐也。

[方药] 竹茹三钱，石斛八钱，连心翘三钱，黑山栀二钱，川象贝母三钱，宋半夏三钱，郁金三钱，番豆豉二钱，晚蚕沙五钱，木通一钱，鲜青蒿四钱，牡丹皮钱半，子芩钱半，西瓜翠衣一两，鲜荷叶一角，茅芦根一两，雅连七分，益元散六钱。

另用末药，照昨方去麝香，加石菖蒲根二分，研，冲服。

未服药前，其父以蒸就荷花露、青蒿露二大碗，尽量令畅饮，如吃瓜汁。当时遍身大汗，服药亦受。

四诊（初七）：昨畅饮花露，并以卧龙丹取嚏，汗出遍身。今晨热起较轻，口渴尚盛，幸小溲其畅，得大便一次甚正。顷诊脉左弦大不敛，右脉较缓，苔黄，痰多，恶心亦减。

[治法] 再清暑凉心，平肝化湿痰为法。

[方药] 鲜青蒿四钱，金银花四钱，连心翘三钱，黑山栀三钱，子芩二钱，蚕沙四钱，竹茹二钱，郁金三钱，丹皮三钱，赤苓神三钱，鲜金斛六钱，雅连六分，辰滑石五钱，木通一钱，灯心一把，茅芦根一两，鲜竹叶三十片。

另石菖蒲根二分，琥珀二分，犀角尖一分，川贝母二分，研末，冲服。

五诊（初九）：起伏之热似减，口渴亦定，恶心大减。脉象数大，昨日右脉已缓，今又较数；苔黄，前半略化。

[诊断] 伏暑夹湿留恋，还宜谨慎。

[方药] 鲜青蒿四钱，竹茹二钱，金石斛五钱，枯黄芩二钱，知母钱半，黑山栀三钱，佩兰钱半，薏苡仁四钱，通草钱半，牡丹皮三钱，郁金三钱，金铃子三钱，连翘三钱，野蔷薇八分，益元散四钱，鲜竹叶二十片，灯心一把，茅芦根一两。

左金丸七分先服。烦郁时，用郁金二分，石菖蒲二分，川贝母二分，辰砂一分，研末，开水送服。一剂，苔黄退，去左金，加川黄连五分，连服愈。

罗和谷，杜少辉，曾令真，等. 伤寒温病医案 [M]. 北京：中国医药科技出版社，2015：675—676.

按语：王氏此方实从《伤寒论》泻心汤演绎变化而来。黄芩配半夏、黄连配生姜，此仲景用药之例。此案暑热秽浊，干姜非所宜，故以厚朴易之，而其辛苦泄降之法，药虽变而法不变；复以石菖蒲芳香化浊，紫苏叶辛芳疏达，化胃浊，畅气机，升清阳；竹茹、枇杷叶皆微寒之品，清胃热而止呕逆；芦根甘寒，为清热生津之用。

【原文】麦门冬汤《金匮》 治霍乱后，余热未清，神倦不饥，无苔而渴，或火升气逆，干咳无痰。

麦冬一两　制半夏一钱五分　人参一钱　甘草炙，六分　粳米半合　大枣四枚，擘

水煎，温分四服。

按：海藏以竹叶易半夏，治温热后房劳复之气欲绝者，大效。余谓即不因房劳复，而气液两亏，不能受重剂峻补，皆可以此汤接续其一线之生机，余屡用辄效。

【医案举隅】

湖北葛店，万姓妇女，患肺痈，病已危急，远道着人邀诊。入门后隔寝室尚远，即闻病者齁喘声，至病室，见其床侧置簸箕一具，内铺柴灰，上积病者所吐之五花痰厚半寸许，约计不止一菜碗。询问经过，据答吐如此脓痰已一周矣。行近病榻，见其靠坐，面部微肿，眼珠外突，齁喘如曳锯，胸前拒按，烦郁胀闷。脉劲数，时或一止，参伍不调。断为肺痈化脓穿溃，病已濒危。其族人杏林春药房陈某，深于医，曰：此病固险，然儿女幼，乏人教养，愿先生尽力救之。予思《金匮要略》有言：肺痈始萌可救，脓成则死。玩一"则"字，有急转直下意思。今吐脓血7日不死，或有一线生机。又思《金匮要略》主葶苈大枣泻肺汤，是肺痈将成，乘其未集。今脓已成，原方不适宜，因又取千金苇茎汤合裁加减。拟方：苦葶苈六钱，苡仁五钱，冬瓜子八钱，桃仁三钱，鲜竹沥八钱，鲜苇茎半斤熬水煎药。3日进3服，胸痛渐松，齁喘渐缓，痰浊渐稀。原方加减，嘱再服3剂。服药病机又再减缓，仍宗前方，加重其制，又日服两剂。约半月，齁喘始止，脓血始净，前后用葶苈约一斤半，始意不敢多用，不泻又服，出意料外，始终未腹泻。后以瓜贝养营汤、外台十味煎调摄收功。此病自起至愈，时仅两月，病愈后面色丰腴，皮肤润泽。此病出死入生，得力前杨姓肺痿案之助益不少。不仅肺痿、肺痈，后治其他肺病，得此两案之益亦不鲜焉。

王新华. 中医历代医案选［M］. 北京：中国中医药出版社，2014：48.

按语：《金匮要略·肺痿肺痈咳嗽上气病脉证并治》载："大逆上气，咽喉不利，止逆下气者，麦门冬汤主之。"本方具有清养肺胃、降逆下气之功效。配伍特点有二：其一是体现"培土生金"法；其二是于大量甘润剂中少佐辛燥之品，主从有序，润燥得宜，滋而不腻，燥不伤津。本方主治虚热肺痿，咳嗽气喘、咽喉不利、咯痰不爽，或咳唾涎沫、口干咽燥、手足心热、舌红少苔、脉虚数；胃阴不足证，呕吐、纳少、呃逆、口渴咽干、舌红少苔、脉虚数。临床常用于治疗慢性支气管炎、支气管扩张、慢性咽喉炎、矽肺、肺结核等属肺胃阴虚，气火上逆者；亦治胃及十二指肠溃疡、慢性萎缩性胃炎、妊娠呕吐等属胃阴不足，气逆呕吐者。

【原文】致和汤《霍乱论》治霍乱后，津液不复，喉干舌燥，溺短便溏。

北沙参　生扁豆　石斛　陈仓米各四钱　枇杷叶刷　鲜竹叶　麦冬各三钱　陈木瓜六分　生甘草一钱

水煎服。

【医案举隅】

丁酉八九月间，杭州盛行霍乱转筋之证，有沈氏妇者，夜深患此，继即音哑厥逆。比晓，其夫皇皇求治，余诊其脉，弦细以涩，两尺如无，口极渴而沾饮即吐不已，足腓坚硬如石，转时痛楚欲绝，乃暑湿内伏，阻塞气机，宣降无权，乱而上逆也。为仿《金匮》鸡矢白散例，而处蚕矢汤一方，令以阴阳水煎成，候凉徐服，此药入口竟不吐，外以烧酒，令人用力摩擦其转戾坚硬之处，擦及时许，郁热散而筋结始软，再以盐卤浸之，遂不转戾，吐泻渐止。晡时复与前药半剂，夜得安寐，次日但觉困极耳，与致和汤数服而痊。后治相类者多人，悉以是法出入获效，惟误服附子者，最难救疗。

王孟英原著，周振鸿重按. 回春录新诠［M］. 长沙：湖南科学技术出版社，1982：229.

按语： 霍乱多因感受时邪或饮食不洁引起。一般起病急骤，上吐下泻，或有腹痛。由于吐泻之后，津液耗伤，所以在霍乱后出现喉干舌燥、小水短赤的现象。治宜养阴生津，健脾和中，以善其后。方中沙参、麦冬、石斛滋养阴液，生津润燥；枇杷叶、白扁豆、木瓜、陈仓米和胃降逆，化湿健脾；竹叶清心除烦，生津利尿；甘草和胃，缓急，止痛。诸药共用，以奏养阴生津、健脾和胃之效。

【原文】五苓散《伤寒论》治伤寒转霍乱，身热头痛，渴欲饮水。

术石顽云：宜用生白术　茯苓　猪苓各十八铢，按：二十四铢为一两，每铢重四分二厘弱，六铢为锱，即二钱五分，十八铢即七钱五分　泽泻一两六钱　桂五钱

五味为末。以白饮和服方寸匕，日三，多饮暖水，汗出愈。

按： 仲圣于霍乱分列热多、寒多之治，皆为伤寒转为霍乱而设。故二"多"字最宜玩味，所云热多者，谓表热多于里寒也；寒多者，里寒多于表热也。岂可以"热多"二字，遂谓此方可治热霍乱哉？沈果之云：其用桂者，宣阳气，通津液于周身，非用之以通水道下出也。用泻、术、二苓，以通三焦之闭塞，非开膀胱之溺窍也。如果热入而渴，复用桂、术以温液耗津，又加苓、泽以渗之，是热之又热，耗之又耗，速之毙矣。余谓：观此，则多饮暖水，汗出愈之义益明，故霍乱无阳气郁遏身热之表证，无三焦闭塞气化不宣之里证，而欲饮水者切勿误解热多为热证，而妄援圣训，浪投此药也。石顽、又可皆语焉未详，河间则加三石以驾驭之，兹复详述方义，庶用者知所取舍焉。而今人治湿热病，不察其有无外夹风寒，内伤生冷之兼证，辄以胃苓汤为通用之方，因则偾事者亦多，且古方

用散，不过三钱，权量又小，今世改为汤剂，动辄一二两，权量又大，宜乎中病者恒少，而误人者恒多也，岂独霍乱然哉？可慨也夫！

又按：此方与苓桂术甘汤，同为温中涤饮之剂，而力较峻。凡霍乱之寒湿内盛，水饮阻闭三焦者，虽外无风寒之表邪，未尝不可用也。故亦治水蓄之痞，湿聚之肿。气滞者加厚朴，气虚者加人参，名春泽汤。用药如用兵，苟能量敌而选将，斯战无不克矣。

【医案举隅】

刘渡舟医案

王某，男，18岁。

［病史］患癫痫，虽屡用苯妥英钠等抗癫痫药物，但不能控制发作。自述发病前感觉一股气从下往上冲逆，至胃则呕，至心胸则烦闷不堪，上至头则晕厥，不省人事。少顷，气下行则苏醒，小便少而频数。其脉沉，舌淡嫩，苔白润滑。

［诊断］太阳膀胱蓄水，水气上逆，冒蔽清阳之“水痫”。

［治法］利水下气，通阳消阴。

［方药］茯苓30克，泽泻12克，猪苓10克，白术10克，桂枝10克，肉桂3克。

服药3次后，病发次数减少。小便通利，继服药6剂，病除。

董建华. 中国现代名中医医案精粹（第2集）［M］. 北京：人民卫生出版社，2010：364.

按语：五苓散主治病证虽多，但其病机均为水湿内盛，膀胱气化不利所致。在《伤寒论》中原治蓄水证，乃因太阳表邪不解，循经传腑，导致膀胱气化不利，而成太阳经腑同病。症见小便不利、头痛微热、烦渴欲饮，甚则水入即吐，或脐下动悸、吐涎沫而头目眩晕，或短气而咳，或水肿、泄泻，舌苔白、脉浮或浮数。临床常用于治疗急慢性肾炎、水肿、肝硬化腹水、心源性水肿、急性肠炎、尿潴留、脑积水等属水湿内停者。本案中，患者自觉有气上冲，为下焦气化不利，水饮上逆，与奔豚气有所不同，加之小便不利，更提示水饮蓄于下焦，故用五苓散温阳化气利水，通阳消阴。

【原文】理中丸《伤寒论》治寒霍乱，口不渴者。

人参　甘草　白术　干姜各三两

四味捣筛为末，蜜和丸，鸡子黄大。以沸汤数合，和一丸碎研，温服之，日三夜二，腹中未热，益至三四丸，然不及汤，汤法以味依两数切，用水八升，煮取三升，去滓，温服一升，日三。

加减法：若脐上筑者，肾气动也，去术，加桂四两。

尤氏云：脐上筑者，脐上筑筑然跳动，肾气上而之脾也。脾方受气，术之甘能壅脾气，故去之；桂之辛能下肾气，故加之。

按：此阳虚之肾气动，欲作奔豚也。故去术加桂，以杜其上凌之萌。若阴虚而脐上筑筑者，大忌刚燥之剂，非峻滋肝肾之阴不可。盖一为水动，一为火动也。

吐多者，去术，加生姜三两。

尤氏云：吐多者，气方上壅，甘能壅气，故去术。辛能散气，故加生姜。

按：邹润安云：既吐且利，有属太阴者，有属少阴者。在少阴，则无用术之理，在太阴，亦在可用不可用之列。以术能治脾胃虚，不能治脾胃实。故吐多者，去之，下多者，还用之。盖术能举脾之陷，不能定胃之逆也。又洄溪云：寒霍乱可用理中者，百不得一。余谓是寒霍乱矣，可用理中矣。尚有如此细密加减之法，何今人既不议病，又不议药，轻于一试，何异以不教之民，而使之战耶？吁，可哀已。

下多者，还用术。悸者，加茯苓二两。

尤氏云：下多者，脾气不守，故须术以固之。悸者，肾水上逆，故加茯苓以导之。

按：今人治霍乱，既不辨其证之虚实寒热，亦不察其吐多下多。温补率投，漫无忌惮者，吾不知其何心也？

渴欲得水者加术，足前成四两半。

尤氏云：渴欲得水者，津液不足，白术之甘，足以生之。

按：此渴因脾虚不能为胃行其津液，故加术以补脾而致其津液也。所谓白术能生津液者，其义如此，岂热烁津液而渴者所堪一试哉？

腹中痛，加人参，足前成四两半。

尤氏云：腹中痛者，里虚不足，人参之甘，足以补之。

按：里虚腹痛，必喜温按。

寒者，加干姜，足前成四两半。

尤氏云：寒者，腹中气寒也，干姜之辛，足以温之。

按：五苓主热多，谓表有热也；理中，主寒多，谓里有寒也。故方下既有腹中未热，益至三四丸之法。此复云寒者加干姜，是腹中尚未热。故独于此味又加重也。盖腹中寒，为寒之真谛。故仲圣不嫌烦复，而琐琐教人，以此为辨证之法。顾昧者一见吐下肢寒，略不察其腹中光景何如，擅

167

以姜、附、丁、桂欲其转热，遂至从此而一身皆冷。呜呼！岂未闻热深厥深之圣训乎。

腹满者去术，加附子一枚。服汤后如食顷，饮热粥一升许，微自温，勿发揭衣被。

尤氏云：腹满者，气滞不行也。气得甘则壅，得辛则行，故去术加附子。

按：饮热粥一升许，固是助药力，亦是辨证法。设时行热霍乱，不但热粥在所大忌，即使不忌，亦万不能强饮升许。果能饮热粥升许者，岂非虚寒为病乎？故可以理中治之。若蔽于古而不知今，是房琯之以车战也。

按：原方加附子，名附子理中汤；加青皮、陈皮，名治中汤；加枳实、茯苓，名枳实理中汤；加黄连，名连理汤；合五苓，名理苓汤。

【医案举隅】

周镕，于七月十八日夜，患霍乱转筋甚剧。仓促间，误服青麟丸钱许。比晓，急邀孟英诊之，脉微弱如无，耳聋目陷，汗出肢冷，音哑肌削，危象毕呈。药恐迟滞，因嘱其母先煎高丽参汤亟为接续，随以：（高丽）参、（白）术、白芍、茯苓、附（片）、（肉）桂、干姜、木瓜、苡仁、扁豆、莲实为方，一剂，各症皆减。

次日复诊，孟英曰：气分偏虚，那堪吐泻之夺泄？误饵苦寒，阳微欲绝。昨与真武（汤）、理中（丸）合法，脾胃之阳复辟矣。刚猛之品，可以撤去。盖吐泻甚而津液伤，筋脉失养，则为之转。薛生白比之"痉"病，例可推也。凡治转筋，最要顾其津液，若阳既回而再投刚烈，则津液不能复而内风动矣。此治寒霍乱之用桂、附，亦贵有权衡，不可漫无节治，致堕前功也。即于前方裁去（干）姜、附（片）、（肉）桂，加黄芪、石斛，服至旬日而愈。

王孟英原著，周振鸿重按. 回春录新诠［M］. 长沙：湖南科学技术出版社，1982：231.

按语： 理中丸出自《伤寒论》，具有温中祛寒、补气健脾之功效。主治脾胃虚寒，自利不渴，呕吐腹痛，不欲饮食，中寒霍乱，阳虚失血，胸痹虚证，病后喜唾等。临床上还可用来治疗小儿慢惊属脾胃虚寒者。本案中患者患霍乱之后，脉微细欲绝、目陷、汗出肢冷、声音嘶哑，为阴液与阳气大伤之证。急当回阳救逆，救阴固脱。先用高丽参益气养阴固脱，后用理中丸调理。

【原文】厚朴生姜半夏甘草人参汤《伤寒论》治虚人寒湿霍乱。

厚朴去皮，炙　生姜切，各半斤　半夏洗，半升　甘草炙，二两　人参一两

水一斗，煮取三升，去滓，温服一升，日三。

【医案举隅】

聂惠民医案

孙某，女，40岁，1987年4月13日初诊。

[病史]腹胀半年，时伴有疼痛，纳谷不佳，倦怠乏力。经西医多方检查，血、尿、便常规（一），肝功能、B超、胃镜等检查均未见异常。多方服用中西药物，腹胀有增无减。现腹胀鼓，似妊娠七八个月，俯身受阻，食欲受限，不呕不逆，二便如常。查体：腹部膨胀，叩之鼓声，未触及包块、无振水声。脉沉弦略细，苔薄白。

[诊断]此属脾虚不运，气机壅滞而致腹胀。

[治法]益脾健运，行气消胀。

[方药]宗厚朴生姜半夏甘草人参汤加味。厚朴12克，生姜6克，半夏12克，炙甘草4克，党参10克，柴胡10克，炒枳壳10克，6剂，水煎去滓，分2次温服。

二诊：进药6剂，腹胀锐减，自觉腹部已软，食欲有增，二便如常。

守方调治月余而愈。未见复发。

董建华. 中国现代名中医医案精粹（第5集）[M]. 北京：人民卫生出版社，2010：198—199.

按语：患者时腹胀，伴有纳谷不香、脉沉弦而细，为脾胃虚弱，运化不及导致的虚痞，治疗当益脾健运，行气消胀，用厚朴生姜半夏甘草人参汤加减。该方所治病证属虚中夹实，腹胀满一般多表现为上午轻，下午重，傍晚尤重，但胀满发作的时候不喜温按。在病机上以脾气虚弱为本，痰湿阻滞、气机不利为标，属虚实夹杂。方中厚朴苦温，行气燥湿，宽中消满；生姜、半夏辛温，行气散结，化痰导滞；人参、甘草甘温，补益脾气而助运化。诸药配合，补而不壅，消而不损，为消补兼施之剂。但本案腹胀满，是以有形痰湿阻结，气机壅滞为主，因此燥湿化痰、行气消满之药的用量大，而补脾益气之药的用量小，可以称作补三消七之法。

【原文】四逆汤《伤寒论》 治阴寒霍乱，汗出而四肢拘急，小便复利，脉微欲绝，而无头痛口渴者。

生附子一枚　干姜一两半　甘草炙，二两

水三升，煮取一升二合，去滓，分温再服。强人可用大附子一枚，干姜三两。

按：附子、干姜，非攻荡之品，何以强人乃可加倍用？盖无论补泻寒热诸药，皆赖身中元气载之以行，故气强者，堪任重剂，若气弱者，投剂稍重，则气行愈馁，焉能驾驭药力以为补泻寒热之用耶？凡事皆然，用药特其一端耳。顾知之者鲜，所以覆败多而成功少也。

【医案举隅】

冉雪峰医案

田某儿媳患霍乱，吐泻无度，冷汗出，腹痛筋急，肢厥声小，皮瘪目陷，病来颇暴。予诊时，已服来苏散、藿香正气丸等药，虽无大讹，却不着痛痒，半日时刻，吐泻各在30次以外，消息停顿，六脉全无，病已濒危，势不及救。察证确属寒多，欲与病疫搏斗，拟通脉四逆汤加重其剂。方用：甘草二钱，干姜六钱，乌附八钱，并书简明医案于方首（霍乱寒多，渴不欲饮，饮亦喜热，舌苔白，吐泻多清水，不大臭，惟耽搁时间过久，救治较迟，肢厥筋挛，皮瘪目陷，脉全无，病已造极。拟大剂温肾以启下焦生气，温脾以扶中宫颓阳，作最后挽救）。

隔三时复诊，吐泻未止，厥逆未回，嘱照原方再进一剂；隔二时又再复诊，吐泻虽缓，厥逆仍未回，俨似正气与邪气同归于尽状，细审细察，探其手心，微有温意。曰：生机在此。盖正气过伤，迟迟其复，兆端已见，稍俟即当厥回向愈，嘱其续将三煎药服完，另用前方，姜、附各减为三钱，并加党参四钱，夜间作二次缓服。翌晨复诊，厥回脉出，已能起坐，特精力匮乏，为拟理中加知母、栝楼根善后。

罗和谷，杜少辉，曾令真，等. 伤寒温病医案［M］. 北京：中国医药科技出版社，2015：679.

按语：四逆汤具有温中祛寒、回阳救逆之功效。用于阳虚欲脱，冷汗自出，四肢厥逆，下利清谷，脉微欲绝。方中淡附片大辛大热，上助心阳以通脉，中温脾阳而散寒，下补肾火而回阳，峻补元阳，为君药。干姜辛热，温中散寒，温阳守中，回阳通脉，与附子合用，相得益彰，能增强回阳救逆之功，为臣药。炙甘草补脾阳，益肾阳，后天与先天互助，且调和药性以防姜附燥烈伤阴，尽显佐助佐制之能，为佐药。诸药合用，共奏温中散寒、回阳救逆之功。本方临床用于休克、腹泻、阳虚发热、血栓闭塞性脉管炎、手足寒厥证、毒血证和食管痉挛性狭窄等。本案中，患者"肢厥筋挛"、目眶凹陷、脉无，为阳气欲脱之象，急当回阳救逆，故用四逆汤加减。

【原文】通脉四逆加猪胆汁汤《伤寒论》治阴寒霍乱愈后，四肢拘急，脉微欲绝者。

前方加入猪胆汁半合和服。如无猪胆，以羊胆代之。

【医案举隅】

顾振呼医案

蔡某，年近三旬。

[病史] 夏日酒醉后，狂饮冷水，继啖西瓜，露宿一夜，晨即霍乱大作。腹痛水泻，色如米浆，呕吐清水，饮即吐出，呃逆连声，四肢厥逆，手指白胖，汗泄淋漓；旋即眶陷肌削，气急失音，咽痛口渴，面赤戴阳，烦躁暴至，有欲坐卧泥水之态。

[诊断] 阴寒霍乱。六脉沉微似伏，舌苔灰白滑黏，此阴寒霍乱危症也。阴盛于下，格阳于上，上热假，下寒真，中阳困顿，转旋无权，阴阳否格，暴脱在迩。

[治法] 内外并治。速令醋打生附子四枚，涂两足心涌泉穴，以引其上越之阳；研化龙骨、生牡蛎粉各二两，遍扑周身，以固其外散之阳；随进白通加人尿猪胆汁法，参入麝香、肉桂、丁香、柿蒂诸品，徐徐冷服，防其拒纳，以俟动静。

[方药] 生附子三钱，炒党参三钱，肉桂一钱，丁香一钱，淡干姜三钱，淡吴茱萸钱半，麝香五厘，柿蒂二十四枚，草果钱半，葱白三茎，清童便一杯，猪胆汁一匙（同冲）。

服药后，烦躁渐静，四肢转暖，汗呃止，咽痛缓，面赤亦退，余候依然。惟脉象初则续续渐出，未及半时候又双伏，烦躁复作，此阴寒过厉，气竭阳微，遽难旋转回阳也。

令将原方加别直参三钱，速煎冷灌。脐贴回阳膏一张（回阳膏，用当门子五厘、母丁香、桂心、生附子各一分，硫黄三分五厘，研细，置膏贴脐。治阴寒霍乱，温通脾肾有特效。药肆中多不备，急难凑手，殊为憾事。医者宜修合储瓶以备急需，庶免临渴凿井之苦。）以温运脾肾。招纳浮阳后，脉渐续出，但虚细耳。诸恙均除，乃以前方去葱白、胆汁、童便、当门子、柿蒂、加戈制半夏一钱、赤苓三钱，减参姜桂附之制，予2剂而愈。

罗和谷，杜少辉，曾令真，等. 伤寒温病医案［M］. 北京：中国医药科技出版社，2015：684—685.

按语： 后世对通脉四逆加猪胆汁汤多有发挥，如《历代名医良方注释》载："此方回阳救阴，双管齐下，乃治霍乱吐下将止，阴阳气并竭，故为此两两斡旋之方也。一方面仍用通脉扶阳，一面重加胆汁益阴。胆汁气血有情，味苦健胃，能刺激神经，鼓舞细胞，奋起一身体工机能，此方将通脉之辛温，融纳于胆汁润沃之中。就阳方面解说，为激发阴气，以为藏起亟之本；就阴方面解说，为维护残阳，以为摄阳奠定之根。方注曰分温再服，其脉即出，履险如夷，煞具旋乾转坤，拨乱返正手段，此中分际，此项疗法，岂但从治、岂但正治，学者所当深深体认也。"但目前因猪胆汁取材不便，已经很少使用。

【原文】附子粳米汤《金匮》治中寒霍乱，肢冷腹痛，吐少呕多者。

附子姜汁炮，切　半夏姜汁炒　甘草炙，各三钱　大枣十枚，擘　粳米半升

水五升，煮米熟汤成，去滓，温服一升。

【医案举隅】

陈在山医案

陈某，25岁。

[病史]秉气虚弱，身体羸瘦，曾患呕血愈而未痊，外受寒温之邪所袭。初觉中满，小腹微痛，夜间吐泻暴作，口燥不思饮，四肢厥逆，身寒冷汗，唇青面白。

[诊断]阴寒霍乱。脉来沉迟欲绝，纯阴之脉也。按本岁己酉，阳明燥金司天，正在七月中气，是四气司令，主客寒湿，天运为太阳寒水，地运太阴湿土，更夹伏暑余邪相延不尽，人在气交之中，感受蒸淫之气为病，轻则时邪，重则霍乱。《素问·六元正纪大论》曰："阳明之政，多阳少阴。"是指司天之常，并指运气之变。今者寒水加临湿土之上，乃运气之变也，知常知变，医道近焉。此症脉象病形，皆属纯阴。王孟英曰：霍乱之属寒者，地气之逆也，逆则为阴，急用回阳助气之剂以救之，庶可回春于再造。

[方药]用大剂附子理中汤，方以人参助气培元为君，白术健脾燥湿为臣，甘草和中补土为佐，黑姜辛温散寒为使，加附子扶阳破阴，以奏速功。

潞党参一两，炙甘草五钱，白术二钱（土炒），干姜五钱（炒黑），淡附片五钱，粳米一把。

又方：潞党参五钱，苍术四钱（炒），陈皮三钱，生甘草三钱，川厚朴三钱，大红枣七枚。

服前方1剂，吐泻顿止，手足渐温，面色微和。接服后方，白术易苍术，减附子、黑姜，加陈皮、厚朴和胃，2剂而痊。

罗和谷，杜少辉，曾令真，等. 伤寒温病医案[M]. 北京：中国医药科技出版社，2015：690.

按语：患者出现"口燥不思饮，四肢厥逆，身寒冷汗，唇青面白"，为阳气大伤之象，治疗当回阳救逆散寒。附子粳米汤治疗腹满痛而呕吐泄泻之阳虚夹湿证，除上述证候外，又有四肢不温、小便清长、脉细而迟、舌苔白滑等症者，确有较好的疗效。若腹痛延及心胸部，宜与大建中汤合用；若服药后仍呕

者，再加砂仁、丁香温胃，效果更佳。本方还可用于急慢性胃痉挛、胃溃疡、尿毒症之寒呕等。另有人将本方用于妇科，治疗产后腹痛、妊娠呕吐、习惯性流产、经行腹痛、少女带下诸疾属脾胃虚寒夹湿者。

【原文】吴茱萸汤《伤寒论》 治少阴吐利，厥逆烦躁，及厥阴寒犯阳明，食谷欲呕。

吴茱萸一斤，洗　人参三两　生姜六两，切　大枣十二枚，擘

水七升，煮取二升，去滓，分三服。

【医案举隅】

刘选赤医案

陈某，女，28岁，1962年12月22日初诊。

［病史］初因日夜工作，思索费神，一连数日未能入睡。当时尚能支持，但工作告毕觉头晕眼花，继而颠顶刺痛，呕吐清涎甚多，每次发病历二三小时方慢慢缓解。虽经多方治疗均未见效，反而发作日渐频繁。自1962年初以来，平均每二三日头痛发作1次，月经前后，头痛尤为剧烈。诊其脉细弱，舌质淡，苔薄白而润。

［诊断］厥阴头痛。

［治法］温中降逆，息风镇痛。用《伤寒论》吴茱萸汤治之。

［方药］吴茱萸9克，党参9克，生姜18克，大枣（去核）4枚。

二诊（12月25日）：服上方药3剂后，头痛眩晕减轻，睡眠亦好，病情已有好转。仍守前方加重药量。

［方药］吴茱萸15克，党参30克，生姜30克，大枣（去核）6枚。

三诊（12月31日）：服上方药6剂后，适逢月经来潮，头痛亦未见发作，眩晕呕吐亦轻微，但面色苍白，唇舌淡白，手指冰冷。

［治法］温中降逆，养血通脉。

［方药］用当归四逆汤合吴茱萸汤治之。吴茱萸15克，党参15克，当归9克，生姜30克，桂枝9克，白芍12克，细辛9克，木通9克，大枣（去核）8枚，炙甘草6克，6剂。

并嘱患者服完药后，常食当归生姜羊肉汤（《金匮要略》方：当归12克，生姜30克，羊肉120克。清水煎服）以善其后。1年后走访，头痛未见复发，饮食睡眠均好，身体健康。

董建华. 中国现代名中医医案精粹（第1集）［M］. 北京：人民卫生出版社，2010：370.

按语：《伤寒论》载："干呕，吐涎沫，头痛者，吴茱萸汤主之。"本案患者颠顶刺痛、呕吐清涎、脉细弱、舌质淡、苔薄白而润，为寒凝厥阴。肝主疏泄，故月经潮时，肝经偏旺，则头痛加重。治以温中降逆，息风镇痛。吴茱萸汤主治肝胃虚寒，浊阴上逆证，症见食后泛泛欲吐，或呕吐酸水，或干呕，或吐清涎冷沫、胸满脘痛、颠顶头痛、畏寒肢冷，甚则伴手足逆冷、大便泄泻、烦躁不宁、舌淡苔白滑、脉沉弦或迟。临床常用于治疗慢性胃炎、妊娠呕吐、神经性呕吐、神经性头痛、耳源性眩晕等属肝胃虚寒者。

【原文】**浆水散**洁古　治阴寒霍乱，暴泻如水，汗多身冷，气少腹痛，脉沉或脱者。

甘草　干姜　附子　桂各五钱　良姜　半夏俱醋炒，各二钱

浆水煎，去滓，冷服。

按：石顽云：浆水乃秫米和曲酿成，如醋而淡，今人点牛乳作饼用之，或用澄绿豆粉之浆水尤佳，余谓地浆亦可用。

【医案举隅】

毛履和之子介堂，暑病热极，大汗不止，脉微肢冷，面赤气短，医者仍作热证治。余曰：此即刻亡阳矣，急进参附以回其阳。其祖有难色。余曰：辱在相好，故不忍坐视，亦岂有不自信而尝试之理，死则愿甘偿命。乃勉饮之。一剂而汗止，身温得寐，更易以方，不十日而起。同时东山许心一之孙伦五，病形无异，余亦以桂附进，举室皆疑骇，其外舅席际飞笃信余，力主用之，亦（浆水散）一剂而复。但此证乃热病所变，因热甚汗出而阳亡，苟非脉微足冷，汗出舌润，则仍是热证，误用即死，死者甚多，伤心惨目。此等方非有实见，不可试也。雄按：舌润二字，最宜切记。

徐灵胎. 洄溪医案［M］. 上海：上海科学技术出版社，1982：44.

按语：浆水散原治暴泄如水、周身汗出、一身尽冷、脉微而弱、气少不能语，甚至呕吐者。方中附子、干姜、良姜、桂枝温暖中焦，半夏燥湿。浆水有调中和胃的功效，可以治疗胃气不和引起的嗳气、厌食、恶心、胃痛吞酸、胃脘胀闷等，能够增强食欲、减少过多的胃酸分泌，以及促进胃肠排气。浆水还有化滞作用，能够消除腹内积滞的食物，促进胃肠道蠕动，有助于恢复脾胃的运转功能。同时，浆水还有生津止渴的作用，可以缓解烦躁、干咳等病症。

【原文】**冷香饮子**　治阴寒霍乱，腹痛，脉沉细，或弦紧，无汗恶寒，面如尘土，四肢厥逆，阳气大虚之证。

甘草　附子　草果仁　橘红各一钱　生姜五片

水煎，冷服。

【医案举隅】

于左，脉沉微，腹痛吐利汗出，太阴伤寒，拟冷香饮子：泡淡附子，草果仁，新会皮，甘草，煎好候冷服。

叶天士. 临证指南医案［M］. 上海：上海科学技术出版社，1959：78.

按语： 冷香饮子用药比较简单，方中草果燥化湿浊，附子温暖中焦，橘红理气燥湿，生姜和胃，多用于治疗感受寒湿之邪，出现吐泻之证者。

【原文】大顺散《局方》治袭凉饮冷，阴寒抑遏阳气而成霍乱，水谷不分，脉沉而紧者。

甘草四两八钱　干姜　杏仁去皮尖　桂心各六钱四分

先将甘草同白沙炒至八分黄熟，王晋三云，白沙即河沙。次入干姜同炒，令姜裂，次入杏仁同炒，候不作声为度。筛去沙，与桂心同捣为散。每二钱，水煎服，或沸汤调服。如烦躁，井华水调下。

按：洄溪云：此治暑月内伤饮冷证，非治暑也。又甘草多于诸药八倍，亦非法。此等病，百不得一，而世人竟以治燥火之暑病，杀人无算，可胜悼哉。余谓以上三方，皆治夏令因畏热而浴冷卧风，冰瓜过啖，反为阴湿所伤致病，实夏月之伤寒也，故用药如是。如《名医类案》所载：罗谦甫治商参政与完颜小将军二案，俱用热药，俱不名曰暑病。又吴球治暑月远行人案，直曰中寒。盖深恐后世误以热药治暑，故特举病因以称之，可谓名正言顺矣。乃昧者犹误谓此等方为治暑之药，诚有一盲引众盲，相将入火坑之叹。夫盛夏之有寒病，犹隆冬之有热病，虽不多见，而临证者，不可不谛辨而施治也。

【医案举隅】

周　七月夜，患霍乱转筋甚剧，仓猝间误服青麟丸钱许。孟英晓诊，脉微弱如无，耳聋，目陷，汗出肢冷，音哑，肌削。药恐迟滞，先浓煎高丽参汤，急为接续；随以参、术、白芍、茯苓、附、桂、干姜、木瓜、杏仁、扁豆、连、实为方，一剂而各症皆减。次日复诊，孟英曰：气分偏虚，哪堪吐泻之泄夺；误饵苦寒，微阳欲绝作予真武、理中合法，脾肾之阳复辟矣！刚猛之品，可以撤去。盖吐泻甚而津液伤防失其养则为之转。薛生白比之痉病例可推也。凡治转筋，最要顾其津液，若阳既回而再投刚烈，则津液不能复而内风动矣。此治寒霍乱之用附、桂，亦贵有权衡，不可曼无节制，致堕前功也。即于前方裁去姜、附、肉桂，加黄芪、石斛，服至旬日而愈。

王新华. 中医历代医案选［M］. 北京：中国中医药出版社，2014：48.

按语： 大顺散多用于治疗冒暑伏热，引饮过多，脾胃受湿，导致水谷不分，清浊相干，阴阳气逆，发为霍乱吐泻。

【原文】**神香散**_{景岳} 治霍乱因于寒湿凝滞气道者。

丁香　白豆蔻_{各七粒}

二味研末，清汤下。小腹痛者，加砂仁七粒。

按：晋三云：此方治寒湿痧胀有神功。与益元散治湿热痧胀，可谓针锋相对。

来复丹《局方》 治上盛下虚，里寒外热，伏暑夹阴霍乱危证。

太阴元精石　舶上硫黄　硝石_{各一两，用硫黄为末，微火炒，结成砂子大}　橘红　青皮_{去皮}　五灵脂_{澄去砂，炒令烟尽，各二钱}

六味为末，醋糊丸，豌豆大。每服三十丸，白汤下。

【医案举隅】

李竹溪医案

张某，40余岁。

［病史］病由船居无定，且喜露卧，多嗜瓜汁，故湿从寒化，陡发霍乱。一起即腹痛泄泻，继则呕吐清水，三五次后，已觉汗泄肢冷，冷过肘膝，眶陷形脱，螺瘪音哑，腿足转筋，神扬气促，躁扰不宁，其溲清冷。

［诊断］寒湿霍乱。苔白脉大，按之脉细欲绝，此寒湿伤中、阳气欲亡之霍乱也。霍乱入手，先分寒热，勘此脉症，不独病属寒湿，且已中枢无权，有波撼岳阳、土奔岸败之势，岌岌殆哉。际此千钧一发，未可因循，姑拟一法，先服局方来复丹三钱，继以水药，至成败利钝，未敢逆料也。

［治法］急当挽正回阳，以参附为君，姜桂为臣，佐以术草守中，茯苓淡渗，吴萸逐其中下阴寒，使以木瓜舒筋，蚕沙导浊。

［方药］别直参三钱，黑附块钱半，干姜钱半，瑶桂心六分，宣木瓜钱半，焦白术三钱，炙甘草八分，云茯苓四钱，吴茱萸七分，晚蚕沙五钱（包煎）。

阴阳水煎，船居救急，可以甘澜水代之，先煎参附二十余沸，次下诸药。

接方：西潞参三钱（米炒），生苍术钱半，炙甘草五分，老生姜五分，熟附子四分，小雅连五分（姜炒），甘澜水煎如前法。

二诊：昨以加味理中，呕虽平，泻未止而神倦，苔仍淡白，口微干，溲稍黄。

［诊断］中阳未振，脾胃未和。

［方药］主以异功加谷芽、和曲建，立中州，以佐升降。西潞参三钱（米炒），焦白术钱半，云茯苓三钱，炙甘草六分，炒广皮钱半，炒谷芽三钱，六和曲三钱（炒）。

河水煎服。

策应：用滴醋三斤，置床前，烧铁器，俟红淬之，使患者鼻纳醋气，可免阳越。手足曲池委中、劳宫诸穴，多以姜汁摩擦，则可回温。再以吴茱萸、木瓜各二两，煎水熏腿，另一以火酒擦之，以筋不转而止。

三诊：狂澜力挽，险象已平，手足温，筋不转，惟泻减而未除，脉、象按之仍细。

［方药］仿孙真人千金方法，改用附子理中加茯苓、麦冬。

两服前方，知饥纳谷而泻止矣，嘱以甘淡调理而愈。

罗和谷，杜少辉，曾令真，等. 伤寒温病医案［M］. 北京：中国医药科技出版社，2015：683.

按语： 患者病起即腹痛泄泻、呕吐清水、汗泄肢冷、冷过肘膝、眶陷形脱、螺瘪音哑、腿足转筋、神扬气促、躁扰不宁、小便清冷、苔白脉大，按之脉细欲绝，此寒湿伤中之象，治疗以回阳救逆、利湿为主。神香散出自《景岳全书》，主治胸胁胃脘逆气难解、疼痛、呕哕、胀满、痰饮膈噎，诸药不效者。本方临床用于治疗慢性胃炎、食管癌、胃癌，有一定疗效。

【原文】桂枝汤《伤寒论》治寒霍乱后，身痛不休。

桂枝去皮　芍药　生姜切，各三两　甘草炙，二两　大枣十二枚，擘

水七升，微火煮取三升，去滓，适寒温服一升，须臾，啜稀热粥一升余，以助药力。

【医案举隅】

沈凤阁医案

赵某，女，38岁，1989年7月4日初诊。

［病史］5天前发热、头痛，自服对乙酰氨基酚片，汗出热退，头痛止。第二天症状如故，去医院检查，胸透及血象均正常，诊为流行性感冒，经输液、抗菌治疗，症状略有减轻，后又加重。发热已5天，现体温39.6℃，头胀痛，周身酸痛，汗出较多，阵阵恶寒，一受风吹即寒战，虽时已盛夏，身穿毛线背心、春秋衫，犹有寒冷感。咳嗽气逆，唾白色泡沫痰，无胸闷、胸痛、口干不欲饮，大小便正常，舌苔薄白，舌质正常，脉浮。

［诊断］暑月感寒，营卫不和，肺失宣降，痰浊内阻。

［治法］调和营卫，宣肺化痰。

［方药］桂枝10克，炒白芍10克，炙甘草4克，光杏仁12克，川厚朴4克，法半夏10克，生姜3片，大枣4枚，2剂。

二诊（1989年7月6日）：体温下降至37.4℃，头痛消失，汗出减少，周身酸痛明显减轻，恶风寒感觉不明显。早晨起床时稍有咳嗽，痰沫很少；神倦乏力，纳食不香，纳后脘部如堵；苔、脉如前。

［诊断］属外邪已解，营卫未和，胃气不苏，脾运不健。再当调和营卫，佐以运脾醒胃。

［方药］川桂枝10克，炒白芍10克，炙甘草4克，生姜3片，大枣4枚，光杏仁12克，炒谷麦芽各12克，3剂。

上方药服2剂后，一切症状消失，休息数日，即恢复如常。

董建华. 中国现代名中医医案精粹（第3集）［M］. 北京：人民卫生出版社，2010：346.

按语：桂枝汤号称"仲景群方之魁"，具有调和营卫、解肌发表的作用，在《伤寒论》中主治头痛发热、汗出恶风、鼻鸣干呕、苔白不渴、脉浮缓或浮弱者。桂枝辛温，辛能散邪，温从阳而扶卫，故为君药。芍药酸寒，酸能敛汗，寒走阴而益营。桂枝君芍药，是于发散中寓敛汗之意；芍药臣桂枝，是于固表中有微汗之道焉。生姜之辛，佐桂枝以解肌表；大枣之甘，佐芍药以和营里。甘草甘平，有安内攘外之能，用以调和中气，即以调和表里，且以调和诸药矣。以桂、芍之相须，姜、枣之相得，借甘草之调和阳表阴里，气卫血营，并行而不悖，是刚柔相济以为和也。临床运用时，恶风寒较甚者，宜加防风、荆芥、淡豆豉疏散风寒；体质素虚者，可加黄芪益气，以扶正祛邪；兼见咳喘者，宜加杏仁、苏子、桔梗宣肺止咳平喘。临床常用于治疗感冒、流行性感冒、原因不明的低热、产后或病后低热、妊娠呕吐、多形红斑、冻疮、荨麻疹等属于营卫不和者。

【原文】异功散　治霍乱后，中虚主剂。

人参一钱至三钱　　白术炒黄，一钱至二钱半　　茯苓一钱至钱半　　甘草炙，六分至一钱　橘红一钱

水煎服。肝风动而身痛肢浮者，加木瓜、姜、枣。

【医案举隅】

罗某，女，32岁，2015年12月8日就诊。

［病史］患者全身反复泛发丘疹、水疱伴瘙痒7年，复发加重1个月。患者全身泛发粟米至绿豆大小红色丘疹、水疱，以躯干部为甚，部分水疱搔抓后见淡黄色渗出，夜间瘙痒剧烈，伴神疲乏力，纳差大便稀，眠差，舌苔薄黄腻，舌质淡红脉弦。

［诊断］西医诊断：慢性湿疹。中医诊断：湿疮（脾虚夹湿热证）。

［治法］健脾除湿，清热祛风止痒。

［方药］异功散合马齿苋汤加减。南沙参20克，茯苓20克，生白术15克，陈皮15克，马齿苋15克，黄芩10克，野菊花10克，石膏20克，知母15克，地肤子20克，白鲜皮15克，生甘草3克，15剂。每日1剂，水煎400ml，分3次饭后半小时温服。

二诊：皮损颜色变淡，无渗出，瘙痒减轻，大便稀溏好转，纳可。舌苔薄白，舌淡红，脉弦。

［方药］上方去白鲜皮、地肤子，再进15剂。

三诊：患者全身皮损基本消退，散在粟米大小丘疹，全身皮肤干燥，纳眠可，舌苔薄黄，质淡红，脉细。

［方药］上方南沙参30克，再进15剂。

前后用药1个半月左右，临床基本痊愈，随访2年未复发。

郭丽红，汤玉清，廖倩，等. 陈明岭教授运用异功散治疗皮肤病验案举隅［J］. 亚太传统医药. 2017，18（13）：97.

按语： 本案患者长期湿疹，反复发作。按照朱仁康老中医的认识，湿疹有干湿之别。病程长达7年，脾胃之气已虚，故纳差、神疲乏力、大便稀。但湿热仍盛，故皮肤水疱，搔抓后见渗出，夜间瘙痒剧烈，为湿热内生之象，总体为虚实夹杂之证。治疗当标本兼顾，一则健脾益气，一则清热利湿。脾胃健运则湿热易去，利湿又有利于脾胃健运，故用异功散加减。

异功散别名叫五味异功散。主要功效为益气补中、理气健脾，主治脾虚气滞，饮食减少、胸脘痞闷、食入作胀、大便溏薄、神疲气短、身体羸瘦，或面部浮肿者。现代临床多适合于脾虚气滞，稍服补药即感腹胀食少而"虚不受补"的人，尤其常用于小儿消化不良属脾虚气滞者。可治疗小儿厌食、小儿疳积、小儿腹泻等。此外，本方对小儿低热、遗尿、咳喘、嗜睡、胃痛等证均有效，也用于肿瘤术后、放化疗之后，以扶正固本。

【原文】**梅花丸** 治体虚多郁，血热气怒，木土相乘，呕泻腹痛，易感痧秽霍乱者。久服可杜外患，兼除宿恙。亦主肝胃久痛，消癥，调经带，催生种子。孕妇忌之。

绿萼白梅蕊三两　飞滑石七两，以粉丹皮八两煎汁制透，去丹皮晒干　四制香附三两　甘松　蓬莪术各五钱　山药　茯苓各三钱五分　人参潞参、洋参、高丽参皆可因人酌用　嫩黄芪　益智仁　砂仁勿见火，各三钱　远志肉甘草水制，二钱五分　木香不见火，一钱五分　桔梗一钱　甘草七分

十五味，各研细末，合研匀，炼白蜜捣丸，每丸重一钱，白蜡衣之。每一丸去衣，开水调服。

按：此方调和气血，舒郁培元，男女皆堪久服。以杜诸疴。不仅可已肝胃之疼，而御肠胃之乱也。孕妇体坚，或胎气多滞者，正宜用以宣展充畅，惟虚而不固者忌之。

【提要】本条主要论述梅花丸的组成、制法及功效。

【精解】梅花丸用于霍乱的预防及病后的调理。方中以党参、西洋参、人参、高丽参等培元固本，黄芪、山药、茯苓、甘草健脾益气，益智仁、砂仁、莪术醒脾开胃，梅花、香附、木香行气，远志、滑石利湿化痰，桔梗载药上行，为舟楫之用，牡丹皮行血。其组方意义类似于参苓白术散。

【原文】资生丸　调和脾胃，运化饮食，滋养营卫，消除百疾，可杜霍乱等患。

人参酌用同上　白术各三两　橘红　楂肉　神曲各二两　茯苓一两五钱　甘草炙，五钱　川连姜汁炒　白蔻仁各三钱五分

九味研细末，炼蜜捣丸弹子大。每食后细嚼一丸，开水下。严寒时，或用淡姜汤下。

按：石顽云：此古方也。与后人加味者，虽繁简不同，而功效不异。

【医案举隅】

周小农医案

顾某子。每喜风卧。己未闰月，患霍乱吐泻，即抬往医院，用盐水注射二次，不退。招予诊。呕吐，汤水不进，自觉懊烦。诊脉濡，苔白。吐出有痰；口渴引饮。进黄、连、苓、半、薏、通、藿、橘、大腹、乌药、灶心土、车前子炭。另飞龙夺命丹。先嘱饮酱油汤少许，不吐乃进药。后溲渐通，便溏吐止。原方去夺命丹，加三合资生丸续进而瘳。

罗和谷，杜少辉，曾令真，等. 伤寒温病医案［M］. 北京：中国医药科技出版社，2015：677.

按语：资生丸有健脾开胃、消食止泻之效。用于脾虚不适，胃虚不纳，神

180

倦力乏，腹满泄泻。现临床多用于脾胃虚弱之证。

【原文】缪氏资生丸 治同上。

人参人乳浸，饭上蒸，烘干　白术米泔水浸，山黄土拌蒸九次，晒九次，去土切片，焙干，各三两　楂肉蒸　橘红略蒸，各二两　白茯苓细末水澄，蒸，晒干，入人乳再蒸，晒干　怀山药切片，炒　白扁豆　湘莲肉炒　芡实粉炒黄　薏苡仁炒，各一两五钱　麦芽炒研，磨取净面，一两　藿香叶不见火　甘草去皮炙　桔梗米泔浸，去芦蒸，各五钱　泽泻切片，炒　白蔻仁勿见火，各三钱五分　川连如法炒七次，三钱

十七味，如法修制，细末，炼白蜜捣丸，每丸重二钱。饮后白汤，或橘皮汤、砂仁汤嚼化下。

按：《治法汇》《医通》《兰台轨范》载此方，皆有神曲二两，其余分两亦稍有参差。《名医方论》有神曲，无泽泻。《广笔记》云：妊娠三月，阳明脉养胎，阳明脉衰，胎无所养，故易堕也，宜服此丸。洄溪云：此方治怀孕气阻，用兼消补之法，以止呕吐而固胎气，意颇可取。余谓保胎止吐，皆健运脾胃之功，故曰资生。夫脾胃位镇中枢，而司出纳，为人生后天之本。一失健运，百病丛生。凡衰老稚弱，及饥饱不时，劳逸过度，思虑久伤之辈，脾胃尤易受病。若能常服此丸，俾升降不愆，周流无滞，挥霍撩乱，于是弭焉。

【医案举隅】

徐某，女，52岁，1986年11月15日初诊。

［病史］患者因"四末不温6年"来诊。患者6年来四肢末端不温，冬天接触冷水后指端疼痛但不发白，纳差乏力，大便坚实，体态丰腴。舌胖边有齿痕，苔白腻，脉濡细。多次延医就诊，效果不佳，前医治疗不外当归四逆、桂附地黄等。

［诊断］脾胃虚弱，水湿阻滞，四末失养。

［治法］健脾化湿，濡养四肢。

［方药］处以缪氏资生丸加减。生党参15克，生白术15克，怀山药20克，炒扁豆20克，茯苓15克，生薏苡仁15克，橘红10克，炒麦芽15克，炒枳壳10克，白豆蔻（后下）5克，藿香10克，黄连3克，焦山楂15克，芡实20克，莲须10克，炒柴胡6克。14剂，每日1剂，水煎，分2次口服。

二诊（11月28日）：患者自觉四末不温消失，大便通畅，食欲大开，此为脾胃提振，水湿渐消，四末得养。

［方药］原方再进7剂。

王潜园. 名医用名方［M］. 北京：金盾出版社，2010：78.

按语：本案中，患者出现四肢末端不温，为脾阳不足，因脾主四肢，脾阳温煦四末，舌胖边有齿痕、苔白腻、脉濡细，为脾虚之征。治以健脾化湿，濡养四肢，用缪氏资生丸加减。缪氏资生丸类似于资生丸。脾胃生机不振，则它脏之疾随起，即《黄帝内经》所谓"纳谷者昌，绝谷者亡"是也。岳美中先生善用资生丸培补后天之本，治疗脾胃不足诸证。药虽平淡，用于临床，每起沉疴。本方益气运脾而无壅滞之弊，标本兼顾。

【原文】俱收并蓄，待用无遗，为将为医，理无二致，对证发药，谚语堪师，十剂七方，阵图有法。故必药性明而兵法谙，始可制方临敌也。先药性，后方剂，特其大略耳。神明变化，存乎其人，方先外治而后内服，昭慎重也。始卧龙而中结以致和，末殿以资生，其有如卧龙之才者，出而拨乱反正，以致中和，则天地位，万物育，化日舒长，更何疫疬之有哉！谨拭目待之，以慰余重订此书之意焉。故列药方第四。

【提要】本条阐述王孟英将药方列为第四卷的原因。

【精解】中医治疗疾病，除准确辨证之外，正确地处方也尤为关键。医生用药，犹如将军带兵打仗，只有熟知药性，才能正确组方。组方的时候，不应墨守成规，而应该灵活变通，才能收到比较好的疗效。

陈　跋

【原文】霍乱，急证也，而古无专书，间或及之，亦语焉未详。故临证者，苦无成法可遵。海昌王梦隐先生，曩游玉环，尝著专论以寿世，定州杨素园大尹，重刻于西江，谓其理明辞达，指陈病机，若黑白之不可混淆。顾海内多故，板之存否，杳不可知。壬戌夏，此间霍乱盛行，求先生书不易得，适先生避乱来游，恻然伤之，慨将原稿重为校订。语加畅，法加详，类证咸备，寓意特深，读此书者，苟能隅反，不但为霍乱之专书也。因请之于先生，亟付剞劂[1]，以质恫瘝[2]在抱之君子。

同治二年夏五月镇海陈亨谨跋于上海崇本堂

【注释】

[1]剞劂（jī jué 鸡绝）：这里是出版的意思。

[2]恫瘝（tōng guān 通关）在抱：意思是像病痛在自己身上一样。指把患者的疾苦放在心上。

【提要】此跋对本书做了简单介绍。

【精解】霍乱作为一种"上吐下泻，挥霍缭乱"的危重证候，清末的医家对其认识比较混乱，急需出版专业书籍指导临床实践，王氏《随息居重订霍乱论》的出版，对当时治疗霍乱起到指导性作用。

方名索引

（按笔画排序）

三画

三圣丹 ················ 141

大顺散 ················ 175

千金丹 ················ 137

飞龙夺命丹 ············ 139

四画

开关散 ················ 134

五苓散 ················ 165

太乙玉枢丹 ············ 135

太乙紫金丹 ············ 136

六一散 ················ 147

六和汤 ················ 153

五画

甘露消毒丹 ············ 134

左金丸 ················ 155

平胃散 ················ 150

四苓散 ················ 149

四逆汤 ················ 169

白虎人参汤 ············ 145

白虎汤 ················ 144

立效丹 ················ 133

半夏厚朴汤 ············ 152

六画

回阳膏 ················ 142

竹叶石膏汤 ············ 145

行军散 ················ 136

异功散 ················ 178

七画

麦门冬汤 ·············· 163

来复丹 ················ 176

连朴饮 ················ 158

吴茱萸汤 ·············· 173

冷香饮子 ·············· 174

八画

附子粳米汤 ············ 172

卧龙丹 ················ 133

昌阳泻心汤 ············ 161

驾轻汤 ················ 160

九画

栀子豉汤 ·············· 143

厚朴生姜半夏甘草人参汤··· 168

香薷饮 ················ 154

炼雄丹 ················ 140

神香散 ················ 176

十画

姚氏蟾酥丸 ············ 141

蚕矢汤 ················ 159

桂苓甘露饮 ············ 146

桂枝汤·····················177

速效丹·····················134

致和汤·····················164

浆水散·····················174

资生丸·····················180

通脉四逆加猪胆汁汤········170

十一画

理中丸·····················166

黄芩加半夏生姜汤·········143

黄芩汤·····················143

黄芩定乱汤·················156

黄连香薷饮·················155

梅花丸·····················179

十三画

解毒活血汤·················160

十四画

缪氏资生丸··················180

十六画

燃照汤·····················157

十九画

藿香正气散·················151

蟾酥散·····················141

二十二画

霹雳散·····················142

方名索引